中华传统医学养生丛书

中华食疗药膳养生

秘 方

柳书琴◎主编

U0322303

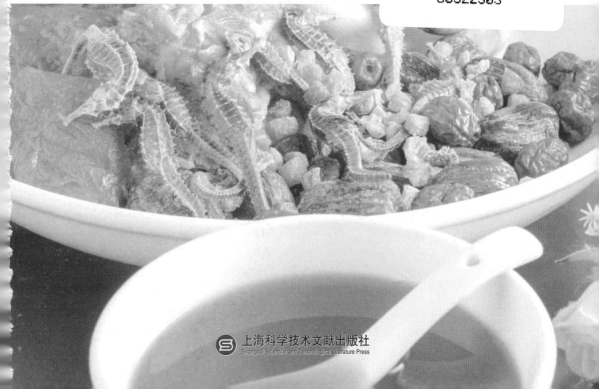

上海科学技术文献出版社
Shanghai Scientific and Technological Literature Press

图书在版编目（CIP）数据

中华食疗药膳养生秘方 / 柳书琴主编. —上海：
上海科学技术文献出版社，2016（2023.4 重印）
（中华传统医学养生丛书）
ISBN 978-7-5439-7076-2

Ⅰ.①中… Ⅱ.①柳… Ⅲ.①食物疗法②食物养生—
食谱 Ⅳ.①R247.1②TS972.161

中国版本图书馆 CIP 数据核字（2016）第 150745 号

责任编辑：张　树　苏密娅

中华食疗药膳养生秘方
ZHONGHUA SHILIAO YAOSHAN YANGSHENG MIFANG
柳书琴　主编

*

上海科学技术文献出版社出版发行
（上海市长乐路 746 号　邮政编码 200040）
全　国　新　华　书　店　经　销
唐山玺鸣印务有限公司印刷

*

开本 700×1000　　1/16　　印张 20　　字数 390 000
2016 年 9 月第 1 版　　　2023 年 4 月第 2 次印刷
ISBN 978-7-5439-7076-2
定价：78.00 元

http://www.sstlp.com

前　言

自古医食同源，食药同用。懂得养生保健的老祖宗在没有药片、针剂，衣食不保的年代里活到了天年人瑞，靠什么？靠的就是"药食同源"，用食物疗养身体，用药物佐膳驱疾。中医学历来强调"药补不如食补，食补不如汤补"，这其中就阐明了中医食疗药膳在祛病强身中的作用。

"药食同源"即是以天然的动、植物及矿物质为基础达到养生保健、防治疾病的目的。历代医家的实践证明，中医食疗药膳具有防病祛病、延年益寿、养生保健、营养滋补等功效，深受人民的喜爱。近年，中医食疗药膳又广泛地传到世界许多国家，受到各地人民的欢迎。

中医食疗药膳是我国传统医学宝库中颇具特色的重要组成部分，具有十分卓著的疗效和极为丰富的内容。我国历代流传下来的食物疗法专著就有300多部。然而，这些书由于年代久远，一些方子中的材料消失难觅，已经不具备可操作性。本着继承传统中医食疗药膳治病健身的精髓，发扬中医食疗药膳的新方剂、新功效的目的，笔者结合多年的行医经验，联合中医界知名同仁，精心编写了这本《中华食疗药膳养生秘方》，希望能给广大读者的疗疾保健带来帮助。

由于编者水平有限，医海高深，书中难免有不尽或不当之处，希望广大读者和医界同仁不吝赐教，批评指正，使之更好地服务于人民。

编者
2016 年 8 月

目 录

食疗药膳的治病机理

食疗药膳的作用

食疗药膳的饮食禁忌

药膳的制配方法

中医食疗药膳

食疗药膳的治病机理

　　何谓"食疗"？顾名思义，食疗就是通过饮食治疗疾病，而"药膳"即是在普通食物中加入药物，来达到食疗目的的食品或菜肴。提起"食疗"和"药膳"，人们总喜欢把它们联系在一起。但严格地说，食疗与药膳之间也有着细微的区别。食疗主要研究食物的治疗作用，以食为主，也就是说，具有治疗作用的是食物；药膳则是研究药物与食物的配合应用，选择针对性的药物，与常规食物一同烹制，既可作为常规食物食用，又可作为辅助食品服食或佐餐，其中的治疗作用由药膳方中的药物完成。不过，药物与食物之间，并没有明显的界限，我国素来有"药食同源"之说，因为很多食物具有治疗作用，且许多药物的药性相当平缓，对身体没有任何不良反应，可以像食物一样长期服食，也正因于此，药膳才更加显示出其独特的优势。

　　中医认为，食疗是针对"虚证"而言的。关于"虚证"及其相应补法的论述，我国中医典籍早有记载，其年代久远，历史悠久，《黄帝内经》就曾指出"精气夺则虚"。此处所谓"精"，并非仅指男性的肾精，而是泛指人体的阴液；所谓"气"，指的是阳气。意指阴液和阳气受损将导致虚证。"虚者补之""损者益之"是指书中提出的治疗方法，也即利用食物或药物补充精气，可视为古之"食疗药膳"。扁鹊所著《难经》，又在《黄帝内经》的基础上，进一步根据五脏虚证的不同特点，提出了"损其肺者益其气，损其心者调其营卫，损其脾者调其饮食适其寒温，损其肝者缓其中，损其肾者益其精"等观点，也就是针对五脏不同的虚证，使用与之相应的药物进补，并注意饮食与冷暖的调理，这与现今的食疗药膳治病的原理是相同的。正是在归纳总结历代医学家运用补益法治疗虚证的经验分析的基础上，再根据现代饮食理论，而衍生出如今的食疗药膳治病之法。

食疗药膳的作用

一、食疗的作用

饮食是人类赖以生存的首要条件,是维系人体生命的必要手段,而且人们可以通过饮食的渠道来防治疾病。但若人们饮食不合理、不科学,将适得其反,非但不能治病强身,反而容易导致各种疾患。其实在日常饮食中,很多人的饮食就极不科学,引起了许多疾病。那么,饮食不当会造成哪些危害呢?据科学研究表明,饮食不当最易使人早衰。曾有人利用各种方法推算过,人类的自然寿命应在 100 岁以上,但现实生活中,能成为百岁人瑞的并不多见,其原因就在于人的寿命不仅与遗传因素有关,还与生活习惯、社会经济、生活环境、饮食营养等因素有关。而饮食营养及习惯不佳是导致早衰的元凶:

①长期缺乏营养:造成营养不良,免疫力低下,使人早衰。

②摄入铝元素:如经常食炸油条,铝元素可直接破坏神经内遗传物质脱氧核糖核酸的功能,使人痴呆或早衰。

③摄入腌制食物:如腌鱼、肉、菜等,在腌制食物时,容易使加入的食盐转化为亚硝酸盐,它在体内酶的催化作用下,易生成亚硝酸胺,人吃多了易患癌症,并使人早衰。

④摄入霉变食物:粮食、花生、豆类等发生霉变时会产生大量的细菌和黄曲霉毒素。这些发霉物一旦被人食用,轻则恶心、呕吐、腹泻、头昏、乏力等,重则可致癌致畸,并使人早衰。

⑤摄入水垢:茶具和水具用久之后会产生水垢,水垢中含有较多的有害金属元素,如镉、汞、砷、铅等,如不及时清除干净,经常饮用会引起消化、神经、泌尿等系统的病变而导致衰老。

⑥摄入过氧化脂质:过氧化脂质是一种不饱和脂肪酸的过氧化物,如炸过食品的油放置过久;长期晒在阳光下的鱼干、腌肉;长期存放的饼干、糕点等易产生过氧化脂质。过氧化脂质进入人体后,会对人体的酶系统及维生素等产生极大破坏作用,加速人体衰老。

⑦吸入高温油烟:食用油在高温的催化下,会释放出含有丁二烯成分的烟雾,长期大量吸入这种物质,不仅会改变人的遗传免疫功能,而且易患肺癌,使人早衰。

⑧摄入酒精饮料:大量或经常饮酒,会使肝脏发生酒精中毒致使其发炎肿大,导致男性精子畸形、性功能衰退等;女子则会出现月经不调、性欲减退,甚至性冷淡等早衰现象。

而食疗可以纠正日常不规范的饮食,是预防疾病、治疗疾病、增强体质、促进健康和延缓衰老的方法之一。其产生的功效和显现的特点可归纳为提高身心素质、优化生活质量,若论具体作用主要有三个方面。

补充营养

俗话说"民以食为天"。在人类生活中,首先需要食物营养的供给,才能维持生命,帮助身体生长发育,从事劳动生产和繁衍后代等活动。由此可见,营养对人类的生存和种族的优化有着极其重要的作用。如何来获得最佳营养呢?实践证明,正确地运用食物疗法可达到调整脾胃功能、补充营养的作用。因为食疗可供给人体所需的各种营养素和热能,能提高人体的抗病能力。例如丝瓜不仅具有清热化痰、祛风通络的作用,而且经现代医学研究证明,丝瓜中含有生物碱、氨基酸、糖类、皂甙、脂肪、蛋白质、B族维生素和维生素 C 等营养素。它既是夏令佳蔬,又是治疗痰热咳嗽、大便秘结、经络阻滞、关节不利的良药。

食疗者不仅要注重疗病的作用,对于食疗中食物的营养及其搭配也要十分重视。因此食疗除含有充足的营养外,还建立了十分科学合理的膳食结构。

充足的营养

人类为了保持正常的生命活动,就必须不断地通过进食食物获得各种营养物质,这种由饮食进入人体后,经过消化、吸收,而转变为人体必需的有效成分,就叫做营养素。一般地说,人类所需要的营养素有七大类,即蛋白质、脂肪、碳水化合物、维生素、无机盐、水和纤维素。这些营养素在人体所起的作用有三:一是作为能源物质,供给机体活动所需的热量;二是作为建筑材料,供给身体生长发育和组织修补所需的材料;三是作为调节物质,用以维持人体的各种生化活动。为维持人体正常的生长、发育、延寿及未成年人的成长,人们对各种营养素不仅有数量、质量和种类的要求,而且还要求各种营养素的比例合理。

①碳水化合物:是构成人体的重要物质,能供给热能,保肝解毒。碳水化合物分布广泛,谷类种子、瓜果、山芋、土豆、胡萝卜及乳类等食物中都含有这种营养。它是人体生命活动的主要能源,被称为生命的燃料;又因为它由单糖、双糖和多糖等组成,也被称为糖类。

②蛋白质:是构成人体的重要原料,是维持生命活动的物质基础,是人体能量的重要来源。如果人体内缺少蛋白质,轻者体质下降,发育迟缓,抵抗力减弱,贫血乏力;重者形成水肿,甚至危及生命。

③脂肪:是一种十分重要的营养素,能贮存和供给热能,能供应重要的营养物质——必需脂肪酸,参与组织构成,保护内脏,维持体温,促进脂溶性维生素 A、维生素 D、维生素 E、维生素 K 的吸收,增进食欲。脂肪包括中性脂肪和类脂质两类,中性脂肪即动植物脂肪,称为三酰甘油;类脂质是一些能溶于脂肪或脂肪溶剂的物质,主要为磷脂和固醇。需要指出的是,脂肪不仅存在于动植物油中,诸如米、面、瘦肉、鱼、蛋和豆制品等食物中也都含有数量不等的脂肪。

④维生素:又叫维他命。维生素是一个大家族,种类很多,可分为水溶性维生素(B 族维生素和维生素 C)和脂溶性维生素(维生素 A、维生素 D、维生素 E、维生素 K),其作用各异。人体对各种维生素的需要量极少,但由于维生素一般在人体内不能合成,或合成极少,必须由食物不断供给,才能满足人体生命活动的需求。

⑤无机盐:人体内除碳、氢、氧、氮等元素是以有机物的形式(如蛋白质、脂肪、碳水化合物)出现的,其他元素都是无机元素。因为它们大多以盐的形式存在于体内,所以又称为无机盐。人体内已发现的无机盐大致有 50 多种,根据其在体内含量的多少,分为两大类。凡含量较多(占人体总重量的万分之一以上)、日需要量在 100 毫克以上的元素为常量元素或宏量元素,如钙、镁、钠、钾、磷、硫、氯等;凡含量极少(占人体总重量不足万分之一)、日需要量在 100 毫克以下的元素为微量元素,如铁、锌、氟、铜、碘、铬、硒、钼等。无机盐是组成人体或维持机体代谢的重要物质。

⑥水:是人体的重要组成部分,约占体重的 60%。水能促进体内新陈代谢,调节体温,滋润皮肤,濡养窍道,滑利关节,使人体各部都活动自如。水是人体内含量最多的物质,又是维持生命活动不可缺少的物质。

⑦膳食纤维:即食物在人体肠道内不能被消化的植物性物质。其能防止便

秘,预防结肠癌,改善糖代谢功能,防止胆石症及动脉粥样硬化,清洁口腔。谷皮、麸皮、豆类的外皮和一些蔬菜的茎、叶以及部分水果、硬果中含有丰富的纤维素、半纤维素、木质素、果胶等物质,是膳食纤维的主要来源。

合理的膳食结构

①不可缺少的五大类食品:一是粮谷类,主要提供碳水化合物、蛋白质、B族维生素等;二是动物类食品,包括肉、禽、蛋、鱼、奶等,主要提供蛋白质、脂肪、矿物质、维生素 A 和 B 族维生素等;三是大豆及其制品,主要提供蛋白质、脂肪、膳食纤维、矿物质;四是蔬菜、水果,主要提供膳食纤维、矿物质、维生素 C 和胡萝卜素;五是油脂类,主要提供能量。在各种食物中应尽可能选择不同的食物品种,因为所吃食物越多样化,越有利于营养供给的平衡。

②长寿饮食金字塔:该塔的底层是粗磨面包、大米、荞麦、玉米、土豆。第二层是水果、蔬菜和豆类。第三层是海产品、橄榄油、淡酒(主要是适量的红酒)。第四层是乳渣、干酪、酸奶。顶层是肉类。所有的食物每天必不可少,而鸡、鱼、肉、蛋和甜食,每周只吃 2～3 次。

③平衡饮食:现代营养学认为,全面合理的膳食营养,即平衡饮食,是维持、促进人体健康长寿的重要条件。平衡饮食主要指酸碱平衡、元素平衡、寒热温凉平衡等。

一是酸碱平衡:即含酸与含碱的食品搭配食用,使人的血液 pH 值(酸碱度)保持在 7.35～7.45,呈略偏碱性的范围内,在生理上能达到酸碱平衡的要求,以维持人体的健康长寿。酸性食物是指含磷、硫、氯等成分较多的食物。这些食物多属高热量、高脂类、高蛋白食物,如米、面、肉类、鱼虾类、蛋类、贝类、花生、白糖等。碱性食物是指含有大量钾、钠、钙、镁,以及含有较多维生素和植物纤维素类食物,如新鲜蔬菜、水果、豆类、奶类、食用菌类、海藻类等。一位病理学家经过长期研究后指出:"万病之源起于体液中的酸中毒,只有使体液呈弱碱性,才能保持人体健康。"因此,应在均衡营养的前提下,适当地多吃些碱性食物,更有益于健康长寿。

二是元素平衡:人体中几十种元素的平衡是人体健康长寿的关键因素。谁能够维持这种平衡,谁就能健康长寿。人体内元素平衡有两层意思:一层是某种元素在人体内的生理需求量,既不宜过多,也不宜太少,要正好适合人体生理平衡需要;另一层是人体内的各种元素之间要有个合适的比例。

三是寒热温凉平衡：即根据自己体质特点，结合食物四性有针对性地选用食物。如寒性体质宜选用温热性食物，热性体质宜选用寒凉性食物等。也可根据不同季节的气候特点，选用适当的食物。如夏季宜选用寒凉性食物，冬季宜选用温热性食物等。寒凉性食物，如粳米、小米、绿豆、赤小豆、豆腐、豆浆、西瓜、梨、柑、柿、甘蔗、鸭肉、兔肉、猪肉、牡蛎、蟹、鳗鱼、甲鱼、田鸡、蜂蜜、竹笋、苦瓜、黄瓜、白菜、蕹菜、萝卜、番茄、菠菜、荸荠、西洋菜、紫菜、赤菜等。温热性食物，如面粉、糕饼、糯米、豆油、酒醋、大枣、荔枝、红糖、羊肉、牛肉、狗肉、雀肉、虾、鸡、鲫鱼、鲢鱼、葱、姜、韭菜、大蒜、辣椒、胡椒等。此外还有中性食物，一般人都可食用。如黄豆、黑豆、番薯、马铃薯、莲子、葡萄、苹果、菠萝、椰子、香菇、白糖、鸡蛋、鲤鱼、墨鱼、山药、南瓜等。

④饮食益寿十要：一要多吃些鱼类海产品。因为鱼肉中含有防治心脏病的高级不饱和脂肪酸；二要食用植物油。这有助于降低胆固醇；三要多吃蔬菜、水果。这有助于补充体内某些维生素，并具有抗癌作用；四要多吃些高纤维素食物；五要多吃些富含维生素 E 及微量元素锌的食物，如麻油、玉米油等及坚果类食物、牡蛎、贝类、鱼、虾、南瓜子等；六要适当多吃些猪肉，特别是带肥膘的猪肉，因为肥猪肉中含有植物油中所没有的一种营养物质——花生四烯酸，它能降低血脂水平，并可与亚油酸合成具有多种重要生理功能的前列腺素，而肥肉中的碳多烯酸等长链不饱和脂肪酸，与人体神经系统及大脑组织的生长发育息息相关，同时还有防止胆固醇堆积与血小板聚集的作用；七要少饮酒或不饮酒；八要合理搭配饮食；九要经常有意识地补充一些含钙、维生素 D 的食物，如酵母、虾皮、南瓜、西葫芦、花生、牛肉、羊肉及深绿色蔬菜等；十要坚持多喝水，这有助于保持体内水分的平衡，使之处于最佳状态。

⑤限食益寿：最新研究结果认为，人进入老年以后，机体各个系统的代谢水平都在下降，所消耗的热量也相应减少。此时若仍按常规饮食，不仅会增加胃肠负担，还会造成体内能量过剩，易发生肥胖症、高血压、冠心病，影响老年人健康。而实验发现，限食不但能使机体的免疫中枢器官胸腺在老年时仍保持年轻化，还能降低心、脑、肝、肾等主要器官中代谢废物褐脂质的沉积，延缓器官的衰老。同时，限食者肿瘤的发生率也较低，即使发生，其恶化、转移的时间也较一般人迟缓。美国学者研究认为，限食能够保护存在于细胞核中、对生命极重要的物质脱氧核糖核酸(DNA)不受损害，增强其受破坏后的恢复功能；更重要的是，限食能减少体内出现原致癌基因，可见限食益寿是毋庸置疑的。

⑥抗衰老食物:研究证实,弱碱性食物、碱性食物、抗氧化的食物、富含纤维素的食物、富含微量锌元素的食物能延缓衰老速度,有益于长寿。经测定,弱碱性的食物有:豆腐、豌豆、大豆、绿豆、油菜、芹菜、番薯、莲藕、洋葱、茄子、南瓜、黄瓜、蘑菇、萝卜、牛奶等。碱性食物有:菠菜、白菜、卷心菜、生菜、胡萝卜、竹笋、马铃薯、海带、柑橘类、西瓜、葡萄、香蕉、草莓、板栗、柿子、咖啡、葡萄酒等。此外山楂、西红柿、醋吃起来味酸,其实属碱性食物。注意,碱性、弱碱性食物加了糖或经油炸过,碱性会变成酸性。抗氧化食物包括富含胡萝卜素、维生素 C、维生素 E 的食物,蔬菜中的红心地瓜、胡萝卜、菠菜、绿葱、南瓜等含有丰富的胡萝卜素。富含维生素 C 的食物有芥菜、卷心菜、菜花、萝卜、菠菜、芥蓝、西红柿、萝卜缨、雪里蕻、油菜、小白菜、辣椒、青蒜、大枣、刺梨、猕猴桃、柑橘、橙、草莓、桂圆、柚等。富含维生素 E 的食物有豆类、乳类、鱼类、贝类、瘦肉、花生、莴苣以及植物油。富含纤维素的食物有蔬菜、水果、糙米、全麦面粉、毛豆、绿豆、黑豆、杏仁、芝麻、黑枣、豆腐等。富含微量元素锌的食物有牡蛎、鱼类、芝麻、瘦肉、木耳及中药女贞子、枸杞子、黄精、天冬、地黄、白菊花等。

平衡阴阳

阴阳是人生之根本。阴阳平衡则健康长寿,阴阳失调,易引起疾病而加速衰老。如《黄帝内经》说:"年四十而阴气自半也,起居衰矣。"《千金要方》说:"人年五十以上,阳气日衰,损与日增,心力渐退,忘前失后,兴居怠惰。"人到中年,往往阴常不足,阳亦衰减,所以,调补阴阳是抗衰延年的重要措施。

肾藏真阴真阳。《医学正传》指出:"肾元盛则寿延,肾元衰则寿夭。"肾为先天之本,主藏精、生髓、生殖、主骨,内寄元阴元阳,为人身生长发育、健康长寿的主要器官。肾阴(精)亏虚,往往无力,潮热盗汗遗精,小便短赤,舌红少苔,脉象细弱或细数等症。补肾阴的食物和药物,如枸杞子、桑葚子、女贞子、海参、龟肉、鳖肉、猪脊髓、牛脊髓等。肾阳虚衰可出现形寒肢冷、腰膝酸冷、阳痿早泄、耳聋耳鸣、小便清长、舌淡质润、脉象沉迟等症。补肾阳的食物和药物,如鹿肉、鹿血、鹿鞭、鹿茸、韭菜、虾仁、牛肉、狗肉、羊肉、补骨脂、淫羊藿、金樱子、菟丝子、肉苁蓉、牛膝、杜仲等。阴阳两虚则阴阳双补。

补益阴阳主要补益肾阴肾阳,若心、脾阳虚可先用干姜、白术、茯苓、山药、肉桂等。若肺、胃阴虚则可先用沙参、麦冬、石斛、荸荠、甘蔗、蜂蜜、梨、白茅根、芦根、西瓜等。

人体脏腑功能的衰减,阴阳气血失去平衡是导致疾病发生的主要原因。食物疗法与药物疗法一样,可以调整人体阴阳气血的盛衰,纠正脏腑功能的失衡。为什么这样说呢?因为药物和食物并无严格的区分,自古以来就是药食同用,许多药物都可以食用,许多食物亦可供药用,如莲子、红枣、百合、桂圆、核桃、山楂、生姜、葱、蒜、花椒等。不同的食物有不同的性味和功能。只要根据不同的疾病及其症状表现,结合患者的体质、性别、年龄等因素,选择适合于该种疾病的食物,即可达到调整阴阳气血、脏腑功能平衡的目的。如寒体寒证选择性味温补的食物;热体热证选用清补的食物;不寒不热的患者给予平补的食物;脏腑功能失调的人,选用以脏补脏的疗法。

中医以及民间习惯运用动物的内脏来调理补养人体内脏虚弱之证,如以肺补肺、以心补心、以肾补肾、以脑补脑等,已经有了相当悠久的历史。唐代医学家兼养生学家孙思邈发现动物的内脏和人体的内脏无论在组织形态还是在生理功能上都十分相似,他在长期临床实践中,积累了丰富的食养食疗经验,创立了"以脏补脏"和"以脏治脏"的理论。例如,肾主骨,他就利用羊骨粥来治疗肾虚怕冷。肝开窍于目,他又发明了以羊肝来治疗夜盲雀目。男子阳痿,多责之命门火衰、肾阳不足,他就运用鹿肾医治阳痿。自唐代孙思邈以后,许多医家又发展了"以脏补脏"的具体运用,不少重要的医学著作中都记载了行之有效的以脏补脏疗法。如宋朝《太平圣惠方》中介绍用羊肺羹治疗消渴病,《圣济总录》用羊脊羹治疗下元虚冷,元《饮膳正要》介绍用牛肉脯治疗脾胃久冷,不思饮食。明代李时珍主张"以骨入骨,以髓补髓"。清代王孟英介绍以猪大肠配合槐花治疗痔疮。中医认为肾主骨,骨生髓,西医则认为骨能造血,现代医家叶橘泉教授介绍治疗血小板减少性紫癜及再生不良性贫血,就是以生羊胫骨 $1\sim2$ 根,敲碎后同红枣、糯米一同煮粥食用的。根据"以脏补脏"的理论,结合现代科学技术,运用越来越广,越加深入。例如,采取新鲜或冷冻的牛羊肝脏加工制成的肝浸膏,治疗肝病及各类贫血。将猪胃黏膜加工制成的胃膜素,有保护人胃黏膜的作用,可治疗胃或十二指肠溃疡。用动物睾丸制成的睾丸片,可治性功能减退症。采用猪、牛、羊的胎盘制成的"胚宝片",适用于神经衰弱、发育不良者。也有用动物内脏提取的多酶片,内含淀粉酶、胰酶、胃蛋白酶等,治疗因消化酶缺乏引起的消化不良等症。更有动物的内分泌腺中提取出的促性腺素、促皮质素、雌激素、雄激素、甲状腺素、胰岛素等,研制成各种激素类制剂,治疗内分泌功能低下症。所有这些,都是对古代"以脏补脏"的理论的进一步发展运用,而且逐渐揭示并证实了"以脏补脏"学说的科学道理。

补益气血

气血是维持人体生命活动的最基本物质。气血的生成与脏腑功能活动密切相关。即脾胃为气血生化之源,肺为气之主,肾为气之源,心主血,肝藏血,脾统血。气有激发和推动作用。气是活力很强的精微物质,能激发和促进人体的生长发育及各脏腑经络、组织器官的生理功能。气能生血并推动血液的运行,促进津液的生成、输布和排泄。阳气气化生热,温煦人体,卫气可卫护肌肤,抗御邪气。气可固摄血液不致妄行,控制汗液、尿液、唾液、胃液、肠液的分泌和排泄,固摄精液,不使妄泄。气还有营养作用。血是神志活动的物质基础,可濡养滋润全身脏腑组织。气血虚弱可出现头晕目眩,少气懒言,疲倦乏力,面色苍白或萎黄,唇舌色淡,心悸失眠,手足麻木,脉象细弱等症状。

一般而言,补益脾胃的食物亦可补益气血,此外,还有龙眼肉、银耳、蘑菇、香菇、鹌鹑蛋、桑葚子等。补气的中药有人参、党参、太子参、西洋参、黄芪等。补血的中药有阿胶、当归、白芍、熟地等。

气与血的关系非常密切。血为气之母,气可生血,气能统血使其不溢出脉外,气行则血行,气滞则血淤。气虚可导致血虚,血虚可引起气虚。在选用保健食品时,要辨明自己体质属性,属气虚偏重者,以食补气食品为主,血虚偏重者,以食补血食品为主,气血两虚者,应气血双补。

气虚为中医术语,一般是指体质素虚或久病之后所引起的一系列表现。诸如气虚之人常感到倦怠无力、语言低微、懒言少动,动则气短或气喘、呼吸少气、面色惨白、头面四肢水肿、饮食不香、肠鸣便溏、消化不良、多汗自汗,动辄易患感冒,脉搏虚弱无力、舌质淡、舌体胖大、舌边齿印等,均为气虚之象。事实上,气虚之人通常还与脾、肺、心、肾之虚有关。气虚者或伴有厌食、腹胀、呕恶、慢性腹泻、胃下垂、脱肛等脾虚表现;或伴有呼吸短促、慢性咳喘等肺气虚的征象;或伴有心悸、心慌、早搏、心动过缓等心气虚现象;或伴有腰酸、腿软、下肢水肿、小便频多等肾气症候。所以,对于气虚者的饮食宜忌,应兼顾到五脏之虚的宜忌原则。

凡气虚之人,宜吃具有补气作用的食物,宜吃性平味甘或甘温之物,宜吃营养丰富、容易消化的平补食品。忌吃破气耗气之物,忌吃生冷性凉食品,忌吃油腻厚味、辛辣食物。

血虚的体质,常因失血过多,或者脾胃消化吸收功能低下,或因营养不足,或因七情过度,暗耗阴血等原因所引起,以致不能濡养脏腑经脉,而出现面色苍白、头眩目花、耳鸣耳聋、心悸失眠、指甲口唇眼睑缺少血色,甚至毛发干枯、稀疏脱落、全身乏力,妇女闭经或经少,白细胞、红细胞、血小板减少等血虚征象。

血虚体质宜多吃常吃具有补血作用的食物,宜吃高铁、高蛋白、高维生素 C 的食品,宜吃些补气、补肾、健脾作用的食物。忌吃生冷性凉的食品。

人体衰老是生命发展的必然过程,但由于个体差异及体质强弱的不同,衰老到来的迟早也就不同。因此,探索人类延缓衰老,防止老年疾病的方法,是目前各国医学界研究的重要课题。近年来,采用食物疗法来防止早衰,引起了不少医学专家的关注。我国古代已知用芝麻、核桃等食物来防止衰老。现代医学研究证明,芝麻中含有丰富的维生素 E,它是一种有效的抗衰老成分。

随着年龄的增长,人的脏腑功能减弱,气血不足,阴阳失调,抗病能力降低,许多老年疾病接踵而来。根据这一特点,医学家们进行了研究,发现不少食物具有补益气血,调节阴阳,提高抗病能力的作用,如大枣、核桃、桂圆、白木耳、黑木耳、鸡、鸭、猪肉和羊肉等。人们只要合理选用,定可达到培补元气、延缓衰老的目的。已故现代名医沈仲圭先生,年轻时因用脑过度而致早衰,后坚持进食羊肉粥获得很好的效果。

综上所述,食物疗法具有防病治病、促进健康、培补元气、延缓衰老的作用。食物疗法有益于人体,已被世人所共识。

二、药膳的作用

中医药膳是我国传统医药学宝库中颇具特色的重要组成部分,具有悠久的历史和极为丰富的内容。主张"药食同源",采用天然的动物、植物及矿物药食进行养生保健、防治疾病是中医学术博大精深的特色之一。

随着年龄的增长,人体的器官逐渐老化,功能逐渐减退。例如动脉粥样硬化,心肌萎缩,以致心脏储备能力低下,心脏搏出量减少,肾脏的重量减轻,髓质明显纤维化,以致肾脏滤过与浓缩功能降低;生殖腺萎缩,以致性功能消退;细胞免疫功能和对外源性抗原生成抗体的能力低下,以致抗病能力降低,等等。历代医学家的实践证明,中医药膳具有防病祛病、养生保健、延年益寿、营养滋补等功效,可以改善新陈代谢,调节功能状态,增强抗病能力,从而使人身体健康,精力充沛,延缓衰老,甚至返老还童。

缓解神经系统疲劳

白术、当归、杜仲、白芍等则能增强神经系统的抑制作用,而起到镇静作用。人参能缩短神经反射的潜伏期,加快神经冲动的传导,增加条件反射的强度,从而提高工作能力,减少疲劳。

增强免疫力

灵芝、党参、黄芪、银耳能增强网状内皮系统的吞噬功能。人参、黄芪、银耳、地黄、白芍、五味子、菟丝子、扁豆、女贞子、墨旱莲、仙灵脾等均能提高淋巴细胞率,可使细胞免疫力得到加强。肉桂、仙茅、菟丝子、锁阳等补阳药能促进抗体提前形成,鳖甲、玄参、天冬、麦冬、沙参等养阴药则能延长抗体的作用时间。人参、地黄、茯苓能使外周血 T 淋巴细胞明显增加,血清 IeA 含量明显降低。总之,补益药可以提高细胞的免疫功能,促进网状内皮系统吞噬功能或抗体的生成,改善机体免疫状态,从而增强对致病因子的抵抗力。

调节代谢状况

人参、枸杞子能降低血糖,抑制高胆固醇血症的发生。附片、肉桂等补阳药可使低下的脱氧核糖核酸合成率提高。人参能部分阻止肌肉中三磷酸腺苷(ATP)、糖原、磷酸肌酐的减少,阻止机体代谢废物乳酸、丙酮酸的增加。银耳、灵芝、当归、冬虫夏草、首乌、黑木耳和蜂蜜等均能降低血脂。

改善微循环机能

当归能加快血液流动速度,使聚集成堆的红细胞解聚,具有改善肝循环、扩张肾小球血管的作用。温补肾阳药可以使肾阳虚弱患者原来较差的微循环得到改善,血流灌注好转。实验发现,慢性支气管炎、肾阳虚弱患者的外周血管数减少,微血管口径变窄,服用一段时间温补肾阳药后,单位面积微血管开放数增加,血管口径扩大。

促进造血机能

党参、补骨脂、女贞子可以增加白细胞数量,用于治疗放射疗法或化学疗法引起的白细胞减少症。党参、阿胶、鹿茸等都能改善造血功能,增加血液中的红细胞数和血红蛋白量。猪皮胶则可增加血小板的数量,用于治疗血小板减少症。

增强消化能力

石斛能促进胃液分泌而帮助消化,何首乌能促进肠管蠕动而通畅大便。人参和灵芝都能增进食欲,增强胃肠功能。黄芪、白术、枸杞子和龙眼肉均可保护肝脏。

促进内分泌系统调节机能

肉桂、巴戟天、仙茅、仙灵脾能促进肾上腺皮质的分泌。肉桂、附片等补阳药能调节性激素,兴奋垂体—肾上腺皮质系统。人参、巴戟天、肉苁蓉、锁阳、杜仲能促进性腺机能,有类似性激素的作用。鹿茸、仙灵脾能促进精液的生成和分泌,有间接催精作用。麦冬能降低血糖,促进胰岛细胞的恢复。紫河车能促进乳腺和女性生殖器官的发育。五味子对子宫有兴奋作用,能加强分娩活动能力。

调节泌尿系统功能

黄芪能增加血清蛋白,白术能抑制肾小管重吸收,两者均可产生利尿作用。人参与之相反,可以增加醛固分泌,导致钠潴留而有抗利尿作用。

改善心血管机能

玉竹有轻度强心和升血压的作用,与党参合用可以改善心肌缺血状态。人参能通过改善心肌营养代谢而使心脏收缩力增强,黄芪能加强心脏的收缩力,对于因中毒或疲劳而衰竭的心脏,其强心作用更为明显。黄精、首乌能防止动脉粥样硬化的形成。补骨脂能扩张冠状动脉。黄芪、杜仲、仙灵脾、肉苁蓉有一定的降血压作用。

食疗药膳的饮食禁忌

　　自古即有药食同源之说。诚然,药有药性,食有食性,药有相反相畏,食有相克相忌,事虽殊而其理一也。元·忽思慧在《饮膳正要》中说:"诸物品类,有根性本毒者,有无毒而食物成毒者,有杂合相畏、相恶、相反成毒者,人不戒慎而食之,致伤脏腑之和,乱肠胃之气,或轻或重各随其毒而为害。"又说:"盖食不欲杂,杂则或有所犯,知者分而避之。"此皆言食物之间,有相克相反现象。凡性质与功用相反之食物同食,或降低营养价值或产生不良作用,有损肠胃,久而久之往往导致疾病发生。作为健康之人,于日常饮食中,若能留心食物相克现象,分而避之,则营养合理而有利于保持健康。

　　由于食疗是中医药学的一个组成部分,因此在选择食物和烹调方法上都应遵循中医药学的理论原则,针对临床表现的各种证型,按照食物的性味、功能,准确地选择食疗配方,用以纠正脏腑功能的失调,使其恢复正常,或增强机体的免疫功能和抗病能力。如芝麻粥可治因贫血、身体虚弱引起的脱发、须发早白、头晕耳鸣、大便干燥等症。为什么选用芝麻粥治疗呢?因为上述症状多属精血不足所引起,而芝麻具有补血、润肠、乌发、通乳、抗衰老等多种功效。故选服芝麻粥有效。

　　不同体质的人,患每一种疾病,都有其具体的饮食宜忌,也就是说每个人或每一种病应注意宜吃什么,即根据体质与疾病的症状正确选择食物;不宜吃什么,即忌口。忌口是为了防止病情恶化和避免某些食物发生不良作用的一种措施,历来中医、西医都很重视,因此,在选食时应加以注意。

一、与脏器相克药膳禁忌

　　食物有酸、苦、甘、辛、咸五种味道,它和五脏有一定的关系。一般来说,辛入肺,甘入脾,苦入心,酸入肝,咸入肾。《内经》根据人体五脏的生理特点和五脏间的相互影响,总结出"肝病禁辛、心病禁咸、脾病禁酸、肺病禁苦、肾病禁甘"

的食忌原则。从临床来说,辛(辣)味食品可消除体内气滞、血淤等症。但辛味有较强的刺激性,如食过量,会使肺气过盛,肛门灼热。所以,患痔疮、胃溃疡、十二指肠溃疡、便秘、尿道炎、咽喉炎等症者,不宜多食。酸味食品可以增强肝脏的机能,防治某些肝脏疾病。但吃酸味食品过多,会引起消化功能紊乱。尤其是胃酸过多的人,患关节炎及肾功能差者切勿多食酸味食物。苦味食物有除燥热和利尿等作用,但脾虚或大便秘结的人应少吃,多吃会引起恶心、呕吐,或发生其他疾患。常吃甜食能补气血,解除紧张,还有解毒作用。但甜食过多,会导致血糖升高、血液中胆固醇增加,使身体肥胖。因此,肥胖者一般应少吃甜食,糖尿病患者更不能食。盐是人体血液、汗液中不可缺少的成分,食咸味食物能软化体内酸性的肿块。但过食咸食,会加重心、肾功能的负担,加重高血压等症状。

二、与病症属性相克的药膳禁忌

人体患病有寒热虚实的不同,用药选食亦当有别。寒证者当忌食寒性食物,如生冷瓜果、白萝卜、竹笋、蒿苣、菜瓜、绿豆芽等蔬菜及清凉饮料;热证者当禁食热性食物,如烟、酒、葱、姜、椒、蒜及牛、羊、肉、卤肉、鹅肉、油炸食品等;虚证当忌具有消削、攻伐、泻下的食物,如芋头、冬瓜、赤小豆、薏米等。实证当忌具有滋补、补塞等有碍邪出的食物,如肥腻的肉类、收涩的酸果类,以及壅滞的瓜、豆、果仁等。

药膳应用于虚证或体质虚弱者,能够辅助治疗,增强体质,延年益寿。但是,并不是所有的人都可以使用药膳,如果滥用药膳,非但对身体没有益处,还有千危万害。

①阴虚证或阴虚体质者忌用温热性质的药膳,以免更伤阴液,阴虚证的主要表现:午后潮热,颧红,盛汗,口干咽燥,手足心热,形体消瘦,目涩耳鸣,腰腿酸软,舌光红,脉细数。

②阳虚证或阳虚体质者忌用寒凉性质的药膳,以免更伤阳气。阳虚证的主要表现:畏寒肢冷,面色惨白,口淡不渴,疲乏无力,少气懒言,头眩嗜睡,自汗,水肿,尿清便溏,舌淡胖嫩,脉弱。

③温证者忌用滋腻性质的药膳,以免助温生痰。温证的主要表现:头重而

昏,胸闷,脘痞,腹胀,肢体沉重酸困,甚至水肿,小便混浊,大便溏泄,妇女带下,舌苔厚腻,脉濡。

④热证者忌用温热性质的药膳,以免助热伤阴。热证的主要表现:发热不恶寒,面红目赤,口唇干燥,口渴饮冷,小便短赤,大便燥结,舌红苔黄,脉数。

⑤燥证者忌用燥热性质的药膳,以免更伤津液,燥证的主要表现:唇焦舌燥,咽干,口渴少津或无津,皮肤干燥或枯瘪,小便短少,大便秘结,舌质干红,脉细数。

⑥寒证者忌用寒凉性质的药膳,以免助寒伤阳。寒证的主要表现:恶寒喜暖,面色苍白,口淡不渴,手足逆冷,小便清长,大便稀溏,舌淡苍白,脉迟。

⑦实证者一般不宜食用药膳,以免恋邪不去,延长病程。实证的主要表现:发热,烦躁,气粗,痰多,胸部满闷,腹部胀痛拒按,大便秘结,小便涩痛不利,舌苔厚腻,脉实有力。但是,虚实夹杂者仍可酌情使用恰当的药膳。

⑧表证者一般不宜使用药膳,以免恋邪不解,延长病程。表证的主要表现:恶寒发热,无汗或汗出不畅,头痛,肢体酸痛,苔薄,脉浮。患表证者应待表证解除后再酌情使用药膳。

⑨体质壮实者不宜使用药膳。以免致阴阳偏盛,破坏正常的生理平衡。

三、药物与食物相克的药膳禁忌

服用药物忌食的东西有许多,如:服荆芥忌食鱼、蟹;服天门冬忌食鲤鱼;服白术忌食桃、李子、大蒜;服土茯苓、使君子忌食茶;服丹参、茯苓忌食醋;服薄荷忌食鳖肉;服常山忌食葱;服地黄、何首乌忌食葱、蒜、萝卜;服甘草、黄连、桔梗、乌梅忌食猪肉;服土茯苓、威灵仙忌食蜂蜜;服鳖甲忌食苋菜;服葱白忌食蜜,等等。

凡确定有减低或抵消药效及产生副作用的食物应列入禁忌之内,如人参、党参忌白萝卜、浓茶;荆芥忌鱼、虾、蟹、海鲜;甘草、桔梗、乌梅、黄连忌猪肉;生地、熟地、何首乌忌葱、蒜、白萝卜;苍术、白术忌桃、李;服安神药后,忌服浓茶、咖啡;服利尿消肿药忌盐;服止咳化痰药时,忌食过咸、过甜食物,亦忌吸烟、饮酒及鱼、虾、蟹等发物;服用清热解毒药时,应忌吃葱、蒜、椒、姜、牛肉、羊肉、狗肉等热性食物。

四、病症的临床特点与药膳的禁忌

如急性发炎、目赤肿痛、痔疮疖肿、高热咽痛等火热炽盛之症,宜忌辣味、胡椒、老姜、羊肉、牛肉、狗肉、鸡、鹅、鱼、海鲜、酒、煎炸食品等;大便溏薄、胃痛喜热、四肢冰冷、哮喘患者,忌食西瓜、梨、香蕉、柿、田螺、螃蟹、冷饮等冷积之物;瘙痒性皮肤病、湿疹、酒糟鼻、痤疮等患者忌食鱼腥发物及刺激性食物,如鱼、虾、蟹、蛋类、竹笋、香菇、鸡、猪头肉、酒、葱、蒜等;腹胀、胸闷、肋痛患者,忌食豆类、马铃薯、红薯、芋头等。

疾病忌口,主要是指病情与食物(药物)的禁忌问题。由于食物(药物)各有一定的性能,用以治疗相应的病证,其他病证则无效,甚至可能产生不良反应,这就是病情与食物的性味、药性不相适宜的禁忌。凡性寒凉,味苦腻滞之品,易伤阳气,病属寒证、阳虚者禁用;性温热,味辛燥烈之品,易伤阴血,病属热证、阴虚者忌用。具有升浮作用的食物(药物),不宜用于病势逆上诸证,如呕吐、喘证、呃逆;具有沉降作用的食物(药物),不宜用于病势陷下诸证,如泄泻、脱肛。具有破气、攻积作用的食物,偏地攻邪的泻药多能损伤正气,则虚证患者应当慎用;具有补益作用的食物、偏于扶正的补药易于恋邪,则邪实之人不宜早投。这些是指一般情况下的病情禁忌。即虚者忌泻之,实者忌补之,热者忌温之,寒者忌清之。属于热性体质的人避免进食温热性的饮食(药物);属于寒性体质的人避免进食寒凉性的饮食(药物);久病体质虚弱的人避免使用峻泻之剂,否则,可以发生种种病证。例如:患慢性肠炎疾患的人,因久病而体虚,本应补益而禁泻,但由于偏嗜厚味之品而进食滑肠性的饮食,或长期服用苦寒清热泻下的药物,不但会加重病情,增加大便的次数,而且还可以变生他病,使体质更加虚弱;又如体质平素强壮之人,本不可妄施补益之剂,但因误进补益之品,非但难收补益之功,反而容易酿成大病,正像"常人进食人参、鹿茸以求速补之,反见口鼻出血,甚或猝然发厥",即指此类之证;再如发热的患者,病情好转之时,本应谨慎调护营养,却由于妄进辛热之饮食(药物),常可再加重病情。此即《素问·热论》所述:"热病已愈,时有所遗者,何也?……诸遗者,热甚而强食之,故有所遗也。"其还指出:"……热病少愈食肉则复,多食则遗。"患有疖、肿、疮、痈等皮肤病的人忌食鱼、虾等带有发性的食物,如不忌口,可加重病情。这些都属于疾病忌口要求的范围。

药食禁忌是一门学问,我们必须科学地禁忌,绝不能不加分析地盲目忌口,这样不仅对身体没有好处,反而有害。因此,药食禁忌应该因人而异、因病制宜,正确地掌握禁忌的原则,方能取得良好的效果。

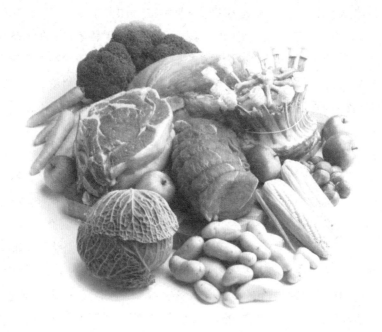

药膳的制配方法

一、药膳的选材

药膳的特点是含有具有药物治疗和保健作用的食物。既然是食物，就必须味正。中药有辛、苦、酸、甘、咸、淡等多种味，选入药膳中的药物要避免应用异味太大的品种，以人们乐于接受为要。

药膳可以养生保健，可以帮助病体的康复，可以美容，可以养生延年，等等，可以说应用广泛，深受人们的欢迎。我们说药膳具有广泛的作用，但也并非是包医百病的仙丹妙药。药膳主要作用在调理阴阳，益气养血，健脾和胃，补充精力等方面，至于对一些疾病的治疗作用，也是通过这些作用而间接实现的，因此，药膳中的药物就有了一个大致的范围。主要有：

补血活血类药

阿胶　性平味甘，有补血、止血的作用。阿胶含有多种氨基酸，能够加速血液红细胞和血红蛋白的生长，预防和治疗进行性肌营养障碍，是补血的首选药物，多用于妇科血虚或兼有出血者。

熟地　性微温味甘，有补血和止血的作用，是用中药生地加工炮制而成。熟地适用于各种血虚者。但需要注意的是，本品补益之中又有滋腻之弊，对于脾胃运化功能较弱的人，最好以其他同类药物替代。

当归　性温味辛甘，除有补血的作用外，还有活血止痛作用。当归与补气、补血类药同用，主要表现为补血作用，与活血止痛、舒筋通络类药同用，则主要表现为活血止痛作用。

白芍　性微寒味苦酸，有补血止痛，舒缓筋脉的作用。白芍多用于血虚并兼有筋脉拘挛，或者隐隐作痛的病症，与补血类药物同用则补血，与理气类药物同用可缓急止痛。

何首乌　性微温味苦甘涩，有补肝肾，益精血，润肠，乌发等作用。何首乌有生用与熟用之分,生用润肠泻下,适用于慢性血虚、阴液不足引起的便秘;熟用则补血乌发,泻下作用则不明显。

除以上介绍的药物外,还有一些药物,补血与活血作用兼有,是药膳中常用的药物。如鸡血藤、三七、地鳖虫、川芎、桃仁、红花、益母草等。

补气理气类药

灵芝 性平味甘,具有补气益阴,养心安神等作用。灵芝含有多糖、有机锗、核苷、生物碱、氨基酸等,尤其锗的含量十分丰富。锗的氧化物进入人体后能迅速与体内残留重金属等有毒物质结合形成锗化合物,并随小便排出体外,可净化血液、促进新陈代谢,从而达到抗衰老、美容颜的效果。

人参 性微苦味甘,有大补元气的作用,是中医用于危重患者的急救药品,也是人们广泛应用于各种虚弱体征和疾病的常规补益药品。药中主要成分为人参皂甙,其具有缩短神经反射的潜伏期,增强机体抵抗力,改善代谢功能等多方面的作用。其中野山参作用最强,价格昂贵,临床多用人工种植的家参,根据产地不同,又有西洋参、高丽参、吉林参,根据炮制方法的不同,又有白参和红参的区别。不同产地的人参,主要差别是作用的大小,但炮制方法不同则影响药物的作用。白参性平,红参性温,只宜于阳虚体质的人。另外,还有党参、太子参、沙参等,有近似作用。

黄芪 性微温味甘,除有补气作用以外,还有温阳、升提、利水、止汗的作用。因炮制的不同,分为生黄芪和炙黄芪。生黄芪偏于温阳,炙黄芪补虚作用较强。

比较平和的补气类药物还有白术、甘草、山药、白扁豆、大枣、黄精等。

在药膳中应用较多的理气药有陈皮、青皮、枳壳、乌药等,这些药物常与补益类药同用,促进补益药功效的发挥,或者单独应用于气滞、气逆的病证。

养阴生津类药

银耳 性微寒味甘,有滋阴清热、补脾开胃、益气清肠等诸多功效,常用于阴虚火旺却不宜参补的患者,是一种良好的补品。

石斛 性微寒味甘,有滋阴养胃,清热生津的作用。本品药性比较平和,各种阴虚津亏的病证都可应用,但以滋养胃阴为佳,特别是热病伤津的病情,效果更好,配以适当的药物,对改善视力也有一定作用。

百合 性微寒味甘苦,有生津养液,润肺止咳,宁心安神的作用。临床实践证明,百合具有较好的抗结核作用。结核病的主要机理是肺肾阴虚,百合养阴润肺,是对证之药,有结核病患者多方治疗不愈,长期食用百合而康复的记载。

玉竹 性平味甘,有滋阴润肺,养胃生津的作用。现代研究证明本品有升压、强心、升高血糖以及抗结核杆菌等方面的作用。临床常用于心阴不足,心慌气短,肺阴损伤,咳嗽痰少,胃热亢盛,津伤口渴等病情。

具有养阴作用的药物还有龟板、天门冬、麦门冬、燕窝、枸杞子、女贞子、旱莲草、沙参、鳖甲、山茱萸等。

温阴散寒类药

冬虫夏草 性温味甘,有滋肺补肾的作用。本品含有多种氨基酸和精蛋白,通过药理实验证明本品有明显的抗结核杆菌作用,临床用于治疗肺结核病和肺部肿瘤,均有较好疗效,对肾虚阳痿、肾虚腰痛也有一定作用。

鹿茸 性温味甘咸,有温肾阳,生精血,壮筋骨,散寒湿的作用。鹿茸常用于肾阳不足,性功能低下,阳痿早泄等病证。由于本药含有激素,小儿和青少年应当尽量避免应用,还因为本品温热之性过强,阴虚体质的人禁用。

蛤蚧 性微温味咸,有温补肾阳、益肺止喘的作用。现代研究证实本品含有多种氨基酸,有雄性激素样作用,临床常用于肺肾亏虚而兼哮喘的患者,也可用于肾虚阳痿、精虫量少的病证。

补骨脂 性大温味辛苦,有补肾助阳、固精缩尿的作用。药理研究证明本品可以扩张冠状动脉,升高白细胞,其中所含的补骨脂挥发油还有抗癌作用。临床常用于肾阳不足、阳痿早泄、尿频遗尿、腰部冷痛、泄泻等病证。

温阳药还有肉苁蓉、沙苑、蒺藜、胡桃肉、巴戟天、锁阳、仙茅、淫羊藿、续断、杜仲、骨碎补、海狗肾、韭子、狗脊等。对于阳虚较重的病情,也可以适当选用壮阳药,如附子、肉桂等。

二、药膳的加工

药膳除少数可以生食外,一般都需要运用一定的方法加工制成。和正常饮食一样,药膳同样也需要注重口味与营养。不同的是,药膳更加要注重药效的保持。现将药膳加工的基本方法和注意事项做一简要介绍。

加工的基本方法

药膳经常加工成粥、菜肴、汤液、饮、酒、膏滋等剂型加以食用。这些剂型的加工方法各有特点,应该注意掌握。

粥 膳

这是将药材与谷物混合,加入清水或汤汁,先用武火煮沸,再用文火熬至浓稠而成的一种剂型。制作方法有下列几种。

①先将药膳研为细粉,再与谷物煮粥。

②用原汁同谷物煮粥。

③将中药煎取液汁,去渣,再与谷物煮熟。

④用药膳直接同谷物煮粥。

如果使用的药材为食物,则可以直接与谷物同煮,如果使用的药材是药物,其药渣又不便食用,则应该先煎煮药物,去渣取汁与谷物煮熬。

菜 膳

这是以补益食物为原料,或加入适当的补益药物,再加入作料,运用复杂的烹调方法制成美味佳肴的一种剂型。制作方法有下列几种:

①蒸:将食物和药物与调料拌好,装在碗中,置于蒸笼内蒸熟。

②煮:将食物和药物放在锅内,加入适量的清水或汤汁,先用武火煮沸,再用文火烧熟。

③熬:将食物和药物放入锅内,加入适量的水和调料,置于武火上煮沸,再用文火烧至酥烂。

④卤:将食物和药物按照一定的方式配合,放入卤汁中,用火加热烹制,使其渗透卤汁,直至烧熟。

⑤炖:将食物和药物同时下锅,加适量的水,置于武火上烧沸,去掉浮沫,再置于文火上炖至酥烂。

⑥焖:在锅内加入适量的素油,将食物和药物同时放入,炒半成品后,再加入调味品和少量汤汁,盖紧锅盖,用文火焖熟。

⑦煨:将食物和药物用文火或放在余热的柴草灰内煨制熟透。

⑧炒:将锅烧热,注入素油,并用油滑锅,一般用武火,依次放入食物和药物,用锅铲翻拌,动作迅速,断生即成。

⑨炸:在锅内放大量素油,待油热后,将食物和药物放入锅内油炸,用武火熟制,炸熟即出锅。

汤 头

这是将补益药物加水煎煮而成,也可以适当加入补益食物一同煎煮的一种剂型。煎好后,滤去不能吃的药渣,喝汤并吃同煮的食物。有时也可以稍调一些作料,例如盐等。第一次煎煮出的液汁(称为头煎)服完后,药渣保留,过4～6小时后再加水煎服第二次(称为二煎),也可以再过4～6小时煎服第三次(称为三煎)。煎药应注意以下几点:

①煎煮补药的火候,应该先用武火煎沸,继用文火煎熬,以使药汁浓厚,药力持久。

②煎煮汤液的用水量直接影响到补药补益作用的发挥。如水过少,补药的有效成分不能完全煎出,而且汤液过多也会使患者不能全饮完。确定汤液的用水量一般可以采取下列公式:药膳重量每克用水3毫升,煎煮时间每分钟耗水10毫升,基本服用量为250毫升。即:

用水量＝药食总量(克)×3毫升/克＋煎煮时间(分)×10毫升/分＋250毫升。

但二煎或三煎时,按照药膳重量计算的用水量不再加入。

③煎煮补药的时候,头煎约煎煮40分钟,二煎约35分钟,三煎约30分钟。

④煎药宜用陶器罐子或搪瓷大杯,不宜用金属器皿。

⑤煎药前应该先将药材洗净,用清水浸泡2小时以上,就用浸泡的水煎药。

⑥此外,有些补益药物由于性质和作用的不同,需要采取特殊的煎煮方法。

例如先煎,就是把坚硬的药物单独煎煮,煮沸 15~20 分钟后,再加入其他药膳一同煎煮;后下,就是兑芳香的药物,应该在汤液快煎好时再放入,煎煮 5~10 分钟即可;包煎,就是事先把某些容易使汤液混浊的药物用纱布包好,再与其他药膳一同煎煮,同时搅拌,促进它溶解;另炖,就是把某些贵重的药物,单独炖好后,取汁加入药液内饮服,以免浪费。

饮　剂

这是以质地轻薄或具有芳香挥发性成分的药材为原料,经过沸水冲泡而成的一种剂型。制作饮有两种方法:

①将药料或食料的煎液,先用武火煎煮,继续用文火浓缩,直至稠黏时停火。冷却后,加入大量干燥的白糖粉,吸干药液,混合均匀,制成颗粒,晒干或低温烘干。随时可以用沸水冲化饮用。

②将药膳洗净,再切片或切丝,有的则捣碎或剪碎。然后放在杯中,冲入沸水,有的也可以稍煮一下。加盖温浸 10~30 分钟即可饮用。饮完后,药渣可以继续冲泡。

药　酒

这是采用一定的方法将药材的有效成分溶解入酒中而成的一种剂型。制作方法有下列几种:

①酿酒法:将液汁丰富的药材,例如桑葚、梨、荔枝等,洗净后直接压榨,取得药汁。再将糯米蒸煮成饭。将糯米饭、药汁和酒曲拌匀,置于干净的容器内,加盖密封,保持一定的温度,4~6 周即成。

②煎煮法:将药膳粗末放入砂锅内,加水高出药面 10 厘米左右,浸泡 6 小时,加热煮沸 1~2 小时,过滤。药渣再煎 1 次,合并两次滤液。静置 8 小时后,取上清液加热浓缩成清膏(生药 5 千克,煎成清膏 2 千克左右)。待冷后加入与清膏等量的酒,和匀,放入坛内,密封 7 天左右,取上清液过滤即得。

③冷浸法:将药膳用粗末置于瓷坛中,按处方规定加入一定量的白酒或黄酒,密封坛口。每天搅拌振荡 1 次,7 天后改为每周 1 次。在常温暗处浸泡 20 天以上,吸取上清液,压出残渣中的余液,合并后澄清、过滤即得。

④热浸法:将药膳用粗末置于瓷坛中,按处方规定加入一定量的酒,隔水加热。因为酒会挥发,所以加热时间不宜过长,当药面出现泡沫时,立即关火,趁

热时密封坛口。静置 15 天左右,吸取上清液,压出残渣中的余液,合并后澄清、过滤即得。

饮用药酒应注意不可过量,不会饮酒者不宜饮用。

滋 膏

这是将药膳的汁液或煎液,去渣浓缩,加糖或蜂蜜收膏而成的一种剂型,有如下几个步骤:

①将药膳洗净,干燥,粉碎,混合均匀。装入砂锅内,倒入清水,浸渍 12 小时。如果水被药物吸收,应该再加些水,保持水面高出药面 15 厘米。

②将此砂锅置于火上,先用文火加热,待药料充分膨胀后,即用武火煮沸。水量蒸发减少时,应该适当加水。再用文火微沸,煎熬 3~5 小时。过滤,取出煎汁。药渣续加清水再煎,水量以淹没药料为度。共煎煮 3~4 次。残渣压榨,榨出液与 3 次煎汁合并,静置沉淀 2 小时,再用多层纱布过滤 3 次。

③将滤液先以武火煮沸,捞出浮沫。继以文火蒸发浓缩,不断搅动,防止焦化。取少许滴于能吸水的纸上,以不渗纸为度,即成清膏。加入炒透的砂糖或冰糖(糖量为药膳总量的 1/4),或者加入炼制的蜂蜜(蜜量为清膏量的 1~2 倍)。以文火煎熬,浓缩成膏。倒入缸内待凉。

④炼蜜法:将蜂蜜放入锅内加热,使其溶化、沸腾,用绢筛捞去浮沫。至蜜中水分大部分蒸发,翻起大泡,呈老红色时,加入 105 克左右的冷水。再继续加热至沸,趁热倒油,用绢筛过滤即得。

⑤炒糖法:将冰糖或砂糖放入锅内加热,用竹片不断搅拌,以防粘底焦枯。待糖全部熔成老黄色时,加入预留的药汁,将糖化薄,趁热倒出,用绢筛过滤即得。

加工时营养物质的保持

为了有效地发挥药膳的作用,有益于人们的身体健康,在药膳的加工过程中,必须注意避免或减少有效成分的损失。而在药膳的各种有效成分中,维生素很容易在烹调过程中受到破坏。因此,加工富含维生素的药膳时,必须注意保存其有效成分。

①长时间地剧烈加热,例如油炸或在不隔绝空气的条件下长时间地脱水,

可使食物中的维生素 A 氧化破坏。如果烹调的食物中同时含有磷脂、维生素 E、维生素 C,则可使维生素 A 和胡萝卜素的稳定性加强。同时进食一定量的脂肪,也可以大大促进胡萝卜素的吸收。

②维生素 B_1 在干品中比较稳定,但在水溶液中,如果遇高温或加热时间过久,容易受到损坏。因此烹调时不应该加碱。维生素 B_1 是水溶液性维生素,烹调后有部分维生素溶解在米汤或菜汁中,因此应食用汤汁。另外,维生素 B_2 溶解于水,在水溶液中容易损失。维生素 B_2 对热、酸和氧化都较稳定,但容易受到日光及碱的破坏,所以烹调时不应加碱。

③如果烹煮蔬菜时放入苏打,则维生素 C 几乎全部破坏。维生素 C 溶解于水,性质不稳定,容易受到热、氧化、干燥与储存的影响,加碱或在铜锅中烹调,能加快破坏速度,所以烹调时间要短,并减少与空气接触的机会。烹煮蔬菜时加水,可引起维生素 C 的溶解,如果水全部盖着蔬菜,维生素 C 的流失可达 75%,半盖着蔬菜,流失达 55%,盖过 1/4 流失达 35%。维生素 C 在酸性中间物中的损失较少,所以含有自然酸的食物,例如西红柿、橘子等,虽经加热但维生素 C 的损失不大。

中医食疗药膳

一、养生保健篇

补气益血

枸杞桂圆鸽蛋

【组成】 鸽蛋 5 个,桂圆肉、枸杞子各 10 克,冰糖 25 克。

【制法】 将鸽蛋稍煮去壳,将去壳后的鸽蛋与桂圆肉、枸杞子、冰糖放在碗内,隔火炖熟。

【功效】 补肾益气,滋阴养血。

【保健应用】 每日清晨空腹食,适用于体弱消瘦,腰膝软弱无力之人。

红焖鹌鹑

【组成】 鹌鹑 10 只,水发冬菇 60 克,冬笋适量,母鸡肉 100 克,猪五花肉 250 克,油菜心 10 棵,葱、姜、绍酒、白糖、酱油、猪油、奶汤、麻油、玉米粉、味精、盐、胡椒粉各适量。

【制法】 (1)将鹌鹑宰杀后,用水冲洗干净,把腿内别在胸脯下方,再用热油炸成金黄色时捞出;将水发冬菇洗净;冬笋切成片;将五花肉及鸡肉切成片;油菜心洗净后用凉水过凉;葱、姜切成片。

(2)将锅置火上,放少许猪油,先将猪肉片、母鸡肉片煸炒,下冬菇、冬笋片,葱片,姜片,同炒。加适量奶汤,用酱油、绍酒、盐、胡椒粉、白糖、味精,调好口味。然后下入鹌鹑,烧沸后移中火焖约半小时,烂熟后,将鹌鹑捞至盘中,锅中的汁用玉米粉勾芡,加些麻油浇在上面。油菜心用奶汤浇上,并用精盐、味精调好口味,取出围在鹌鹑旁。

【功效】 补中益气,壮腰固肾。

【保健应用】 佐餐食用,适用于体虚气血不足之人。

人参银耳鸽蛋汤

【组成】 人参粉 2~4 克,银耳 20 克,水发冬菇、鸽蛋各 15 克,猪精肉 30 克,鸡汤、精盐、鸡油各适量。

【制法】 将银耳拣净杂质,用热水泡发至松软,鸽蛋打入瓷盘内(勿搅),盘边排好猪肉片、冬菇片,入笼蒸熟,倒入大汤碗内。锅内倒入鸡汤,加精盐、银耳烧开,打净浮沫,银耳熟后加入鸡油和人参粉,再烧开,盛入大汤碗内即成。

【功效】 补气血,益阴阳。

【保健应用】 佐餐食用,适用于病后体虚之人。

莲藕猪脊骨汤

【组成】 莲藕 400 克,茯苓 10 克,党参、熟地、白芍各 8~10 克,当归 8 克,白术 12 克,川芎 5 克,猪脊骨 600 克,酱油、麻油、味精、精盐各适量。

【制法】 莲藕削皮洗净切块;猪脊骨洗净后砍断;党参、茯苓、白术、川芎、白芍、熟地、当归淘洗后用干净纱布包裹,放入沸水砂煲内煨 1 小时左右,待猪脊骨熟软,再放适量精盐调味,用麻油、味精、酱油的味碟调食,汤单喝。

【功效】 补气养血,护肤养颜,祛除百病,延年益寿。

【保健应用】 佐餐食用,适用于气血不足,面黄肌瘦之人。

瘦肉章鱼西菜汤

【组成】 西洋菜 1.5 千克,干章鱼 50 克,猪瘦肉 500 克,蜜枣 3 个,味精 4 克,精盐 7 克,清水 3 升,酱油、熟油适量。

【制法】 (1)将洗净的西洋菜(又名豆瓣菜),切去老茎,沥去水分待用;章鱼去掉内脏,洗净,将其腹部附着的薄膜泡在水里待用,把猪肉洗净;蜜枣去核待用;将砂锅内放清水 3 升,烧沸后放入章鱼、西洋菜,锅中水再烧沸后,放入猪瘦肉、蜜枣,用中火炖 90 分钟。至汤水剩 2 升时,加盐、味精调味。

(2)锅离火后,将西洋菜捞出,沥出汤,装入盘内,再把捞出的章鱼、瘦肉切块,放在西洋菜上。另用小碗盛淡色酱油,并浇上熟油,用以蘸菜,将汤和蜜枣盛在大碗内即成。

【功效】 补气血,益精髓。

【保健应用】 佐餐食用,适用于病后体弱,阴血不足之人。

花旗参滋补汤

【组成】 花旗参 10 克,红枣 40 克,怀山药、芡实各 25 克,陈皮 5 克,活鲫鱼 300 克,料酒、精盐、味精、胡椒粉、姜末,鲜汤各适量。

【制法】 鲫鱼去鳞后破腹,除去鳃和内脏洗净,加料酒、盐、姜末、胡椒粉码味;花旗参切片;红枣洗净去核。然后将鲫鱼、花旗参、红枣、怀山药、陈皮、芡实加入烧沸的鲜汤锅内,用小火煲 2 小时左右,食用时放入胡椒粉、味精、盐,调味。

【功效】 补气血,益肝肾。

【保健应用】 食鱼饮汤,佐餐用,适用于气血两虚之人。

人参群鲜汤

【组成】 人参 10 克,干贝、熟猪肚各 30 克,鲍鱼 50 克,净冬笋 60 克,水发海参、鸡肉各 300 克,干蟹黄、水发口蘑、海米各 20 克,猪肋肉 200 克,猪油、葱、姜、料酒、鸡汤、精盐、味精适量。

【制法】 (1)将人参润软,切成薄片,泡入酒中 5～7 日得人参酒,人参片留用。将干贝、蟹黄、海米用温水浸泡;猪肚、冬笋切片;鸡肉、海参切丁;猪肉切成小丁;冬笋入沸水中烫透;猪肉丁和鸡丁用水焯一下备用。

(2)锅中放入猪油,投入葱、姜煸出香味,烹入料酒和鸡汤,加入精盐、味精,把干贝、蟹黄、海米、猪肚、冬笋、猪肉丁和鸡肉丁,口蘑、鲍鱼同入锅内,汤沸后打去浮沫,倒入砂锅中用文火炖至烂,加入海参丁、人参酒,继续炖 10 分钟,再加入人参片,稍焖片刻即成。

【功效】 大补元气。

【保健应用】 佐餐食用,适用于年老体弱气血不足之人。

桂圆葡萄干汤

【组成】 葡萄干、桂圆肉各 50 克,红糖适量。

【制法】 葡萄干、桂圆肉洗净,加适量水于锅中,全部原料放入同煮半小时即可。

【功效】 补益气血,延年益寿。

【保健应用】 每日 1 次,饮汤食料,适用于气血虚少,体质衰弱者。

桂芝补血汤

【组成】 桂圆肉 400 克,黑芝麻 300 克,冰糖 100 克。

【制法】 桂圆肉蒸熟,置阳光中暴晒约 2 小时,蒸 5 次晒 5 次,剁细成末;黑芝麻炒酥压碎,冰糖砸成碎粒,三样混合均匀,盛入瓶内备用。每次取 20 克用沸水冲服。

【功效】 益气血,止脱发。

【保健应用】 每日早、晚各 1 次食用,适用于气血不足、面色萎黄、四肢寒冷、极易脱发之症。

归参鳝鱼羹

【组成】 当归、党参各 15 克,鳝鱼 500 克,料酒、葱、生姜、蒜、味精、食盐各适量。

【制法】 将鳝鱼剖背脊后除去骨、内脏、头、尾,切丝备用。将当归、党参装入纱布袋内后扎紧袋口,然后置铝锅内。加料酒、葱、生姜、蒜、食盐及水适量。将锅置火上,先用武火烧沸,打去浮沫,再用文火煎熬 1 小时,捞出药袋不用,加入味精即成。

【功效】 补益气血。

【保健应用】 空腹吃鱼饮汤,每日 1～2 次,适用于气血不足,面黄肌瘦,体倦乏力者,或病后、产后气血亏虚者。

芝麻首乌糊

【组成】 熟首乌、黑芝麻各 500 克,红砂糖 300 克。

【制法】 熟首乌片烘干研成粉末,黑芝麻炒酥压碎。净锅置中火上,加清水,入首乌粉煎几沸,加入芝麻粉、红糖熬成糊状即可。

【功效】 补肾黑发。

【保健应用】 早、晚冲服 1 次,每次 100 克,10 天服完。服用半年可见效。适用于中年男女血虚白发症。

牛奶强身饮料

【组成】 牛奶 150 克,苹果 1 个,胡萝卜 1 根,白砂糖 30 克。

【制法】 将胡萝卜、苹果洗净,切成小薄片,同白砂糖一起放入果汁机内,再下牛奶,也可以加入少许精盐,搅拌均匀制成果汁即可饮用。

【功效】 补益气血,容颜红润。

【保健应用】 随意饮用。适用于气血虚引起的面色萎黄,皱纹多者。

桑葚藕粉蜜

【组成】 新鲜熟桑葚 150 克,藕粉、制蜂蜜各 30 克,开水适量。

【制法】 先将藕粉用少许凉开水溶开,然后再冲入沸水并搅成稀糊状备用;新鲜熟桑葚(未熟透者不可用)去蒂洗净后至盆中压碎烂,用纱布过滤充渣取汁,入砂锅用文火熬至稍稠状时加入藕粉糊和制蜂蜜,反复搅拌,直至呈浓稠状起锅,冷却后贮于瓶内即可。

【功效】 补肾养血,抗衰防老。

【保健应用】 每日早、晚各 1 次,每次 10 克,温开水冲服。适用于血虚所致体弱衰老者。

牛髓粥

【组成】 牛骨髓 20 克,粳米 100 克,地黄汁 15 克,白蜂蜜 30 克,味精、绍酒、姜块各适量。

【制法】 用牛的棒子骨 4 根或 8 根,入锅捶破,掺清水熬取牛骨髓,加姜块、绍酒,熬去水分,装入瓷罐内保存。粳米淘洗干净后放入净锅内,掺清水,煮开,加地黄汁、味精、白蜂蜜煮煎成粥。

【功效】 安五脏,益气力。

【保健应用】 冬天宜稠,热天宜稀。适用于脾胃虚弱,消化不良,肌肉消瘦,口渴者。

黄芪牛肉粥

【组成】 鲜牛肉 100 克,粳米 100 克,黄芪 10 克,精豆粉、姜、葱、胡椒粉、味精、盐、水各适量。

【制法】 (1)鲜牛肉洗净去筋膜后和姜一起绞烂,加豆粉、胡椒粉、盐、味精调匀备用;姜、葱洗净,姜切片,葱切花。

(2)将粳米洗净、入锅,加适量水,用旺火烧开一段时间,加入黄芪(布包),并改用文火煨至软糯时,捞出布包,加入牛肉馅、姜片搅散,继续用中火煮至肉熟软,再加入葱花、味精即成。

【功效】 益气血,健脾胃。

【保健应用】 每日分 2 次温食。适用于气血亏损体弱怕冷之人。

鹌鹑山药粥

【组成】 鹌鹑 2 只,山药 50 克,粳米 100 克,姜、葱、盐各适量。

【制法】 活杀鹌鹑,去毛及内脏,洗净去骨,剔出鹌鹑肉,切成小碎块;将山药快速冲洗干净,粳米淘洗干净。将粳米、山药、鹌鹑肉同时放入锅内,先用旺火烧开,改用文火慢煮,至粥成,加姜、葱、盐少许即可。

【功效】 益气养血,健脾和胃。

【保健应用】 隔日 1 次服食。适用于体虚乏力之人。

落花生粥

【组成】 落花生米 45 克,怀山药 30 克,粳米 100 克,冰糖适量。

【制法】 分别将花生米及山药捣碎,再与粳米相和,同煮为粥,待熟,入冰糖调味即可。

【功效】 益气养血,健脾润肺。

【保健应用】 每日分 2 次酌量食用。适用于气虚血亏体弱之人。

菠菜粥

【组成】 菠菜、粳米各 250 克,食盐、味精各适量。

【制法】 将菠菜洗净,在沸水中烫一下,切段;粳米洗净置铝锅内,加水适量,煎熬至粳米熟时,将菠菜放入粥中,继续煎熬至粥时停火;再放入食盐、味精即成。

【功效】 养血润燥。

【保健应用】 每日酌量食用。适用于血虚面黄消瘦之人。

桂圆莲子粥

【组成】 桂圆肉 30 克,莲子 30 克,糯米 30~60 克,大枣 10 枚,白糖适量。

【制法】 将莲子去皮心,大枣去核,与桂圆、糯米同入锅内,加水适量,煮成粥,加白糖搅匀即可。

【功效】 益气养血。

【保健应用】 可作正餐或佐餐食饮。适用于气血亏虚型贫血。

人参黄芪粥

【组成】 人参 6 克,黄芪 60 克,大米 100 克。

【制法】 将人参研末,黄芪水煎 2 次,合并煎液。大米投入黄芪液中大火烧开,再投入人参末,小火煮粥,加白糖调味。

【功效】 补气强身,延年益寿。

【保健应用】 每日早、晚分 2 次服食。适用于气虚体弱者。

防衰麻团

【组成】 糯米 250 克,枣泥 150 克,白芝麻、精白糖各 100 克。

【制法】 先将白芝麻洗净,沥干水,入锅焙炒至黄焦脆香,粉碎并加白糖拌匀;糯米洗净置碗中,加适量水隔水蒸熟后凉凉,捣成软泥状,用糯米作皮、枣泥为馅,捏成核桃大的糯米团,再将糯米团放入芝麻糖中来回滚动,直至粘满芝麻糖即成。

【功效】 养血益胃,润肤抗衰。

【保健应用】 单食或佐配粥、甜汤食用。适用于血虚所致体弱衰老者。

蘑菇炒菠菜

【组成】 菠菜 200 克,蘑菇 10 克,麻油 3 克,蒜、葱花、姜丝、料酒及盐各适量。

【制法】 菠菜择洗干净;蘑菇去根,洗净,剖两半;麻油放炒锅中烧至六成热,放入菠菜,翻炒至熟,放于盘中;原锅置火上,放蒜、葱花、姜丝、料酒及盐,加少量水煮开,放入蘑菇炒熟,倒入盘中菠菜上即可。

【功效】 补铁健脾,养血清燥。

【保健应用】 佐餐食用,适用于一般人。

枸杞萝卜烧鸡

【组成】 鸡肉500克,白萝卜600克,枸杞子15克,陈皮9克,味精、胡椒粉、绍酒、姜块、葱、精盐、熟猪油、水淀粉、花椒各适量。

【制法】 (1)将鸡肉洗净,切成粗条;白萝卜洗净,切成条;枸杞子、姜块、葱洗干净。

(2)炒锅洗净置中旺火上,放猪油烧至六成热,放入鸡肉煸炒变色,掺入鲜汤烧开,撇净浮沫,加绍酒、花椒、陈皮、姜块、葱烧开,至肉七成熟时,加入白萝卜、胡椒粉。待烧开后,加枸杞子、精盐、味精调味,勾薄芡汁即可装盘。

【功效】 补中益气,化痰利气。

【保健应用】 佐餐,适用于治疗虚劳消瘦,胃呆食少,水肿,以及咳嗽痰多,胸腹胀满的虚胖症。

胡萝卜酱瘦肉

【组成】 猪瘦肉300克,胡萝卜100克,豆腐干1块,海米10个,黄酱6克,熟猪油50克,玉米粉(湿)6克,酱油、料酒、麻油各3克,味精、葱末、姜末、食盐各适量。

【制法】 把胡萝卜、豆腐干切成半厘米见方的丁,把猪瘦肉切成肉丁;海米用水泡透,将胡萝卜用熟猪油炸透捞出。把锅放在火上烧热后倒入熟猪油,随即放入切好的肉丁进行煸炒;待肉丁内的水分渐少,锅内响声增大时,把锅放到文火上;到响声变小,肉的水分已尽,再用文火炒到肉的颜色由深变浅时,即放入葱末、姜末和黄酱;待酱渗到肉中放出酱味时,加入料酒、味精、酱油、食盐,稍炒一下放入胡萝卜、豆腐丁、海米等,再炒一下,淋上麻油,炒匀即成。

【功效】 养血益气,延年益寿。

【保健应用】 佐餐食用,适用于气血虚体弱者。

红烧猪大排

【组成】 猪大排 100 克,植物油 5 克,酱油、白糖各适量。

【制法】 猪大排洗净、砍块;油放锅中烧至七成热,下猪大排翻炒几分钟,加适量清水炖煮至肉、骨可脱离时,加入酱油和白糖,翻炒均匀,再烧几分钟,出锅装碗即可。

【功效】 补血,养血。

【保健应用】 佐餐食用,适用于体弱血虚者。

王浆焖肘子

【组成】 蜂王浆 5 克,猪肘子 750 克,淀粉 25 克,葱块 10 克,姜块 10 克,酱油 50 克,香菜 25 克,花椒 5 克,大料 5 克,豆油 25 克。

【制法】 将猪肘子皮刮洗干净,放汤锅内煮至八分熟时捞出,剔去骨,肘子皮面抹上蜂王浆。将猪肘子放入八成热的油锅内,炸至火红时捞出。将肘子肉面剖上十字深切口,肘皮相连,皮向下摆在碗内,放上葱、姜块、花椒、大料、酱油,上屉蒸熟透取出,挑去葱、姜块、花椒、大料。将汤滗入勺内,把肘子扣在盘中间,汤开时勾淀粉芡,淋麻油,浇在肘子上,撒上香菜段即成。

【功效】 补虚强体,延年益寿。

【保健应用】 佐餐食用,适用于久病虚弱,老年体弱者。

益气补血羊肉汤

【组成】 羊肉 300 克,食盐 3 克,黄芪、党参、当归、生姜片各 25 克。

【制法】 将羊肉洗净,切成小块,黄芪、党参、当归包在纱布里,用线捆扎好,和羊肉共放在砂锅里,加水 2 升,以小火煨煮至羊肉将烂时,放入生姜片、食盐,待羊肉熟烂即可。

【功效】 补气养血,行气通经,益脾散寒。

【保健应用】 佐餐食用,适用于病后体虚、产后血亏、体弱之人。

大补双味肉

【组成】 鹿茸 1 克,人参 15 克,猪肉、鸡肉各 250 克,鸡汤 1 千克,香菜、葱、姜、精盐、味精、酱油、麻油、料酒、水淀粉、花椒水各适量。

【制法】 (1)将人参用水泡软,切成细丝,同鹿茸片放在一起,把猪肉与鸡肉切成小方块,备用。

(2)锅内放底油,油热时,放葱、生姜,炸成金黄色,把鸡肉、猪肉块下入手勺内,煸炒2分钟,放入酱油、料酒、精盐、味精、花椒水、鸡汤,用文火煨30分钟,再上中火勾淀粉芡,淋上麻油翻出手勺,倒在盘中,放上香菜即成。

【功效】 补气益血,壮阳强肾。

【保健应用】 每半月1次佐餐食用,适用于气血不足之人。

参芪炖龟肉

【组成】 活龟1只(约1千克),母鸡1只(约1.5千克),黄芪、党参各30克,口蘑15克,猪油、料酒、盐、味精、胡椒粉、葱、姜各适量。

【制法】 (1)乌龟杀死后,将乌龟壳两侧用铁锤打破,用刀尖割下龟肉,去掉底板,再除去上壳和内脏,初洗一遍,将龟肉用沸水烫一下,捞出放凉水中去掉粗皮;然后剁去龟头、爪,剔去喉管、气管,切成方块,洗净后沥干水分。

(2)党参、黄芪洗净;将宰杀好的鸡由脊背开膛后除去内脏、鸡头及鸡爪,放沸水中氽一下;口蘑洗净切片;姜、葱拍破。将鸡放入砂钵内;龟放入六成热油中煸炒,炒时加猪油、葱、姜、料酒、盐和适量水,待水沸后倒入装鸡的砂钵内;再将黄芪、党参加入,盖好盖,炖熟烂。食用时加入味精、胡椒及葱花。

【功效】 补气血,强筋骨。

【保健应用】 佐餐食用,适用于体虚气血不足之人。

红枣花生烧兔肉

【组成】 红枣10枚,花生米50克,兔肉500克,调味品适量。

【制法】 将红枣、花生米、兔肉洗净,同入锅内煮熟炖烂,调味即可。

【功效】 补气养血,健脾固肾。

【保健应用】 每日分2次佐餐食用,适用于血虚面色无华之人。

参麦炖水鱼

【组成】 茯苓、党参各3克,浮小麦6克,水鱼100克,火腿30克,姜、葱各

10克,绍酒10毫升,盐适量。

【制法】 活水鱼剁去头,用沸水烫3分钟,去内脏洗净,火腿切成小块盖在水鱼上,置碗中加调料和适量清水,将浮小麦、茯苓用纱布包后投入汤中,党参切段放碗内,同上火蒸1小时即成。

【功效】 益气健脾,滋阴补血。

【保健应用】 佐餐食用,适用于脾虚血少体质衰弱者。

地黄蒸乌鸡

【组成】 雌乌鸡1只,生地黄250克(切丝),饴糖150克。

【制法】 先将鸡去毛及内脏,洗净,将生地丝、饴糖和匀,放入鸡腹内,缝固,置盆中入蒸锅内蒸熟即可。

【功效】 补气血,益精髓。

【保健应用】 食鸡肉,饮汤,适用于气血亏虚、骨蒸潮热,疲乏无力者。

薏苡仁炖鸡

【组成】 鸡1只,薏苡仁20克,绍酒、精盐、葱花、姜丝、胡椒各适量,橙子1个(打汁)。

【制法】 将鸡去毛及内脏(内脏别用),洗净,将鸡肉连骨切成约3厘米的方块,放入深锅内,加水约10杯,加入薏苡仁。先用猛火煮滚,继用文火煮2小时,以鸡肉煮烂能离骨为度,加入绍酒、盐、葱、姜、胡椒、橙子汁等调味即成。

【功效】 补益元气。

【保健应用】 佐膳食用,适用于体倦乏力之人。

佛手南瓜鸡

【组成】 鲜佛手花10克,老南瓜1个,仔鸡肉750克,毛豆250克,葱花、生姜末、精盐、黄酒、糯米酒、味精、酱油、红糖、秫米、花椒、豆腐乳汁、植物油、米粉各适量。

【制法】 先将佛手花瓣洗净,秫米和花椒炒熟,共研成粗粉;鸡肉洗净剁成块,用葱花、生姜末、精盐、酱油、红糖、豆腐乳汁、黄酒、糯米酒、味精拌匀腌一会儿,再下入米粉和植物油;毛豆轻轻搓去膜并洗净,拌上与鸡肉相同的调料;南瓜刷洗干净,由蒂把周围开一个 7 厘米见方的口,取下蒂把留着做盖,用一长把小勺将瓜瓤和子挖出,由南瓜的开口处装入一半的毛豆粒,一半的佛手花,再装入鸡肉块,然后放入余下的佛手花、毛豆粒,盖上盖,装盘,上笼蒸熟烂即成。

【功效】 补中益气,健脾养胃。

【保健应用】 佐餐食用,适于中老年体弱者食用。

黄芪炖乌骨鸡

【组成】 黄芪 50 克,乌骨鸡 1 只,葱、姜、盐、花椒、料酒各适量。

【制法】 黄芪洗净,用温水浸软,切片备用;乌骨鸡宰杀,去毛及内脏,放入沸水中余 3 分钟,捞出后用凉水洗去血沫。将黄芪及葱段、姜片、花椒塞入鸡腹内,然后将鸡放入汤盆,加入适量水、料酒、盐,将汤盆置锅中,隔水炖至鸡肉熟烂,取出汤盆,调入味精即成。

【功效】 益气补血,调经。

【保健应用】 佐餐食用,适用于产后、病后、年老体弱属气血虚者。

归芪蒸鸡

【组成】 炙黄芪 100 克,当归 20 克,嫩母鸡 1 只(约 1.5 千克),绍酒 30 毫升,味精、胡椒粉各 3 克,葱、姜、食盐各适量。

【制法】 鸡去毛、内脏,洗净,当归切片与炙黄芪共置鸡腹内,放入盘子中,加姜、葱、食盐、酒、胡椒粉、清水,入蒸笼蒸 2 小时,食时加味精。

【功效】 补气生血。

【保健应用】 去药渣食鸡肉,适用于病后气血亏虚者及老年人气血不足者。

清蒸人参鸡

【组成】 人参、水发香菇各 15 克,母鸡 1 只,火腿、水发玉兰片各 10 克,精盐、料酒、味精、葱、生姜、鸡汤各适量。

【制法】 (1)将母鸡宰杀后,煺净毛,取出内脏,放入开水锅里烫一下,用凉水洗净;将火腿、玉兰片、香菇、葱、生姜均切成片。将人参用开水泡开,上蒸笼蒸 30 分钟,取出。

(2)将母鸡洗净,放在盆内,加入人参、火腿、玉兰片、香菇、葱、生姜、精盐、料酒、味精,添入鸡汤(淹没过鸡),上笼,在武火上蒸烂熟。将蒸烂熟的鸡放在大碗内。将人参(切碎)、火腿、玉兰片、香菇摆在鸡肉上(除去葱、生姜不用),将蒸鸡的汤倒在锅里,置火上烧开,撇去沫子,调好口味,浇在鸡肉上即成。

【功效】 大补元气,固脱生津,安神。

【保健应用】 佐膳食用,适用于气血不足、食少倦怠、乏力之人。

爆人参鸡片

【组成】 鲜人参15克,鸡脯肉200克,玉兰片25克,黄瓜25克,鸡蛋清1个,葱、姜、香菜梗、料酒、盐、鸡汤、猪油、麻油、水淀粉、味精各适量。

【制法】 (1)将鸡脯肉切成片;鲜人参洗净,切成0.5厘米厚的斜圆片;黄瓜切片;葱、姜切成丝;香菜梗切成长段。将鸡片放入碗内,加盐、水淀粉、鸡蛋清,搅拌使之和匀。

(2)锅置火上,放入足量猪油,烧至五成热时,下入鸡片,用筷子打散,炸至鸡片浮起,变色时捞出,控尽油。用盐、味精、鸡汤、料酒兑成汁,备用。另起锅,放少量猪油,烧至六成热时,下入葱丝、生姜丝、玉兰片、人参片煸炒,然后下入鸡片、黄瓜片、香菜梗,倒入兑好的汁,颠炒几下,淋上麻油即成。

【功效】 大补元气。

【保健应用】 佐餐食用,适用于久病体虚之人。

补元橘皮鸭

【组成】 黄芪30克,橘皮10克,老鸭1只,猪瘦肉100克,味精、食盐、料酒、酱油、姜片、葱段、熟菜油各适量。

【制法】 将老鸭宰杀后,去毛和内脏,洗净;在鸭皮上抹一层酱油,下八成热熟菜油锅炸至皮色金黄捞出;用温水洗去细腻,盛入砂锅内(锅底垫上瓦碟),加水适量。将猪瘦肉切块,下沸水氽一下捞起,洗净血污,放入已装鸭子的砂锅内,加入黄芪、橘皮、味精、食盐、料酒、酱油、姜片、葱段;再将砂锅放于火上,用文火烧至老鸭熟时取出;滗出原汁,滤净待用。将鸭子剔去大骨,切成长条块,放入大汤碗内摆好,倒入原汤即成。

【功效】 大补元气,益血健体。

【保健应用】 佐餐食用,适用于气衰血虚乏力之人。

天门冬人参炖鸡

【组成】 乌鸡1只,人参15克,天门冬20克,鹌鹑蛋10个,白酒少许。

【制法】 将鹌鹑蛋煮熟,去壳待用;将人参和天门冬切成薄片,待用;乌鸡洗净,鸡头鸡脚全纳入鸡体内,将鸡放入炖盅,把人参和天门冬放在鸡上,倒适量清水,隔水大火炖2小时,加入白酒和鹌鹑蛋,再炖40分钟就行。

【功效】 补益气血。

【保健应用】 佐餐食用,每日1~2次,适用于气血不足之面色无华、乏力者。

强胃健脾

羊肉火锅

【组成】 涮羊肉片、菠菜各150克,粉丝50克,麻油2克,酱油、醋、白糖、味精、盐各适量。

【制法】 菠菜择洗干净,粉丝用温水浸泡软,火锅中放适量清水,加麻油、酱油、醋、白糖、味精及盐烧开,调好底味,加入粉丝,汤开后,可以下羊肉片和菠菜,随吃随下,火锅火量自己控制即可。

【功效】 温中补气,健脾暖胃。

【保健应用】 佐餐食用。适用胃寒纳差,胃脘部冷痛,畏寒肢冷者。

红杞炖鲫鱼

【组成】 枸杞子15克,活鲫鱼3尾(约750克),香菜6克,葱10克,醋75毫升,麻油6克,猪油50克,绍酒6毫升,白胡椒粉2克,生姜末3克,食盐2克,味精2克,奶汤250克,清汤750克。

【制法】 将活鲫鱼去鳍、鳃、鳞,剖腹去内脏,用沸水略烫一下,用凉水洗净,在鱼身的一面每隔1.5厘米宽剞成十字花刀,再在另一面每隔1.5厘米宽切直刀;香菜洗净切成4厘米长的段;葱切成3厘米长的细丝和葱花;将猪油放在锅里,置旺火上烧沸,依次放入白胡椒粉、葱花、姜末,随后放入清汤、奶汤、姜汁、绍酒、味精、食盐,同时将切过花刀的鱼肉放在沸水锅烫约 4 分钟,取出放入盛汤的锅里,枸杞用温水洗净下锅,置武火上烧沸后,移文火上炖 20 分钟,加入葱丝、香菜段、醋,并洒入麻油即成。

【功效】 温中益气,健脾利湿。

【保健应用】 适用于脾虚体弱之人。佐餐食用,每日 1～2 次。

赤豆鲤鱼

【组成】 赤小豆 50 克,陈皮 6 克,草果 6 克,鲤鱼 1 尾,葱、姜、盐、鸡汤、青叶菜各适量。

【制法】 将活鲤鱼去鳞及内脏,洗净;赤小豆打碎,陈皮切丝,草果打碎,共放入鱼腹之中;将鱼置于盆中,加葱、姜、盐,倒入鸡汤,上笼屉蒸制;约 1.5 小时出笼,后将少许青叶菜用汤略烫,投入鱼汤中。

【功效】 健脾利水。

【保健应用】 吃鱼喝汤。适用于脾虚失运下肢水肿者。

菊花青鱼火锅

【组成】 鲜白菊花 5 朵,净青鱼肉 400 克,鸡肫 3 个,猪腰 200 克,生鸡脯肉、油炸花生米、菠菜心、白菜心、豌豆苗各 150 克,油条 2 根,油炸粉条 25 克,油炸馓子 2 把,香菜 100 克,姜末、胡椒粉、精盐、酱油、葱花、味精、绍酒、清汤各适量。

【制法】 (1)清水洗青鱼肉,用刀切成片;鸡肫洗净去筋,切成薄片;猪腰洗净去腰臊,与鸡脯肉同切成薄片。以上 4 种片分别摆于盘内成风车形。取 1 小碗,放入精盐少许,绍酒、酱油调匀,洒在各生片上,再撒上适量姜末,待用。将油炸粉条、馓子掰断,油炸花生米去衣,油条切成长约 1.5 厘米的段。各原料分别放入盘内。

(2)白菜心抽去筋,与豌豆苗、菠菜心、香菜洗净后,分别盛入盘中,把鲜白菊花采摘去花蒂,抽去花蕊,以菊花原形摆在盘内。分别将姜末、葱花、胡椒粉、味精、精盐摆在碟内。先把炒锅清洗干净,放在旺火上,加入鱼骨,烧沸后继续煮 10 分钟,用漏勺捞尽鱼骨,将汤加入酒精锅内为"鱼羹汤"。吃时将酒精火锅点燃,使锅内汤沸,食者取料自烫自调味而食即可。

【功效】 补气血,健脾胃,益肝肾,疏风明目。

【保健应用】 宜冬季食用。为冬令时菜。脾胃虚弱,气血不足头晕眼花,食纳不佳者。

椰子炖鸡

【组成】 鸡1只(约750克),鲜椰子4个,莲子60克,生姜5片。

【制法】 先将鸡削净,去内脏及肥油,斩件,下油起锅,爆香姜,然后下鸡块爆片刻,取出备用。再取2个椰子用锯锯开盖,另2个椰子取出椰汁、椰肉,把椰肉切成块,与鸡、莲子一齐放入锯开盖的椰子内,加入椰汁至满为止,盖上椰子盖,放入锅内,文火隔开水炖2~3小时,调味供用。

【功效】 补益脾胃,养阴生津。

【保健应用】 佐餐食用。适用于脾胃气虚,阴液不足出现纳呆、乏力者。

党参茯苓鸡

【组成】 母鸡1只,党参50克,白术、茯苓各15克,砂仁3克,蔻仁、生姜各9克,食盐、味精各适量。

【制法】 宰鸡,去毛、内脏,在鸡肚腹内放入上述各中药,用线缝合,口朝上放在砂锅内。锅内加适量水炖鸡至熟,弃药渣,加食盐、味精调味,即可。

【功效】 健脾和胃,补肾益精。

【保健应用】 佐餐食用。适用于脾肾亏虚引起的纳差、腹胀、便溏、乏力者。

芡实煮老鸭

【组成】 芡实200克,老鸭1只,葱、姜、盐、黄酒各适量。

【制法】 先杀鸭,去毛和内脏,洗净;芡实洗净后放入鸭腹内;鸭子放入砂锅内,加葱、姜、盐、黄酒、清水(适量),用武火烧沸后,转用文火煮2小时,至鸭酥烂;再加味精调味。

【功效】 滋阴养胃,健脾利水。

【保健应用】 佐酒下饭,随量用。适用于脾虚腹胀、便溏者。

鹌鹑肉片

【组成】 鹌鹑肉150克,冬笋25克,冬菇5只,青瓜、鸡汤、淀粉、食用油适量,鸡蛋清1个。

【制法】　先将洗净的鹌鹑肉切成薄片,用鸡蛋清和淀粉拌匀;将冬笋、冬菇、青瓜切成片状。再将鹌鹑片在大油锅中炒熟,用漏勺捞出。最后在锅内放少许油,将冬笋、冬菇煸炒,倒适量鸡汤,煮5分钟左右,倒入鹌鹑肉。调味后,放入青瓜,勾芡盛于盘中。

【功效】　补益脾肾,强健身体。

【保健应用】　佐餐食用。适用于脾肾亏虚,体弱乏力者。

桂圆红枣蒸鸭

【组成】　净鸭肉2千克,红枣50克,桂圆肉、莲子各25克,油菜心10棵,鸡汤、料酒、精盐、味精、葱、姜、白糖、胡椒粉各适量。

【制法】　先将鸭肉洗净出水;红枣去核;桂圆肉洗净;莲子发胀,去皮去心,煮熟;葱切段;姜切片。汤罐置火上,加水及上举各物,并用料酒、精盐、味精、白糖及胡椒粉调味,待烧沸后,移小火上炖熟,然后将鸭肉捞出,放入砂锅内,鸭脯朝上,将原汤过滤,倒入砂锅中。把桂圆肉、红枣及莲子放鸭肉周围,上笼蒸至酥烂,取出装盒。油菜心加入鸡汤、精盐及味精置火上烧入味后,围在鸭肉周围即可。

【功效】　补脾益气,养血补虚。

【保健应用】　佐餐食用。适用于体质虚弱者。

荷花豆腐汤

【组成】　豆腐茸、大白菜各250克,鱼茸100克,鸡蛋清2个,番茄1个,火腿末2.5克,清汤、味精、精盐、料酒、葱姜汁、鸡油、淀粉各适量。

【制法】　将白菜帮叶修开,叶子修成圆荷叶形,菜帮修成马耳形,分别用开水烫一下;鱼茸用葱姜汁、料酒调开,加入豆腐茸、蛋清、料酒、鸡油、淀粉、精盐、味精使劲拌匀。分成6份,1份抹菜帮上,4份做成薄圆饼铺在抹过油的汤盘上,盖上菜叶做成荷叶状,中间一张荷叶上再放上1份,也做成小圆饼状,插上菜帮做成的荷花,中间撒上火腿末,上笼屉蒸5分钟取出。清汤上锅,加入剩余的盐、味精、番茄片、料酒烧开,轻轻舀入汤盘内,使3张荷叶1朵花轻轻浮起,且漂着几片红番茄。

【功效】　补气健脾,生津止渴。

【保健应用】 饮汤食料。适用于脾虚体弱者。

淮山药泥

【组成】 淮山药 200 克,豆沙 15 克,京糕、白糖各 150 克,水淀粉 50 克,猪油 100 克。

【制法】 山药打粉,加白糖 50 克,掺水少许,搅成稀泥,放入猪油锅内炒至浓稠,起锅装盘;京糕加白糖 25 克,拌匀研成泥状,豆沙另置碗中,均上笼蒸透后,依次放猪油锅内炒稠,分别盛在山药泥的两边。锅中放清水少许,加 75 克白糖烧沸,用水淀粉勾芡,浇在三泥上即成。

【功效】 健脾和胃。

【保健应用】 佐餐食用。适用于脾虚便溏者。

桂花红枣羹

【组成】 桂花 5 克,红枣 250 克,白糖 30 克。

【制法】 先将红枣洗净,用开水泡 2 小时,捞出,控干水。锅内添水,放白糖,烧开,撇去浮沫,红枣下锅,用中火煨熟烂,待水将烧干时,入桂花即可食用。

【功效】 补脾和胃。

【保健应用】 随意食用。适用于脾胃气虚,食纳欠佳者。

红枣麻油面

【组成】 大枣 40 个,面条 1 千克,香肠 400 克,嫩黄瓜 4 条,绿豆芽 300 克,麻油、芝麻酱各 100 克,甜红酱油 60 克,精盐、味精、葱花、鸡汤、醋各适量。

【制法】 将大枣用冷水洗净,用沸水发胀,挤去水分,切碎,用少量鸡汤煮烂,盛入碗内,加甜红酱油、芝麻酱、麻油、味精、醋兑成调味汁;香肠煮熟,切成小薄片;黄瓜用冷水洗净,切薄片,用精盐渍一下;绿豆芽洗净,入沸水内氽断生,滤干水分;豆芽、黄瓜片分十碗放入,再放上煮熟的面条,每碗 100 克,浇上调味汁,撒上葱花、香肠片即可食用。

【功效】 补脾益气,养血强身。

【保健应用】 作为主餐食用。适用于脾胃虚弱,食少或津液不足等症。

猪肉酸菜包

【组成】 精面粉 400 克,猪肉、老面各 150 克,酸菜丝 700 克,猪油、麻油各 50 克,酱油、精盐、花椒面、碱面、葱花、姜末、味精各适量。

【制法】 猪肉剁成末,用猪油煸炒断生,加入酱油、精盐、味精炒匀,出锅凉凉后,再加入葱花、姜末、花椒面、麻油及酸菜丝,拌匀成馅;面粉发于盆内,加入老面和温水,和面发酵,加碱面,揉匀,下包子面料,取适量肉馅,包成包子,全部包好后上笼蒸 15 分钟左右即可。

【功效】 健胃养身。

【保健应用】 经常食用。适用于脾胃气虚,胃纳欠佳者。

高汤水饺

【组成】 面粉 250 克,猪肉 175 克,白菜叶 75 克,紫菜 3 克,鸡汤 500 克,麻油 3 克,酱油 10 克,精盐、味精、葱、姜各少许。

【制法】 猪肉洗净剁成茸,葱、姜切末,白菜叶洗净剁碎;猪肉茸放入盆内,加入葱末、姜末、酱油、盐拌匀,再加入麻油、白菜拌成馅;面粉加温水和成面,擀成饺子皮,包馅成饺子,下入烧沸水的锅中,煮将熟捞出,再放入煮沸的鸡汤内,略煮一下,汤内加入盐、味精、紫菜,起锅盛入碗内即成。

【功效】 健胃和中。

【保健应用】 当主食,常食。适用于脾胃气虚,胃纳不佳者。

猪肉春卷

【组成】 春卷皮 25 克,猪肉 25 克,地菜 50 克,植物油 10 克,味精、盐各适量。

【制法】 先将猪肉洗净、剁成茸,加味精、盐调味,拌和一些洗净、剁碎的地菜做成肉馅,包于春卷皮内;油放锅中烧沸,放入春卷后,逐步减小火量,炸至春卷皮呈黄色时即出锅。

【功效】 健脾开胃。

【保健应用】 当主食或零食。适用于口味欠佳,胃纳差者。

八宝锅蒸

【组成】 大米粉、面粉各 45 克,蜜瓜片、蜜枣、核桃仁各 10 克,莲子、食用油、扁豆各 15 克,蜜樱桃 15 个,橘红 6 克,熟猪油、白糖各 120 克。

【制法】 将蜜瓜片、蜜枣、橘红、核桃仁均切成绿豆大的粒。将发好的莲子去皮、心,扁豆去皮入蒸笼蒸烂。锅置旺火上,下油 90 克,烧至六成热,下米粉、面粉,炒香(呈浅黄色),加沸水 150 毫升搅匀,然后下白糖、果料粒、猪油、莲子、扁豆,炒至呈沙粒状盛入盘内,将樱桃摆在上面即成。

【功效】 补脾和胃,养血强身。

【保健应用】 可作早餐酌量食用。适用于脾胃虚弱,食纳不佳,血虚体虚之人。

玉竹柿蒂粥

【组成】 柿蒂 10 克,玉竹 15 克,粳米 50 克。

【制法】 先将玉竹、柿蒂入砂锅加清水 300 毫升,煎至 150 毫升,去渣取汁备用;粳米加水 400 克,煮至米开花,兑入药汁再煮片刻,待食。

【功效】 养阴清热,和胃止呃。

【保健应用】 每日早、晚食用。适用于胃阴虚、口干、呃逆者。

山药扁豆粥

【组成】 白扁豆 15 克,白米、鲜山药各 30 克,白糖适量。

【制法】 先将鲜山药洗净,去皮切片,备用。再煮白米、白扁豆半熟。加入山药片,煮粥,加糖。

【功效】 补益脾胃,调中固肠。

【保健应用】 可作早餐食用。适用于脾胃气虚引起的便溏、消瘦者。

栗子粥

【组成】 栗子粉 30 克,粳米或糯米 100 克。

【制法】 将栗子粉同粳米(或糯米)煮粥。

【功效】 补肾强筋,健脾养胃。

【保健应用】 可作早、晚餐酌量食。适用于老弱体虚腿软无力之人。

大枣薯蓣粥

【组成】 大枣 10 枚,薯蓣 200 克,大米 50 克,白糖少许。

【制法】 将大米、薯蓣、大枣洗净。薯蓣切成小块。先将大米和大枣煮至八成熟,再放入薯蓣,至薯蓣煮熟后加入少量白糖即可食用。

【功效】 补益脾胃。

【保健应用】 每日早、晚随量温食。适用于老年体弱食少之人。

花生红枣粥

【组成】 糯米 200 克,花生仁 100 克,红枣 50 克,红糖适量。

【制法】 先将花生仁煮烂,倒入洗净的糯米,用大火烧开,然后加入红枣,改用小火煮成粥,食用时加入红糖调匀即可。

【功效】 补中气,健脾胃,润肺燥。

【保健应用】 每日分 2 次随量食用。适用于老人脾虚血少头昏、乏力者。

豌豆粥

【组成】 豌豆 250 克,白糖、红糖各 75 克,糖桂花、糖玫瑰各 5 克。

【制法】 豌豆淘洗干净,放入锅内,加水 1 升,置旺火上煮沸,撇去浮沫后用小火煮熬至豌豆酥烂;糖桂花、糖玫瑰分别用凉开水调成汁;食用时,先在碗内放上白糖、红糖,盛入豌豆粥,再加上少许桂花汁、玫瑰汁,搅拌均匀即可。

【功效】 健脾和胃。

【保健应用】 经常服食。适于脾胃气虚,食纳欠佳者。

江米枣粥

【组成】 江米 50 克,枣 15 克。

【制法】 江米淘洗干净,放入铝锅中,加入适量水,先大火煮开,再下洗净的红枣,煮开后改为小火炖煮至米烂汤稠时即可。

【功效】 补血养血,健脾和胃。

【保健应用】 经常服食。适用于脾胃气虚,食纳欠佳者。

桂花赤豆粥

【组成】 白糯米 500 克,赤豆 150 克,红糖 40 克,桂花 5 朵。

【制法】 将赤豆焖酥。糯米投入砂锅中,用旺火烧煮至沸后,加入焖酥的赤豆,边烧边用勺搅动,防止粘锅。至米粒开花时再加入红糖与桂花瓣搅匀即可。

【功效】 健脾益气。

【保健应用】 早、晚餐食用。适用于脾胃气虚贫血者。

扁豆花粥

【组成】 干扁豆花 10～15 克,粳米 100 克。

【制法】 采取未完全开放的扁豆花晒干。先用粳米加水适量煮粥,加入扁豆花后改用慢火。亦可将扁豆花研粉调入,或用鲜扁豆花 25 克煮粥。

【功效】 健脾利湿止泻。

【保健应用】 每日 2 次,早、晚餐食用。适用于脾虚湿盛的腹泻者。

山药羊肉粥

【组成】 羊肉 500 克,山药 500 克,大米 250 克。

【制法】 羊肉煮熟研泥,山药研泥,肉汤内加大米,煮粥。

【功效】 健脾止泻。

【保健应用】 食粥,每日 1 次。适用于脾虚引起的急慢性肠炎。

桂圆山药糕

【组成】 桂圆肉、熟莲子、青梅、老蛋糕、瓜子仁、京糕各 25 克,山药 50 克,白糖 200 克,熟面粉 100 克,猪油、淀粉、蜂糖、樱桃各少许。

【制法】 (1)山药打粉,用熟面粉加水揉成团;青梅切成柳叶片;老蛋糕切成菱形片;樱桃、瓜子仁洗净;京糕切成 3 厘米长的丝备用。将山药团揉成圆形,放入平盘内,按成圆饼。再将莲子摆在周围,樱桃摆在圆饼的第二圈,桂圆肉摆在第三圈,老蛋糕摆在第四圈,瓜子仁摆在第五圈,青梅片在正中摆成花叶形。将余下的老蛋糕切成小丁备用。

（2）用一张火绵纸盖在山药圆饼上面，上笼蒸约一刻钟取出，揭下绵纸，把京糕丝摆在圆饼中间呈菊花形，撒上老蛋糕丁作花。锅内放清水和蜂糖、白糖，用武火熬化，打去浮沫，再倒入淀粉勾芡，最后加猪油浇在山药圆饼上面即成。

【功效】　补脾健胃。

【保健应用】　可供早、晚餐酌量食。适用脾虚消瘦面黄者。

三仙糕

【组成】　人参 3 克，山药、白莲米、白茯苓、芡实各 10 克，糯米粉、粳米粉、白糖各 1 千克。

【制法】　先将人参、山药、白莲米、白茯苓、芡实粉碎为细末，加入糯米粉、粳米粉、白糖，加水适量，揉成面团。再将面团搓成长条，切成小块，制成糕状，上笼用武火蒸 25～30 分钟，熟透即成。

【功效】　健脾胃，补元气。

【保健应用】　可作早餐酌量用。适用于脾胃虚弱食少便溏者。

阳春白雪糕

【组成】　白茯苓、炒山药、芡实仁、莲子（去心）各 125 克，陈仓米、糯米各 500 克，白糖 100 克。

【制法】　将以上各味研成细末，先将药末、米末蒸熟拌匀，加白糖，制成饼子，晒干。

【功效】　补脾养胃，祛湿益肾。

【保健应用】　可作早餐酌量食用。适用于脾虚食少便溏者。

莲肉糕

【组成】　莲子 250 克，糯米 500 克，白糖适量。

【制法】　将莲子用水泡发去心，置锅中，加水适量，煮至烂熟后捞出，用洁净纱布包住，揉至烂；将糯米淘尽置盆中，加入莲肉泥，拌匀，再加水适量，上笼蒸熟，待冷后用洁净屉布压平，切块，上盘后撒白糖一层即可。

【功效】　健脾益气。

【保健应用】　正餐食用，日食 1～2 次。适用于脾气亏虚型贫血。

桂花赤豆糕

【组成】 糖桂花 14 克,糯米粉、粳米粉各 500 克,赤豆、白糖各 100 克。

【制法】 赤豆洗净煮烂备用;将糯米粉、粳米粉、白糖倒入盆内,拌匀,取出少许作面料用。随后分次倒入清水,用双手拌揉至水全部吃尽,再把煮烂的赤豆倒入拌匀。取木蒸笼一只,下面垫上一块蒸布,把拌匀的糕料倒入,开着盖儿用旺火沸水蒸约 20 分钟,见蒸汽直冒,面上蒸粉呈赤色时,再把少许用作面料的糕粉均匀撒在上面,加盖略焖片刻,即熟,在蒸糕上撒上糖桂花,用刀切成方块食用。

【功效】 补益脾胃,强壮身体。

【保健应用】 可作主食或点心随量食用。适用于脾胃虚弱,体虚乏力者。

黄芪烩什锦

【组成】 黄芪 25 克,熟牛肚、熟猪肚各 200 克,生山药、胡萝卜、水发香菇、豇豆、扁豆各 100 克,菜油 80 克,洋葱 2 个,大蒜、葱白段、五香粉、酱油、味精、精盐、鲜汤各适量。

【制法】 (1)将黄芪洗净,烘干研成粉末;胡萝卜、水发香菇、豇豆、生山药、扁豆、洋葱、大蒜瓣洗净,胡萝卜、洋葱、生山药、大蒜切成片;冬菇切成小片;豇豆摘成 4 厘米长;扁豆角折成两节;牛肚、猪肚切成薄片。

(2)净锅置中旺火上,下菜油烧至七成热,放入胡萝卜、冬菇、豇豆、山药、洋葱、大蒜、扁豆角炒变色,再放五香粉、黄芪粉、酱油炒几下,掺鲜汤、熟猪肚、干肚片同烩,待汁少时,加葱段、精盐、味精调味盛盘。

【功效】 补脾胃,增肌肉。

【保健应用】 佐餐食用。适用于脾胃虚弱、消化不良、肌肉消瘦者。

参芪焖青豆

【组成】 青豆 500 克,太子参、炙黄芪各 12 克,熟猪油 40 克,鲜菜心 150 克,味精、精盐、鲜汤各少许。

【制法】 (1)选用新鲜幼嫩毛豆角,去壳取青豆洗净;太子参、黄芪洗净,烘干研制成粉末。

(2)净锅置中火上,下熟猪油,烧至六成热,加入青豆炒变色。掺鲜汤,加入中药末,改用中小火,盖上盖,焖至青豆熟时,加味精、精盐调好味后,即可食用。

【功效】 健脾补虚,益气增肥。

【保健应用】 佐餐食用。适用于脾胃虚弱、消瘦、乏力、气短、食少、面黄者。

豆角炒青椒

【组成】 扁豆 200 克,青椒 30 克,植物油 10 克,味精、盐各少量。

【制法】 扁豆去筋,洗净,切斜刀块;青椒去蒂,去籽,洗净;油放炒锅中,将切成斜刀块的青椒放入,翻炒均匀,再放入扁豆,不断翻炒至将熟,放入盐和味精再翻炒均匀即可出锅盛盘。

【功效】 健胃暖胃。

【保健应用】 佐餐食用。适用于胃纳不佳者。

番茄蛋糕

【组成】 鸡蛋 3 个,肉末 50 克,海米、炸花生米各 20 克,西红柿 2 个,花生油 20 克,葱末、姜末各 10 克,精盐、味精、料酒各少许。

【制法】 鸡蛋磕入碗内,搅打均匀;海米、花生米剁碾成末,放入碗内,加肉末、蛋液、姜末、葱末、精盐、味精、料酒,搅拌均匀;花生油放入炒锅内,倒入混合好的鸡蛋液,用微火焖 15 分钟,取出凉凉,切成图案花样;西红柿切成大薄片,摆在盘子的周围,切好的蛋糕放在盘子中间即成。

【功效】 健胃养血。

【保健应用】 佐餐食用。适用于脾胃虚弱、食纳不佳、贫血乏力者。

泥鳅炖豆腐

【组成】 泥鳅(去内脏)100 克,鲜豆腐 100 克。

【制法】 去内脏的泥鳅洗净,与鲜豆腐及适量水共煮熟。

【功效】 健脾益气,延年益寿。

【保健应用】 佐餐食用,食泥鳅、豆腐,喝汤。每日 1～2 次。适用于中老年人。

栗子烧白菜

【组成】 板栗 50 克,白菜 200 克,酱油、植物油、味精、盐、麻油、糖、水淀粉各适量。

【制法】 (1)将栗子用刀切开一个小口,放入开水中煮熟,剥去外壳及种皮,切成两半;将白菜洗净,切成小方块。锅置火上,注入植物油,油烧至七成熟时,投入白菜块,略炸片刻捞出,控尽油。

(2)另起锅,放入少量油,油热时投入炸好的白菜块、栗子,放入酱油、盐、糖,迅速煸炒,加入少量水,用水淀粉勾芡,汁浓时淋入麻油,放入味精即成。

【功效】 健脾养胃。

【保健应用】 佐餐用。适用于体虚、食欲缺乏之贫血者。

甜椒牛肉丝

【组成】 牛肉、甜椒各 200 克,蒜苗段 15 克,植物油 100 克,酱油、甜面酱、精盐、味精、嫩姜、淀粉、鲜汤各适量。

【制法】 先将牛肉去筋,洗净,切丝,再加盐、淀粉拌匀;甜椒、姜也分别切丝;用碗将酱油、味精、鲜汤、淀粉调成芡汁;炒锅加入植物油,烧至六成热,放入甜椒丝炒熟盛入盘内;再加油少许,烧至七成热,下牛肉丝,放甜面酱炒熟,再加入甜椒丝、姜丝炒出香味,烹上芡汁,最后加入蒜苗段,翻炒均匀至熟即成。

【功效】 补脾健胃,强身健体。

【保健应用】 佐餐食用。适用于体质较差,食纳欠佳者。

莲子猪肚

【组成】 猪肚 1 个,水发莲子 40 枚,食盐、麻油、葱、生姜、蒜各适量。

【制法】 先将猪肚洗净,内装水发莲子(去心),用线缝合,放入锅内,加清水,炖熟透;捞出凉凉,将猪肚切成细丝,同莲子一起放入盘中。再将麻油、食盐、葱、生姜、蒜等调料与猪肚丝、莲子拌匀即成。

【功效】 健脾益胃,补虚益气。

【保健应用】 佐餐食用。适用于脾虚消瘦之人。

烧蹄筋

【组成】 水发牛蹄筋 250 克,鸡汤 150 克,花生油、麻油、酱油、淀粉各 25克,葱 15 克,蒜 10 克,料酒 5 毫升,姜 5 克,味精、白糖、大料各少许。

【制法】 牛蹄筋洗净切成 4.5 厘米长的条段;葱切斜段;姜、蒜切片;花生油放入炒锅内烧热,下大料、葱段、姜片、蒜片略炸至葱变黄时,烹料酒,加鸡汤,汤沸后捞出大料、葱、姜、蒜,放入蹄筋,加酱油、白糖、味精,汤再开时,转小火炖5 分钟,再用旺火,淋水淀粉,然后向炒锅四周淋麻油,翻炒一下,即可盛入盘内。

【功效】 健脾益胃,养精增液,强筋健骨等功效。

【保健应用】 佐餐食用。适用于体弱体虚者。

黄芪炖牛肚

【组成】 牛肚 1 个,黄芪 30 克,葱、姜、蒜、小茴香、黄酒、酱油、料酒、醋、盐、花椒各适量。

【制法】 (1)先将牛肚洗净,放入沸水中略煮片刻,取出,剖去内皮,用凉水洗净,切成 2 厘米宽,5 厘米长的长方块;葱、姜、蒜、黄芪切片备用;将黄芪、小茴香、花椒装入纱布袋备用。

(2)锅置火上加足水,放入牛肚条和药袋,加入葱、姜、蒜、酱油、料酒、醋、盐,用武火烧开后改用文火炖至牛肚熟烂,取出药袋即成。

【功效】 补益脾胃。

【保健应用】 佐餐食用。适用于脾胃虚弱纳差、乏力者。

砂仁炖牛肉

【组成】 牛肉 1.5 千克,砂仁 5 克,桂皮 10 克,陈皮 5 克,葱、姜、胡椒粉、盐、酱油、醋、麻油、卤汁各适量。

【制法】 (1)将陈皮、桂皮洗去浮灰,掰成小块,砂仁打破,然后一同装入纱布袋内备用;牛肉洗净,切成方块,在开水锅中煮 5 分钟,去血沫,取出用冷水洗净。

(2)另起锅,放入牛肉块,加入卤汁,先用武火煮沸,撇去浮沫,加入葱、姜、胡椒粉、盐,投入药袋,改用文火炖牛肉至熟烂,捞出,控干水,凉凉。将熟牛肉块切成 3~5 毫米的薄片,装盘,淋上酱油、醋、麻油即可。

【功效】 温中止痛,补益脾胃,强身健体。

【保健应用】 佐餐食用,每日 1~2 次。适用脾胃虚寒、食欲缺乏者,或时常胃脘疼痛不适者。

六味牛肉脯

【组成】 牛肉 2.5 千克,胡椒、荜拨各 15 克,陈皮、草果、砂仁各 6 克,生姜、葱、盐、料酒各适量。

【制法】 (1)将牛肉剔去筋膜,洗净后入沸水中余至色变,捞出晾冷后,切成大片;将胡椒、荜拨、陈皮、草果、砂仁研成粉,再把姜、葱洗净,绞汁,拌和药粉,加食盐,调成糊状。

(2)把切好的牛肉片用调好的药糊拌匀,装入坛内封口,腌制 2 日取出,用清水漂洗干净,沥干水分,再入烤炉中烤熟成脯即可。

【功效】 温补脾胃,益气补血。

【保健应用】 佐餐食用。适用于脾胃虚寒、腹泻、肢冷者。

粉蒸牛肉

【组成】 牛肉 100 克,米粉 40 克,葱、姜、花椒、大料、味精、盐各适量。

【制法】 牛肉洗净、切片;葱洗净切粒,姜去皮洗净切粒,大料掰小块、洗净;米粉放于碗中,加葱粒、姜粒、花椒、大料、味精、盐,调和均匀,倒入装牛肉片的碗中,翻匀使每片牛肉都粘上米粉,碗上笼旺火蒸半小时左右至牛肉蒸烂为止,出笼即成。

【功效】 健脾补血,升阳去温,强筋壮骨。

【保健应用】 佐餐食用。适于体质虚弱者食用。

养肝护胆

玫瑰枣糕

【组成】 玫瑰花 3 克,红枣 150 克,荸荠 60 克,核桃仁 30 克,鸡蛋 2 个,红薯 90 克,瓜子仁 15 克,生猪板油 50 克,生猪网油 100 克,白糖适量。

【制法】 先将红枣铺在铁丝网架上,用小火把枣皮烘焦,将红枣倒入冷水内泡约 5 分钟,捞出擦掉枣上的黑皮,剥去核,留枣肉待用;核桃仁用沸水泡去皮,下油锅中炸黄捞出;生猪油去筋,与枣肉分别剁成泥;红薯煮熟去皮,压成泥状;核桃仁、瓜子仁、荸荠分别切碎。枣泥、板油和红薯泥装入盆内,再将鸡蛋打散入碗,加核桃仁、瓜子仁、荸荠、白糖、玫瑰花拌匀。猪网油铺于碗底吊在碗口边外,把拌好的枣泥放入网油内,用手压平,将碗中的网油边理平,搭转在碗内的枣泥上,用棉纸密封,上笼蒸 40 分钟出笼,扣入另一盘内,揭去网油,撒上白糖即可。

【功效】 补脾和胃,益气生津,养肝解郁。

【保健应用】 随意食用。适用于脾胃气虚,肝郁胁痛不适者。

绿豆酸枣酿藕

【组成】 绿豆 200 克,酸枣仁 50 克,连节大藕 4 节(约 500 克)。

【制法】 以清水浸泡绿豆、酸枣仁半小时,处理干净备用。再将藕一端切断,并把绿豆、酸枣仁装入藕孔中,待装满后,可将切断端之藕盖于原处,用竹签插住固定,再入大锅中加冷水上火煮,直至藕烂熟即可。

【功效】 养肝安神,清胆通脉,清热解毒。

【保健应用】 每日 2~3 次适量食藕饮汤。可连用 7~10 天。适用于外邪侵袭型肝炎。

茉莉花汆鸡片汤

【组成】 鸡里脊肉 150 克,茉莉花 20 朵,鸡清汤 1.5 千克,鸡蛋 2 个,精盐、味精、料酒、葱、姜、胡椒粉、淀粉各适量。

【制法】 (1)将鸡里脊肉洗净切成小丁;茉莉花择去梗,洗净;葱、姜洗净,分别切段,拍破制汁待用;鸡肉用精盐、料酒、味精、葱姜汁、鸡蛋清调拌均匀。将淀粉在案板上铺开,取鸡丁逐一放入淀粉内,用擀面杖将鸡丁敲成薄片。

(2)汤锅放水,置火上烧沸,离火,将鸡片逐片放入沸水中,汆透捞出,用凉水浸泡。将鸡清汤放汤锅内,置火上烧沸,放入料酒、精盐、味精、胡椒粉调好口味。把鸡片滗净凉水,用烧沸的鸡清汤将鸡片烫熟捞出,放入碗内,茉莉花也放入碗内,再将鸡汤盛入汤碗内即成。

【功效】 疏肝理气,补虚强身。

【保健应用】 饮汤食鸡肉。适用于肝气不舒胁痛者。

萝卜炒猪肝

【组成】 鲜猪肝 150 克,白萝卜 250 克,植物油、麻油、食盐、大葱、味精、淀粉各适量。

【制法】 将猪肝、萝卜洗净切片,锅中加油烧八成热时,下萝卜片炒至八成熟时加盐炒匀,盛出置盘中;锅洗净,置火上,加入油适量,旺火炒爆猪肝 2～3 分钟,再将萝卜与肝片同锅快速翻炒 2～3 分钟,加入调料,最后淋入麻油少许即成。

【功效】 补肝清热,宽中下气。

【保健应用】 分 2 次食完,可经常服食。适用于病毒性肝炎。

茭白瘦肉丝

【组成】 茭白 250 克,猪瘦肉 150 克,豆油、料酒、盐各适量。

【制法】 茭白、猪瘦肉分别洗净切丝,豆油烧熟,分别煸炒茭白、肉丝,二物混合后加料酒、盐同炒片刻即可。

【功效】 清热利湿。

【保健应用】 佐餐食用,可常食。适用于慢性胆囊炎、胆石症患者。

鸡骨草煲红枣

【组成】 鸡骨草 60 克,红枣 10 枚。

【制法】 将鸡骨草、红枣分别洗净,放入砂锅内,加水 750 毫升,煎至 250 毫升。

【功效】 清热,利湿,退黄。

【保健应用】 每日 1 次,连服 1～3 个月。适用于乙型肝炎湿热较重患者。

猪肝豆腐汤

【组成】 猪肝 80 克,豆腐 250 克,精盐、姜、葱、味精、淀粉各适量。

【制法】 猪肝洗净切薄片,锅中加水适量,将豆腐切成厚片放锅内,加盐少许,汤煮开后加入猪肝,再煮 5 分钟,而后撒入调料即成。

【功效】 清肝和胃,补肝益肾。

【保健应用】 食豆腐、猪肝,喝汤,每日 1 次,可间断长期食用。适用于肝肾阴虚型肝炎患者。

蒜瓜砂仁汤

【组成】 阳春砂仁 20 克,独头蒜 1 个,西瓜 1 个。

【制法】 砂仁、独头蒜去皮分别洗净;西瓜去薄皮切块,同放入锅内,加水用武火煎沸后,改文火煮 10 分钟即成。

【功效】 行气利水。

【保健应用】 每日 1 剂,分 2～3 次食用。适用于肝硬化、肝癌引起的腹水患者。

绿豆大蒜汤

【组成】 绿豆 250 克,大蒜 15 克,白糖适量。

【制法】 绿豆淘净,与大蒜同放入砂锅内,加水适量,共煮至绿豆熟烂,入白糖调味。

【功效】 清热利尿。

【保健应用】 分次酌量服用。适用于肝硬化、肝癌引起的腹水患者。

二金玉枣瘦肉汤

【组成】 郁金、鸡内金各 15 克,玉米须 30 克,大枣 5 枚,猪瘦肉适量。

【制法】 郁金、鸡内金、瘦肉、大枣、玉米须分别洗净后,同入砂锅内,加清水适量煎汤。

【功效】 健脾消食利胆。

【保健应用】 去渣取汤,每日 2 次饭后饮用。适用于胆囊炎、胆石症患者。

玉米蚌肉汤

【组成】 玉米须 45 克,绵茵陈(白蒿)30 克,蚌肉 120 克,调料适量。

【制法】 将蚌肉洗净,加清水适量略煮片刻,再加玉米须、绵茵陈,用大火煮沸 1 小时,去渣取汁,调味即可。

　　【功效】　清热利湿。

　　【保健应用】　每日分 3 次饮用。适用于胆囊炎、胆结石症患者。

金针汤

　　【组成】　金针菜、红糖各 30 克。

　　【制法】　将金针菜加入清水适量,煮沸煎汤,滗出汤液,加红糖即可食用。

　　【功效】　清热利湿,补血扶正。

　　【保健应用】　四季皆可食用。适用于病毒性肝炎正气不足者。

鸡骨草瘦肉汤

　　【组成】　鸡骨草 60 克,猪瘦肉 100 克,调料适量。

　　【制法】　鸡骨草洗净,猪瘦肉洗净切丝,同放入锅内煮 1~2 小时后,去渣调味服食。

　　【功效】　清热解毒利湿。

　　【保健应用】　每日 1 次,可连续服用。适用于湿热型病毒性肝炎。

宣肺利喘

白及冰糖燕窝

　　【组成】　白及 15 克,燕窝 10 克,冰糖少许。

　　【制法】　燕窝择去毛渣;白芨洗净,切薄片。同放入碗内,加水适量,隔水蒸至熟,滤去药渣。冰糖放入锅内,加水适量煮熬,用纱布过滤,然后将糖汁倒入燕窝内即成。

　　【功效】　补肺养阴,止嗽止血。

　　【保健应用】　适量食用。适用于肺结核、肺气肿咯血者。

百莲酿藕

　　【组成】　百合、莲米、橘红、薏苡仁、芡实、瓜片各 15 克,鲜藕 500 克,糯米

125 克,蜜樱桃 30 克,白糖 300 克,猪网油 60 克。

【制法】 取鲜藕粗壮部位,削去一头,内外洗净,将淘洗过的糯米,由藕孔装入塞紧,用刀背敲拍孔口,使之封闭不漏,放锅内煮熟后,捞入清水中漂起,然后刮去外面粗皮,切成 6 毫米厚圆片。莲米去皮,捅去心,同薏苡仁、百合、芡实分别洗净,装入碗中,加清水适量,上笼蒸烂待用。瓜片、橘红切成丁,蜜樱桃对剖。将猪网油取一方块,铺于碗内,先放蜜樱桃,再相继放入瓜片、橘红、薏苡仁、百合、芡实和莲米等原料,然后放藕片,撒入白糖,上笼蒸至极烂,翻于圆盆内,揭去猪网油即成。

【功效】 清热润肺,安神养心。

【保健应用】 佐餐食用。适用于肺虚久咳。

生姜夹柿饼

【组成】 生姜 6 克,柿饼 1 个。

【制法】 将柿饼横切 2 瓣,生姜去皮、洗净、切碎夹在柿饼内,用文火焙熟。

【功效】 化痰止咳。

【保健应用】 去姜吃柿饼或姜柿同食。适用于慢性咳嗽。

雪梨炖贝母

【组成】 雪梨 1 个,川贝母粉 3 克。

【制法】 雪梨洗净,挖空中心,加入川贝母粉,隔水炖熟即可。

【功效】 清热化痰,润肺止咳。

【保健应用】 食梨,每日 1 次,连食 3～5 天。适用于肺阴虚有热、咳嗽、痰黏稠者。

菠萝雪蛤

【组成】 蛤蟆油 15 克,菠萝罐头 1 个,白糖 250 克。

【制法】 蛤蟆油用水泡发,择去杂物,放入暖水瓶中,用 40℃热水泡 4 小时,取出备用。锅内加清水 500 毫升,放入白糖、蛤蟆油,烧沸后改小火煮 10 分钟,将菠萝切小块下入锅内,烧沸即可。

【功效】 清热滋阴润肺。

【保健应用】 每日1次食完,每周2次。适用于肺胃有热,口渴咽干,夜间盗汗者。

凉拌三鲜

【组成】 竹笋30克,荸荠40克,海蜇50克,调味品适量。

【制法】 竹笋切成片,以沸水焯后沥干;将荸荠洗净切片;把泡好的海蜇洗净切丝,用热水焯一下即可。将上原料加调味品凉拌。

【功效】 清热化痰,止咳平喘。

【保健应用】 佐餐食用。适用于邪热犯肺咳嗽黄痰者。

莲子百合煨猪肉

【组成】 莲子、百合各50克,猪瘦肉250克,盐、葱、姜、料酒、味精各适量。

【制法】 莲子、百合洗净,与猪瘦肉同放锅内,加姜、葱、盐、料酒、清水适量,共炖1小时,食时加味精。

【功效】 养阴清热,润肺清心。

【保健应用】 佐餐食用。适用于脾肺虚弱的中老年人。

清汤苦瓜

【组成】 苦瓜500克,瘦火腿50克,清汤1.25升,胡椒粉、味精、盐各适量。

【制法】 先将苦瓜洗净、剖开、去子、切片;火腿切丝;取250毫升清汤加少许盐、味精待用。烧开水,下苦瓜余熟,放入有盐的凉清汤内漂半小时捞出。烧开余下的清汤,加入盐、味精、胡椒粉,将捞出的苦瓜放入汤碗,加入烧开的清汤和火腿丝即可。

【功效】 清热祛暑、爽口利咽。

【保健应用】 佐餐食用。适用于夏季养生保健。

雪梨黑豆方

【组成】 大雪梨1个,黑豆50克。

【制法】 将梨削去外皮,在靠梨柄处切开留作梨盖,用小勺挖去梨核。将黑豆洗净,装入梨孔内,把梨柄盖上,用竹签插牢,放在瓷盅内隔水炖,40分钟后将梨取出装入盘内即成。

【功效】 清热化痰平喘。

【保健应用】 佐餐食用。适用于支气管炎、肺炎热痰蕴肺者。

胡桃银耳炖海参

【组成】 胡桃肉 18 克,银耳 10 克,猪瘦肉、海参各 60 克。

【制法】 将胡桃肉用开水泡烫,去内衣;银耳泡开,洗净,摘小朵;猪瘦肉洗净,切丝;海参浸软,洗净,切丝。把全部用料一齐放入炖盅内,加开水适量,炖盅加盖,文火隔水炖 1 小时,调味即可。

【功效】 补肾益精,润肺养胃。

【保健应用】 随量食用。适用于中老年人肺肾虚弱者。

核桃烧鱿鱼

【组成】 核桃仁 15 克,水发鱿鱼 200 克,净猪肉 50 克,油菜、火腿、水发玉兰片各 5 克,鸡蛋 1 个,绍酒、花椒水、酱油、油、白糖、葱、姜丝、盐、味精、鸡汤、水淀粉各适量。

【制法】 (1)核桃仁放油内炸熟;水发鱿鱼划丁字花刀,切成条入沸水中烫至卷筒状;猪肉切薄片,用蛋清、水淀粉拌匀,入油锅滑熟;油菜洗净;玉兰片、火腿切片。

(2)锅内放油烧热,用葱、姜炝锅,加鸡汤,放入油菜、玉兰片、火腿、酱油、绍酒、花椒水、盐、白糖、味精、肉片、鱿鱼卷,烧煮开后用水淀粉勾芡,加入核桃仁装盘即可。

【功效】 补肾润肺,纳气平喘。

【保健应用】 佐餐食用。适用肺肾气虚引起的喘咳。

灵芝煎水鱼

【组成】 灵芝 3 克,水鱼 100 克,火腿 30 克,绍酒 10 毫升,姜、葱各 10 克,素油 50 克,盐适量。

【制法】 灵芝、姜切片;水鱼、火腿切块;葱切花。锅内放油烧热,加入水鱼、灵芝、姜、葱、盐,添水适量,煎煮30分钟即成。

【功效】 滋阴补肺止咳。

【保健应用】 佐餐食用。适用于肺虚喘咳者。

二冬嫩蛋

【组成】 鲜鸡蛋5个,二冬(天冬、麦冬)膏、熟猪油各150克,精盐3克,水淀粉2克,味精1克,鲜汤400克。

【制法】 将鸡蛋磕入大碗内,用筷子顺着一个方向搅散,加入精盐、二冬膏、水淀粉、味精、鲜汤搅匀,待用。把炒锅刷洗净,置于中火上,下熟猪油烧热,将鸡蛋浆倒入锅内,用炒瓢推动至炒熟,起锅盛于盘中,即可食用。

【功效】 润肺止咳,补肾安神。

【保健应用】 佐餐食用。适用于肺阴虚口干咽燥、干咳少痰者。

银耳煮鸭蛋

【组成】 银耳10克,鸭蛋1个,冰糖适量。

【制法】 先用水煮银耳,加入冰糖,打入鸭蛋,煮熟食用。

【功效】 润肺止咳。

【保健应用】 每日1次食完,每周2次。适用于肺阴虚口咽干燥、干咳少痰者。

灵芝鸭

【组成】 灵芝、肉桂、草果各5克,鸭子1只,生姜、葱、食盐、卤汁、冰糖、味精、麻油各适量。

【制法】 鸭子宰杀后,去毛,除去内脏,用清水洗净;灵芝、肉桂、草果用水煎熬两次,每次水沸后20分钟滤出药汁,两次共收滤液约3升;生姜、葱洗净,将药液放入锅中,加生姜、葱,再把鸭子放入锅中,全部淹入汁内,在文火上煮至熟,捞起。鸭子放入卤汁内卤熟,捞出。取适量的卤汁放入锅内,加食盐、冰糖、味精拌匀,调好色味,放入鸭子,在文火上烧煮,直到卤汁均匀地粘在鸭子上,色红亮时捞出,再均匀地涂上麻油即成。

【功效】 滋阴补肺、益肾止咳。

【保健应用】 佐餐食用。适用于肺肾虚弱之咳嗽喘息者;一般中老年人可常服用。

沙参玉竹煲老鸭

【组成】 沙参、玉竹各 30 克,老鸭 1 只(约 2 千克),葱、姜、味精、盐各少许。

【制法】 将鸭宰杀后,除去毛和内脏,洗净,入砂锅(或搪瓷锅)内,再放沙参、玉竹、葱、姜、清水(适量),用武火烧沸后,转用文火焖煮 1 小时以上,使鸭肉熟烂,最后放盐、味精,搅匀即成。

【功效】 养阴补肺。

【保健应用】 空腹吃鸭喝汤。适用肺阴虚干咳少痰者。

双参焖老鸭

【组成】 西洋参、沙参各 50 克,老鸭 1 只,葱、姜、味精、精盐各适量。

【制法】 将老鸭宰杀后,除去毛及内脏,洗净,放砂锅(或瓷锅)内,将沙参、西洋参放入,加水适量。先用武火煮沸,再用文火焖 1 小时以上,使鸭肉熟烂,放入调料。

【功效】 补肺益肤,滋阴养胃。

【保健应用】 佐餐食用。适用于阴血不足引起的口干咽燥、皮肤粗糙或肺燥干咳者。

桂花炖鸭

【组成】 净鸭 1 只(约 1 千克),桂花糖 50 克,料酒、精盐各适量。

【制法】 净鸭内外用盐擦匀;将料酒、桂花糖放入大碗内调匀,把碗置于砂锅内,碗外注清水过半,上搁一井字形竹架,将鸭的破腹处覆于竹架上,防止弄翻碗中佐料;砂锅置旺火上煮 1 小时,改用小火炖 30 分钟,蒸至香味扑鼻为止;开锅,取出大碗,放鸭于锅中(锅中存水很少),将碗中余汁浇于鸭面上即可上桌食用。

【功效】 滋阴清肺,和胃止痛。

【保健应用】 佐餐食用。适用于肺阴虚有热咳痰黏稠者及一般中老年人。

冰糖炖麻雀

【组成】 麻雀 2 只,冰糖 20 克。

【制法】 麻雀去毛及内脏。将麻雀、冰糖放入碗中,加水适量,隔水炖熟即可。

【功效】 益气润肺止咳。

【保健应用】 食麻雀肉。适用于慢性支气管炎患者及一般中老年人。

竹笋烧鸭

【组成】 竹笋 500 克,青头鸭 1 只,盐、味精、黄酒、姜、葱和花椒各适量。

【制法】 宰杀鸭子,去毛及内脏、洗净、切块,入烧热的素油锅内,用武火将鸭块炒至肉色发白。竹笋去皮和根,洗净、剖开、切成块状。将竹笋和鸭肉入锅,加适量清水及调料,以文火煮熟,加入盐和味精调味。

【功效】 清热化痰,补气健脾。

【保健应用】 佐餐,分次食用。适用于肺脾气虚有热,咳痰黏稠者。

牡丹花银耳汤

【组成】 白牡丹花 2 朵,银耳 30 克,清汤、精盐、味精、料酒、白胡椒粉各适量。

【制法】 白牡丹花瓣洗净;银耳用开水浸泡膨胀后,择洗干净、控干。将清汤倒入净锅内,加入精盐、料酒、味精、白胡椒粉,烧沸撇去浮沫。把银耳放入大碗内,倒进调好的清汤,上笼蒸至银耳发软入味时,取出撒上白牡丹花瓣即可食用。

【功效】 清肺热,益脾胃,滋阴生津。

【保健应用】 饮汤食银耳。适用于肺热咳嗽者,一般人亦可常服。

虫草麻雀姜汤

【组成】 冬虫夏草 10 克,麻雀 5 只,生姜 60 克,调料适量。

【制法】 麻雀去毛、内脏,洗净切块;生姜切片。雀肉、生姜同入锅,加适量水,放入冬虫夏草,文火炖 2 小时,佐入调料即可。

【功效】 补肾温肺平喘。

【保健应用】 吃肉喝汤。每周 3～4 次,连用 10～20 次。适用于肺肾气虚咳喘者及一般中老年人。

胡萝卜大枣汤

【组成】 胡萝卜 150 克,大枣 15 枚。

【制法】 先将胡萝卜、大枣洗净,再将胡萝卜切片,加水 1 升,同放入锅中煎汤至 500 毫升即可。

【功效】 宣肺平喘止咳。

【保健应用】 每日分 3 次服,连服 3～5 日。适用于气管炎属肺气虚者。

鹧鸪滋阴汤

【组成】 鹧鸪 1 只,生姜 5 克,淮山药 15 克,食用油、盐各适量。

【制法】 鹧鸪宰后洗净,去内脏;姜洗净、去皮、拍破;淮山药洗净。同放入瓦煲内,煲内加适量水,炖至肉烂,加油、盐调味即可。

【功效】 补虚强身,益心健肺。

【保健应用】 饮汤食肉。适用于心肺气虚、体弱、气短乏力、心悸、咳嗽者。

桔梗冬瓜汤

【组成】 冬瓜 150 克,杏仁 10 克,桔梗 9 克,甘草 6 克,食油、食盐、大蒜、葱、酱油、味精各适量。

【制法】 将冬瓜洗净、切块,放入锅中,加入食油、食盐煸炒后,加适量清水,下杏仁、桔梗、甘草一并煎煮,至熟后,以食盐、大蒜等调料调味即成。

【功效】 疏风清热,宣肺止咳。

【保健应用】 食冬瓜饮汤。每日 1 剂,佐餐服食。适用于风邪犯肺型急性支气管炎患者。

生姜杏仁猪肺汤

【组成】 猪肺 250 克,北杏仁 10 克,生姜 15 克,调料适量。

【制法】 将北杏仁、生姜洗净;猪肺用清水反复洗净,切块,挤干水。把全部用料一齐放入锅内,加清水适量,武火煮沸后,文火煮 1 小时,调味即可。

【功效】 宣肺散寒,化痰止咳。

【保健应用】 随量饮用。适用于肺有寒邪引起的咳痰稀薄或气喘者。

四仁鸡蛋汤

【组成】 白果仁 30 克,甜杏仁 35 克,胡桃仁、花生仁各 50 克,鸡蛋 1 个。

【制法】 将白果仁、甜杏仁、胡桃仁、花生仁共同捣烂研成末备用。每次取粉末 20 克,鸡蛋去壳打散,加水适量同煮。

【功效】 补益脾肾,宣肺止咳。

【保健应用】 每日清晨服 1 次,连续服 3～5 个月。适用于脾肾气虚,肺气不宣型慢性支气管炎患者。

银贝雪梨汤

【组成】 金银花 15 克,川贝母 6 克,雪梨 100 克,白糖适量。

【制法】 雪梨洗净,去皮、核,切成片;川贝母打碎,与金银花、白糖一同放碗内,置锅中隔水炖熟即可。

【功效】 化痰止咳,清热生津。

【保健应用】 每日 1 剂,分 2 次食完,连服 3～5 日。食雪梨、饮汤,温热服食。适用于痰热壅肺型慢性支气管炎患者。

黄芪猴头鸡肉汤

【组成】 猴头菌 150 克,黄芪 30 克,嫩鸡肉 250 克,小白菜心 100 克,葱白、食盐、胡椒粉、绍酒、猪油、清汤各适量。

【制法】 猴头菌用温水发涨,洗净,切成薄片,发猴头菌的水滤后待用;鸡肉剁成块;黄芪用温毛巾揩净后切成薄片。锅烧热下猪油,投入黄芪,与葱、鸡块共煸炒后,放入食盐、绍酒、清汤、猴头菌再煮半小时,撒入胡椒粉。捞出鸡块、猴头菌,汤中下入小白菜心,略煮片刻入碗内即成。

【功效】 补气益肺,健脾生血。

【保健应用】 佐餐食用。适用于肺脾气虚短气乏力,咳嗽无力者;一般中老年人。

秋梨川贝膏

【组成】 雪梨 1 千克,款冬花、百合、麦冬、川贝各 30 克,冰糖 50 克,蜂蜜 200 克。

【制法】 将诸药切碎,加水煎取浓汁,去渣,将梨、冰糖、蜂蜜兑入,文火煎成膏。

【功效】 润肺养阴,止咳化痰。

【保健应用】 每次 15 克,每日 2 次,温开水冲服。适用于肺阴虚有痰引起的口咽干燥、咳嗽痰黏者。

山茶冰糖饮

【组成】 黄色山茶花 3 克,冰糖 5 克。

【制法】 先将未开的黄色山茶花的花蕾去萼分瓣,放入杯中,用沸水冲泡 10 分钟后,去渣留汁加入冰糖即可饮服。

【功效】 保健滋阴,生津润肺。

【保健应用】 随意随量代茶饮用。适用于肺阴虚干咳少痰者和一般中老年人。

三鲜饮

【组成】 白萝卜、鲜藕各 250 克,鸭梨 300 克,蜂蜜 200 克。

【制法】 将白萝卜、藕、鸭梨均洗净,去皮,切碎榨汁,加蜂蜜,拌匀。

【功效】 清热润肺,止咳化痰,健脾和胃。

【保健应用】 饮服,每天 3 次,可常服。适用于肺阴虚有热咳嗽痰黏者。

五汁饮

【组成】 梨汁 30 克,荸荠汁、藕汁各 10 克,麦冬汁 10 克,鲜芦根汁 25 克。

【制法】 将 5 种汁放入锅内,加水适量,置大火上烧沸,改小火煮 30 分钟即可。

【功效】 生津止渴,润肺止咳,清热解暑。

【保健应用】 代茶频饮。适用于肺胃有热烦渴,或肺燥干咳者。

碧桃饮

【组成】 碧桃干 50 克,大枣 30 克。

【制法】 碧桃干炒至表皮焦黄,加水适量,与大枣同煎 15 分钟左右即可服用。

【功效】 补益肺气,健脾敛汗。

【保健应用】 代茶频饮。适用于肺脾气虚的中老年人。

人参胡桃饮

【组成】 人参 3 克,胡桃肉 3 个。

【制法】 人参、胡桃肉同时入锅,加水文火煎煮 1 小时即可。

【功效】 补益肺肾,生津润肺。

【保健应用】 饮汤并将人参、胡桃肉嚼食。肺肾气虚导致的咳喘者。

橄榄萝卜饮

【组成】 橄榄 30 克,白萝卜 150 克。

【制法】 将萝卜洗净,切成小块,与橄榄同煎汤。

【功效】 清肺利咽,润燥化痰。

【保健应用】 代茶饮,可常服。适用于肺有热痰、咳嗽痰黏者。

蜜糖银花饮

【组成】 银花 30 克,蜂蜜 50 克。

【制法】 先将银花煎汁,去渣,放凉,入蜜溶化即可。

【功效】 清热解毒,润燥利咽。

【保健应用】 每日 1 剂,代茶频服。适用于咽炎患者。

萝卜汁煮麦芽糖

【组成】 白萝卜 1 千克,麦芽糖 50 克。

【制法】 萝卜洗净,切碎,绞汁,加入麦芽糖,隔水炖熟。

【功效】 清热解毒,润燥利咽。

【保健应用】 热饮,每日1次。适用于咽炎患者。

万寿菊糖水

【组成】 万寿菊(金菊)15克,清水500毫升,白糖适量。

【制法】 万寿菊洗净,加清水煎煮,待水煎至250毫升时,去渣,加白糖调味。

【功效】 清热化痰止咳。

【保健应用】 饮汁,每日分2次服。适用于支气管炎患者。

建兰花茶

【组成】 建兰花5克。

【制法】 先将建兰花洗干净,放入茶杯中,用沸水浸泡,加盖焖5分钟,即可饮用。

【功效】 行气宽胸,清肺除热,化痰止咳。

【保健应用】 代茶频饮。适用于肺热咳嗽有痰者。

五味枸杞茶

【组成】 五味子、枸杞子各5克。

【制法】 原料放入杯中,沸水冲泡,加盖,10分钟后即可饮用。

【功效】 滋肾敛肺止汗。

【保健应用】 代茶饮。适用于肺肾阴虚咳嗽少痰,夜间盗汗者。

荷叶粥

【组成】 鲜荷叶1张,粳米60克,冰糖少许。

【制法】 鲜荷叶洗净煎汤,去渣取汁同粳米、冰糖煮粥。

【功效】 清热润肺,凉血止血。

【保健应用】 常服食。适用于淤热阻肺之咳嗽痰中带血者。

枇杷叶粥

【组成】 枇杷叶20克(鲜品50克),粳米60克,冰糖少许。

【制法】 枇杷叶布包加水煎煮,取浓汁,去渣加入粳米煮稀粥,待粥成时入冰糖,稍煮待溶化即成。

【功效】 清热润肺,降气止血。

【保健应用】 每日2次分服。适用于燥热伤肺之咳嗽痰中带血者。

罗汉果粥

【组成】 罗汉果1个,猪瘦肉末50克,粳米100克,盐、味精、麻油各适量。

【制法】 罗汉果切片,与粳米、猪瘦肉末一起熬至黏稠时,加调料调味。

【功效】 清肺化痰止咳。

【保健应用】 食粥,每日1次。适用于支气管炎患者。

海参粥

【组成】 水发海参、粳米各100克,盐、味精各适量。

【制法】 将海参洗净切成小块,同粳米共入锅中,加水适量煮粥,将熟时调入精盐,味精即可。

【功效】 滋阴补肾,健脾和中。

【保健应用】 食粥,每日1次。适用于肺肾阴虚的中老年人。

猪肺粥

【组成】 猪肺150克,生薏苡仁50克,粳米100克。

【制法】 猪肺入水中焯一下,去泡沫,捞出切成豆粒大小,再与薏苡仁、粳米一起煮粥,至米熟烂即成。

【功效】 补肺化痰,清热利湿。

【保健应用】 食粥,每日1～2次。适用肺脾气虚兼有湿热、咳痰黏稠者。

牛乳粥

【组成】 鲜牛奶250克,粳米60克,白糖适量。

【制法】 粳米煮粥,粥熟加入白糖、牛奶,烧沸即可。

【功效】 补虚润脏。

【保健应用】 每日1次服食,常用。适用于病后体弱者;一般中老年人。

补血养心

桂圆红枣粥

【组成】 桂圆肉、红枣各 15 克,粳米 100 克,白糖适量。

【制法】 将红枣泡发后洗净,与桂圆肉及淘洗干净的粳米一同入锅,加水适量,用大火烧沸后改用小火熬煮 30 分钟,以粳米熟烂成稀粥为度。

【功效】 健脾养心,补血安神。

【保健应用】 早晚分服。可用于心脾两虚,心悸,失眠健忘,食少便溏,气虚血少,唇干色淡,神疲乏力,下肢水肿等症的辅助食疗。

益母草汁粥

【组成】 鲜益母草汁、蜂蜜各 10 克,鲜生地黄汁、鲜藕汁各 40 克,姜汁 2 克,粳米 100 克。

【制法】 将淘洗干净的粳米入锅,加水 1 升,用大火烧沸,待米熟时加入鲜益母草汁、鲜生地黄汁、鲜藕汁、姜汁和蜂蜜,转用小火熬煮成稀粥。

【功效】 滋阴,养血,调经,消淤,解渴,除烦。

【保健应用】 每天早晚食用。可用于妇女月经不调,功能性子宫出血,产后血晕,恶露不净,血淤腹痛,吐血,鼻出血,咯血,便血等症的辅助食疗。

鱼胶糯米粥

【组成】 鱼胶 30 克,糯米 50 克,麻油、精盐、味精各适量。

【制法】 将鱼胶与淘洗干净的糯米同时入锅,加水 500 毫升,用大火烧沸后转用小火熬煮成稀粥,加入适量的麻油、精盐、味精等调味即成。

【功效】 补中益气,养血,补肾益精。

【保健应用】 每天温热食用。可用于妇女脾肾虚弱,腰酸,白带过多等症的辅助食疗。

黄芪熟地鸡粥

【组成】 黄芪、熟地黄各 30 克,母鸡肉 250 克,粳米 200 克,麻油、精盐各适量。

【制法】 将黄芪、熟地黄入锅中,加水适量,煎取汁,与母鸡肉及淘洗干净的粳米同入锅,加水适量,用大火烧沸后转用小火熬煮成稀粥,加麻油、精盐调味即成。

【功效】 补中益气,补血益精,补肾滋阴。

【保健应用】 每天分数次食用。可用于遗尿,夜多小便,下腹冷痛等症的辅助食疗。

鸽肉粥

【组成】 鸽肉 150 克,猪肉末 50 克,葱花、姜末各 10 克,黄酒 10 毫升,精盐、味精各 7 克,麻油 10 克,胡椒粉 2 克,粳米 100 克。

【制法】 将鸽子宰杀,去毛和内脏,洗净后放入碗中,加入猪肉末、葱花、姜末、黄酒、精盐,上笼蒸至能拆骨为度,去骨后备用。另将粳米淘洗干净,下锅加水适量,置火上烧沸,加入鸽肉同时煮粥,粥成后调入麻油、味精、胡椒粉即成。

【功效】 补益气血,祛风解毒。

【保健应用】 早晚分服。可用于妇女血虚经闭,糖尿病,恶疮疥癣等症辅助食疗。

红花归参粥

【组成】 红花、当归各 10 克,丹参 15 克,糯米 100 克。

【制法】 将红花、当归、丹参洗净,放入锅中,加水煎汤,去渣取汁,与淘洗干净的糯米同入锅,加水适量,用大火烧沸后改用小火煮成粥。

【功效】 养血,活血,调经。

【保健应用】 每天空腹食用。可用于月经不调而有血虚、血淤等症的辅助食疗。

红枣山药粥

【组成】 鲜山药 100 克,红枣 10 枚,粳米 250 克。

【制法】 将山药、红枣、粳米分别洗净,一同入锅,加水适量,用大火烧沸后转用小火熬煮成稀粥即可。

【功效】 补中益气,补脾益肾,养血安神。

【保健应用】 每天分数次,温热食用。可用于血栓闭塞性脉管炎等症的辅助食疗。

桂圆糯米粥

【组成】 桂圆肉 15 克,糯米 100 克。

【制法】 将淘洗干净的糯米入锅,加水 1 升,用大火烧沸后转用小火熬煮,待粥半熟时加入桂圆肉,搅匀后继续煮至粥成。

【功效】 补益心脾,安神。

【保健应用】 每天晨起和睡前温热食用。可用于提高记忆力及治疗贫血等症的辅助食疗。

小麦红枣粥

【组成】 小麦 50 克,红枣 5 枚,白糖 20 克,粳米 100 克。

【制法】 将小麦淘洗干净,加热水浸胀,倾入锅中,上火煮熟后取汁,与淘洗干净的粳米、洗净去核的红枣一同入锅,用大火烧沸后转用小火熬煮成稀粥,起锅时加入白糖。

【功效】 养心神,止虚汗,补脾胃,除烦渴。

【保健应用】 温热食用,宜连续食用 3~5 天。适宜用于心气不足之心悸、怔忡不安、失眠,自汗,盗汗,脾虚泄泻等症的辅助食疗。

藕粉粥

【组成】 藕粉、粳米各 25 克,白糖适量。

【制法】 将粳米淘洗干净,放入锅中,加清水适量,用大火烧沸后转用小火熬煮至稀粥,待粥将成时放入藕粉调匀,加白糖调味。

【功效】 补心益脾,止血安神。

【保健应用】 每天早、晚餐温热服用。可用于心脾不足而引起的失眠多梦、心悸不宁、饮食减少、肢体倦怠等症的辅助食疗。

桑葚糯米粥

【组成】 桑葚 100 克,糯米 150 克。

【制法】 将桑葚洗净后捣取汁液,与淘洗干净的糯米一同入锅,加水适量,用大火烧沸后转用小火熬煮成粥。

【功效】 滋补肝肾,养血。

【保健应用】 每天空腹食用。可用于烦热羸瘦等症的辅助食疗。

花生红枣黑米粥

【组成】 红枣 15 克,黑米 50 克,红衣花生米 15 克,白糖适量。

【制法】 将红枣、黑米、红衣花生米分别洗净,入锅,加水适量,用大火烧沸后转用小火熬煮成稀粥,调入白糖即成。

【功效】 滋阴养肾,养血生血。

【保健应用】 早晚分服。可用于各种原因所致贫血的辅助食疗。

鸡汁粥

【组成】 母鸡 1 只,粳米 100 克。

【制法】 将母鸡剖洗干净,入锅,加水适量,置火上,煎至鸡汁浓。将原汁鸡汤与淘洗干净的粳米一同入锅,用大火烧沸后转用小火熬煮成稀粥。

【功效】 滋养五脏,补益气血。

【保健应用】 每天早晚温热食用。可用于贫血,年老体弱,产后羸瘦,虚弱劳损等所有气血不足等症的辅助食疗。感冒或发热者不宜服用。

莲子桂圆粥

【组成】 糯米 50 克,莲子 15 克,桂圆 30 克。

【制法】 将莲子洗净后去莲心,与桂圆及淘洗干净的糯米一同入锅,加水400 毫升,用大火烧沸后转用小火熬煮成稀粥。

【功效】 补心脾,益气血。

【保健应用】 每天温热食用。适用于失血性贫血等症的辅助食疗。

桃酥补血糕

【组成】 核桃仁 100 克,鸡肉 300 克,猪肥肉、淀粉各 120 克,桑葚 40 克,枸杞子 30 克,精盐 2 克,麻油 25 克,鸡蛋清 1 个,黄酒、味精各适量。

【制法】 将核桃仁用温水泡发后去皮,烘干炸酥,剁成绿豆大的粒盛于碗内;枸杞子、桑葚烘干制成粉末;鸡肉去外皮,用刀背捶鸡茸;猪肥肉剁细后盛于碗中;鸡茸放入盆内,加入鸡蛋清,用手在盆内搅 15 分钟,加入黄酒和清水 40 毫升,边搅边和,分 4~5 次加完,再下枸杞子桑葚粉末、淀粉、肥肉茸、核桃仁粒、味精搅 15 分钟左右,加精盐、麻油再搅同样的时间,放入盘中擀平成形,上笼蒸 10 分钟,取出,切成条状即成。

【功效】 温脾胃,强肝肾,补血养阴。

【保健应用】 当点心食用。可用于肝肾阴不足、心肝血虚引起的体弱、腰膝疲软、消渴、头晕目眩等症的辅助食疗。

藕米糕

【组成】 藕粉、糯米粉、白糖各 250 克。

【制法】 将藕粉、糯米粉、白糖放入盆中,加入适量清水,揉成面团,放入蒸笼内蒸 10 分钟,以面团蒸熟为度。

【功效】 健脾养胃,补虚止血。

【保健应用】 当点心食用。可用于脾胃虚弱,饮食减少,大便溏薄,疲倦乏力,便血,吐血等症的辅助食疗。

黄花菜肉饼

【组成】 面粉 1 千克,猪肉 400 克,黄花菜 80 克,精盐、味精、酱油、葱花、姜末、素油各适量。

【制法】 将猪肉洗净,剁成肉末;黄花菜用水泡发后洗净。切碎,与肉末混匀,并加入少量葱花、姜末、精盐、酱油、味精,调成肉馅。面粉加水揉成面团,摘成一个个剂子,在每个剂子中包入肉馅,做成肉饼,入热油锅煎或烙熟即成。

【功效】 养血益气,补虚通乳。

【保健应用】 当点心食用。可用于妇女产后气血不足引起的乳汁缺乏、停乳等症的辅助食疗。

羊杂面

【组成】 白面粉 500 克,羊舌、羊肾、蘑菇各 100 克,精盐、味精、胡椒粉、姜各适量。

【制法】 将羊舌、羊肾洗净,切成片;蘑菇洗净,对切开;白面粉加水揉成面团,擀薄后切成面条。将羊舌、羊肾片放入锅内,加水适量,放入姜,置大火上烧沸后改用小火炖煮至熟烂,然后下面条,用精盐、味精、胡椒粉调味即成。

【功效】 补心益肾。

【保健应用】 当正餐或点心食用。可用于虚劳羸瘦,心肾不足,腰膝酸痛,心悸不宁等症的辅助食疗。

小麦红枣桂圆汤

【组成】 小麦50克,红枣30克,桂圆肉15克。

【制法】 将小麦去壳,红枣水泡后去核,与桂圆肉一同入锅,加水适量,用大火煮沸后转用小火煎煮60分钟左右即成。

【功效】 益气养血,补虚止汗。

【保健应用】 喝汤吃红枣和桂圆肉。可用于气虚所引起的自汗等症的辅助食疗。

什锦麻蓉汤圆

【组成】 花生仁100克,赤豆、白糖各200克,桂圆肉5克,麻蓉汤圆250克。

【制法】 将赤豆洗净,用清水浸软备用。锅中加水2.5升,放入赤豆、花生仁、桂圆肉,煮至赤豆熟烂,加入白糖。另锅加水250毫升,放入麻蓉汤圆煮熟,再将麻蓉汤圆加入煮赤豆、花生仁、桂圆肉的锅中,共煮至沸即成。

【功效】 补心养血,益气安神,开胃健脾。

【保健应用】 当正餐或点心食用。可用于面色无华,口唇淡白,食欲缺乏,失眠,头目眩晕,耳鸣,妇女月经不调等症的辅助食疗。

菠菜猪血汤

【组成】 菠菜500克,熟猪血250克,精盐适量。

【制法】 将菠菜洗净后切成段,用开水略烫。熟猪血切成小方块,放入锅中,加水煮沸,然后加入菠菜段,熟后加入精盐调味即成。

【功效】 润肠,通便,补血,止血。

【保健应用】 每天或隔日食用 1 次。可用于痔疮,习惯性便秘,老年性肠燥便秘,鼻出血等症的辅助食疗。

羊肝菠菜鸡蛋汤

【组成】 羊肝 100 克,菠菜 250 克,鸡蛋 1 个,精盐、味精各适量。

【制法】 将羊肝洗净,切片,入砂锅,加水适量,煮熟后将羊肝捣碎,放入洗净的菠菜,再打入鸡蛋,视蛋熟加入精盐、味精即成。

【功效】 补肝明目,补血养血。

【保健应用】 佐餐食用。可用于缺铁性贫血,营养性不良性贫血的辅助食疗。

羊骨红枣汤

【组成】 羊胫骨 500 克,红枣 100 克。

【制法】 将羊胫骨洗净,放入砂锅中,加水适量,用大火煮沸后转用小火煎煮 1 小时,投入洗净的红枣,继续用小火炖煮 2 小时左右。

【功效】 补肾健脾,补血养血。

【保健应用】 喝汤吃枣,分 2～3 次食用,宜连用 15 天。可用于再生障碍性贫血,血小板减少性紫癜,精血不足,眩晕,面色无华,四肢无力等症的辅助食疗。

鸭血豆腐汤

【组成】 鸭血 500 克,豆腐 500 克,青蒜花、精盐、麻油、胡椒粉、味精、水淀粉、黄酒、食醋各适量。

【制法】 在锅内放清水适量,煮沸后放入切成丁的鸭血和豆腐,加入精盐、黄酒,待水沸后加入少量水淀粉,再沸后投入适量的食醋、胡椒粉、味精,撒上青蒜花,淋入麻油,离火起锅即成。

【功效】 开胃消食,补血强身。

【保健应用】 饭前食用。可用于消化不良,食欲不佳等症的辅助食疗。

带鱼番木瓜汤

【组成】 鲜带鱼 250 克,番木瓜 300 克,精盐适量。

【制法】 将番木瓜刨去皮,去掉内核,切厚片;带鱼洗净,与番木瓜片同入砂锅内,加水适量,用大火煮沸后转用小火炖至原料熟烂,加精盐调味即成。

【功效】 补气血,增乳汁。

【保健应用】 佐餐食用。可用于产后乳汁不足,纳少等症的辅助食疗。

二莲蛋黄汤

【组成】 莲子肉、百合各 30 克,莲须 12 克,红枣 4 枚,鸡蛋 2 个。

【制法】 将莲子肉、莲须、百合、红枣洗净,红枣去核,莲子去心,入锅,加水适量,大火煮沸后改用小火煮约 1 小时,然后把鸡蛋磕破,取蛋黄放入汤中,视蛋黄刚熟即成。

【功效】 养心除烦,安神固胎。

【保健应用】 吃蛋喝汤,可加少量白糖调服。可用于妊娠后阴血不足引起的虚烦不眠、心中烦闷、心悸心慌、多梦易醒、舌红苔少、脉细数的辅助食疗。凡脾胃虚寒者不宜服用。

乳腐蛋汤

【组成】 鸡蛋 5 个,鸡汤、红乳腐汁各 750 克,味精 2 克,精盐 3 克,葱花 10 克,鸡油 25 克,胡椒粉 0.5 克。

【制法】 将鸡蛋磕入碗中调匀,加鸡汤、精盐搅匀,上笼蒸熟。将鸡汤、红乳腐汁和味精放入汤锅内,置火上烧沸,加入精盐,起锅盛入大汤碗内。再用手勺将蒸熟的蛋羹舀入汤内,撒上葱花和胡椒粉,淋入鸡油即成。

【功效】 养心安神,滋阴润燥。

【保健应用】 佐餐食用。可用于心烦不眠,燥咳声哑,乳汁减少,眩晕,夜盲症,病后体虚,营养不良,胎动不安,腹泻,消化不良等症的辅助食疗。

甘麦红枣汤

【组成】 甘草 10 克,小麦 30 克,红枣 5 枚。

【制法】 将甘草、小麦、红枣分别洗净,加水 800 毫升煎至 400 毫升,去渣取汤即成。

【功效】 和中缓急,养心安神,益气除烦,补脾和胃。

【保健应用】 代茶饮用。可用于神经衰弱,烦躁不安,失眠,盗汗等症的辅助食疗。

枸杞银耳汤

【组成】 枸杞子 10 克,水发银耳 100 克,冰糖 50 克,桂花适量。

【制法】 将水发银耳洗净去蒂,撕成小片,与洗净的枸杞子一同放入砂锅中,加水适量,煎煮 20 分钟,加入冰糖熬化,撇去浮沫,撒入桂花即成。

【功效】 滋阴润肺,生津益血。

【保健应用】 当点心食用。可用于虚劳早衰,白细胞减少症的辅助食疗。

海参汤

【组成】 水发海参 750 克,猪油 25 克,胡椒粉 2 克,鸡汤 500 克,黄酒 15 毫升,酱油 2.5 毫升,精盐、味精各 2.5 克,麻油 5 克,葱丝、香菜段各 10 克。

【制法】 将水发海参洗净,片成大片,放入开水锅中焯透,捞出用凉水洗透。炒锅上火,放猪油、葱丝、胡椒粉稍煸,再下鸡汤、黄酒、酱油、精盐、味精,随后放入海参片,调好口味,烧沸后加入麻油,盛入碗中,再撒上葱丝、香菜段即成。

【功效】 滋阴补血,补肾益精。

【保健应用】 佐餐食用。可用于气血不足,肾阳虚弱,高血压病等症的辅助食疗。

黑木耳猪肝汤

【组成】 猪肝 50 克,黑木耳 10 克,精盐适量。

【制法】 将猪肝洗净,切片;黑木耳用清水泡发后洗净,与猪肝片一同入锅,加水适量,煮熟后加精盐调味即成。

【功效】 益胃,补肝,养血。

【保健应用】 佐餐食用。可用于缺铁性贫血等症的辅助食疗。

黑豆莲藕乳鸽汤

【组成】 黑豆 100 克,莲藕 500 克,乳鸽 2 只,陈皮 1 块,红枣 4 枚,精盐适量。

【制法】 将黑豆放入铁锅中干炒至豆衣裂开,再用清水洗净,晾干备用;乳鸽宰杀,去毛及内脏,洗净备用;莲藕、红枣、陈皮分别洗净;莲藕切成块;红枣去核。取汤锅上火,加清水适量,用大火烧沸,下黑豆、莲藕、乳鸽、红枣和陈皮,改用小火继续炖约 3 小时,加入精盐调味即成。

【功效】 补益气血,强身健体。

【保健应用】 佐餐食用。可用于低血压,头目眩晕,食欲缺乏等症的辅助食疗。身体燥热、感冒未愈者不宜多服用。

黑豆党参汤

【组成】 党参 9 克,黑豆、红糖各 30 克。

【制法】 将黑豆、党参同放入锅中,加水适量,用小火炖至黑豆熟烂,加入红糖调匀即成。

【功效】 补气养血。

【保健应用】 吃豆饮汤,每天 1 次,连用 6～7 天。可用于月经不调等症的辅助食疗。

桂圆红枣汤

【组成】 桂圆肉 30 克,红枣 25 克,冰糖适量。

【制法】 将桂圆肉、红枣洗净,放入砂锅中,加水适量,用大火烧沸后改用小火煎煮片刻,加冰糖调味即成。

【功效】 健脾养心,益气补血。

【保健应用】 睡前食用。可用于心脾两虚所致贫血等症的辅助食疗。

猪皮止血汤

【组成】 猪皮 150 克,黄酒 30 毫升,红糖 30 克。

【制法】 将猪皮洗净,切成小块,与黄酒一同放入砂锅,加水适量,用大火煮沸后转用小火炖煮 2 小时左右,待猪皮熟烂后加入红糖,搅匀即成。

【功效】 滋阴,养血,止血。

【保健应用】 每天 1 次,温水送服。可用于各种出血病症的辅助食疗。

猪肉黄花菜根汤

【组成】 猪瘦肉 150 克,当归、黄花菜各 15 克,素油、味精、精盐各适量。

【制法】 将猪瘦肉洗净后切丝;黄花菜洗净;当归洗净入纱布袋,一同放入锅中,加水适量,用大火煮沸后转用小火炖煮 30 分钟左右,加入素油、精盐,待肉熟烂后熄火,去药袋,加入味精即成。

【功效】 益气补血,和血通脉。

【保健应用】 喝汤吃肉。可用于气血亏虚所引起的身体瘦弱、头晕目眩、疲倦乏力、闭经等症的辅助食疗。

猪肉参枣汤

【组成】 猪瘦肉 250 克,人参 5 克,山药 50 克,红枣 20 克,精盐适量。

【制法】 将猪瘦肉洗净后切块,与洗净的人参、红枣、山药同放入砂锅内,加水适量,用大火煮沸后转用小火炖至猪瘦肉熟烂,加精盐调味即成。

【功效】 益气健脾,滋阴养血。

【保健应用】 佐餐食用。可用于气血双亏,脾胃虚弱,消化不良,再生障碍性贫血等症的辅助食疗。

猪蹄瓜菇汤

【组成】 丝瓜 250 克,香菇 30 克,猪蹄 1 只,姜丝、精盐、味精各适量。

【制法】 将香菇用水泡发后洗净;丝瓜洗净后切成片;猪蹄洗净后斩碎;将猪蹄放入锅中,加水适量,用大火煮约 10 分钟,再加入香菇、姜丝、精盐,转用小火炖 20 分钟,再下丝瓜片,炖至肉熟烂离火,加入味精即成。

【功效】 养血,通络,下乳。

【保健应用】 佐餐食用。可用于贫血,产后缺乳等症的辅助食疗。

猪蹄猪心汤

【组成】 猪蹄 2 只,猪心 1 个,鲜地榆 30 克,葱、姜、精盐、味精各适量。

【制法】 将猪蹄、猪心、鲜地榆洗净,入锅,加水适量,用中火煮沸 15 分钟,加入葱、姜和精盐,转用小火炖至猪蹄熟烂汤浓,去地榆,加味精调味即成。

【功效】 凉血止血,镇静补心。

【保健应用】 吃肉喝汤,分 3 天食用。可用于小儿癫痫,气血虚弱及脾胃功能低下等症的辅助食疗。

泥鳅参芪汤

【组成】 泥鳅 150 克,黄芪、党参、红枣各 15 克,山药 50 克,素油、姜、精盐各适量。

【制法】 将泥鳅养在清水盆中,滴几滴素油,每天换水 1 次,令泥鳅吐尽肠内脏物,1 周后取出泥鳅。锅内放素油适量,烧至九成热,加入姜片,下泥鳅煎至色金黄,加水 1.2 升,放入装有黄芪、党参、山药、红枣的药袋,先用大火煮沸,再转用小火煎熬 30 分钟左右,去药袋,加精盐调味即成。

【功效】 健脾和胃,补气养血。

【保健应用】 分 2 次吃鱼喝汤。可用于脾胃气虚所引起的气虚自汗,身体虚弱等症的辅助食疗。

牛肉莲子山药汤

【组成】 牛肉 250 克,山药、莲子、茯苓、红枣、小茴香各 30 克,精盐适量。

【制法】 将茯苓入药袋。将山药洗净,切片;牛肉洗净,切块,与莲子一同入锅,加水适量,用大火烧至牛肉半熟时加入药袋及红枣、小茴香、山药片、精盐,小火炖至牛肉酥烂时离火即成。

【功效】 健脾益气,益精宁神。

【保健应用】 佐餐食用。可用于病后气虚、血虚等症的辅助食疗。

清汤燕窝

【组成】 干燕窝 50 克,火腿、水发香菇各 15 克,豌豆苗 25 克,黄酒、味精、精盐、鸡汤各适量。

【制法】 (1)将干燕窝放入大碗内,倒入温开水浸泡 1 小时,水凉后沥去水分,换入开水再浸泡片刻,待其胀发后捞出,放在清水中镊净绒毛,最后用清水漂洗几次,放在碗内用凉水泡好备用。将火腿、香菇均切成 4 厘米长的细丝;豌豆苗去根,留嫩尖洗净。

(2)锅中倒入鸡汤,置火上烧沸,将涨发好的燕窝捞出,放入汤锅中焯烫后,分别捞在 10 个小汤碗内。另取锅置大火上,倒入鸡汤,加入味精、黄酒、精盐,汤沸后撇去浮沫,调好口味,最后放入豌豆苗,分盛在小汤碗内即成。

【功效】 补肺虚,益气血,健脾开胃。

【保健应用】 佐餐食用。可用于肺结核咯血,支气管炎,肺气肿等症的辅助食疗。

山药紫荆皮汤

【组成】 山药 30 克,紫荆皮 9 克,红枣 20 克。

【制法】 将山药、紫荆皮、红枣洗净,入锅,置中火上,加水适量,煎成汤。

【功效】 健脾益血,补肾养阴。

【保健应用】 每天分 3 次服用。适用于伴有低热的贫血患者的辅助食疗。

乌鸡补血汤

【组成】 乌鸡 1 只,当归、熟地、白芍、知母、地骨皮各 10 克。

【制法】 将乌鸡宰杀,去毛和内脏,洗净,再将洗净的当归、熟地、白芍、知母、地骨皮塞入鸡腹内用线缝口,放入砂锅,加水适量,用大火煮沸后转用小火慢炖至鸡肉熟烂。

【功效】 补益气血。

【保健应用】 去药渣,喝汤吃鸡肉。常食可补血养生,并可用于气血两虚所引起的月经不调、潮热、盗汗等症的辅助食疗。

黄芪归枣汤

【组成】 黄芪 30 克,当归、红枣各 10 克。

【制法】 将黄芪、当归、红枣洗净,加水适量,煎煮 40 分钟,取汁;药渣再加水适量,煎煮 30 分钟,取汁,合并药汁即可。

【功效】 补养气血。

【保健应用】 每天早晚 2 次,温服。可用于气血不足所引起的面色萎黄、头昏目眩、疮疡及不收口、关节疼痛等症的辅助食疗。

黄芪猪肝汤

【组成】 猪肝 500 克,黄芪 60 克,精盐适量。

【制法】 将猪肝洗净,切成薄片;黄芪切成片后放入纱布袋,与猪肝片同放入锅内,加水适量,用大火烧沸后转用小火煨熟,去药袋不用,稍加精盐调味即成。

【功效】 益气,养血,通乳。

【保健应用】 佐餐食用。可用于产后气血虚所致的乳汁少、面色苍白、气短自汗、乏力怠惰等症的辅助食疗。

黄豆芽猪血汤

【组成】 黄豆芽、猪血各 250 克,蒜泥、黄酒、精盐、味精、葱、姜、素油各适量。

【制法】 将黄豆芽去根洗净;猪血划成小方块,漂洗干净。锅置火上,加素油烧热,下蒜泥、葱、姜爆香,再下猪血块、黄酒,加水煮沸,即放入黄豆芽煮 2 分钟,加精盐、味精调味即成。

【功效】 清热解毒,润肺补血。

【保健应用】 佐餐食用。可用于缺铁性贫血,矽肺,石棉尘肺,头晕等症的辅助食疗。

黄豆排骨汤

【组成】 黄豆 500 克,猪排骨 1 千克,精盐、黄酒、葱白、素油各适量。

【制法】 待黄豆去杂后洗净,在清水中浸泡 1 小时,沥干备用;猪排骨洗净后切成小块。炒锅置火上,放素油烧热,下葱白煸炒,再倒入排骨块翻炒 5 分钟,加入黄酒、精盐,焖烧出香味时盛入大砂锅内,再加入黄豆和清水适量(以浸没为度),用大火烧沸,然后转用小火煨 3 小时,至黄豆、排骨均已酥烂,离火即成。

【功效】 补血养肝,补骨益肾,补中益气,利水消肿。

【保健应用】 佐餐食用。可用于身体虚弱,高血压病水肿,缺铁性贫血,神经衰弱等症的辅助食疗。

鲫鱼猪蹄汤

【组成】 鲜鲫鱼 1 条,猪蹄 1 只,通草 9 克,精盐、姜各适量。

【制法】 将猪蹄刮毛,洗净后斩成小块;鲫鱼去鳞、鳃及内脏,洗净后与猪蹄块、通草同放入锅内,加水适量,再加少量精盐、姜,用中火煮 30 分钟左右,视汤呈乳白色即成。

【功效】 补气养血,增乳。

【保健应用】 日常佐餐食用。可用于妇女产后气血亏虚所引起的乳汁分泌不足者的辅助食疗。

姜枣红糖汤

【组成】 干姜、红枣、红糖各 30 克。

【制法】 将干姜洗净后切片,红枣洗净后去核,一同入锅,加水适量,用大火煮沸后转用小火煮熬 40 分钟左右,至红枣熟烂时加入红糖,再煮沸即成。

【功效】 温中逐寒,养血温经。

【保健应用】 喝汤吃红枣。可用于风寒感冒初期,血虚寒凝所引起的妇女面色无华、唇指淡白、月经量少色淡、产后恶露不尽等症的辅助食疗。

茭白猪蹄汤

【组成】 茭白 200 克,猪蹄 1 只,葱结、姜片、精盐各适量。

【制法】 将茭白去杂,洗净,切成片;猪蹄去毛后洗净,放入沸水锅中焯透,捞出,用凉水冲洗干净,再与茭白片、葱结、姜片一同放入砂锅中,加清水适量,用大火烧沸后转用小火炖约 2 小时,至猪蹄熟烂,去葱结和姜片,加精盐调味即成。

【功效】 补血,清热,通乳。

【保健应用】 佐餐食用。可用于产后乳汁不下者的辅助食疗。

灵芝黄芪汤

【组成】 灵芝、黄芪、黄精、鸡血藤各 15 克,精盐适量。

【制法】 将灵芝、黄精、鸡血藤、黄芪洗净,放入砂锅中,加水适量,浸渍 2 小时,用小火煎煮 50～60 分钟,取汁;药渣再加水适量,煎煮 40 分钟,取汁,合并药汁即可。

【功效】 补气养血。

【保健应用】 早晚分服。可用于白细胞减少症,气血两虚,纳食减少,身倦乏力,面色少华等症的辅助食疗。

驴肉汤

【组成】 驴肉 300 克,豆豉 20 克,黄酒、姜片、葱段、五香粉、味精、精盐、麻油各适量。

【制法】 将驴肉洗净后切成块,豆豉洗净后去杂质,同放入锅中,加黄酒、精盐、葱段、姜片和清水适量,用大火煮沸后转用小火煎熬 1 小时左右,至驴肉熟烂时,加味精、五香粉、麻油调味即成。

【功效】 补益心血,安神定志。

【保健应用】 空腹喝汤吃驴肉。可用于癫痫狂躁,神志不安,忧闷不乐,喜悲欲哭,以及妇女更年期综合征的辅助食疗。

墨鱼当归汤

【组成】 墨鱼 250 克,羊肉 500 克,山药 60 克,红枣 10 克,当归、姜各 30 克,精盐适量。

【制法】 将墨鱼放盆中,倒入清水适量,浸泡 3～4 小时,去墨鱼骨、内脏,洗净;羊肉洗净后切成块,与墨鱼和洗净的当归、山药、红枣、姜同放入锅内,加清水适量,用大火烧沸后转用小火熬至墨鱼肉熟烂,加精盐适量调味即成。

【功效】 补血养肝,和血调经。

【保健应用】 佐餐食用。适用于血虚淤滞所引起的妇女经血不调、痛经、白带过多等症的辅助食疗。凡阴虚火旺、湿热带下者不宜服用。

花生红枣汤

【组成】 花生仁、红枣各 50 克,红糖适量。

【制法】 将花生仁、红枣洗净,放入砂锅中,加水适量,用大火煮沸后转用小火煎熬约 1 小时,加入红糖,稍煮即成。

【功效】 补脾和胃,养血止血,润肺通乳。

【保健应用】 当点心食用。可用于气血不足,各种失血病,头晕目眩,反胃,燥咳,乳汁稀少,小儿慢性肾炎早期伴血尿和低蛋白血症的辅助食疗。

花生蜜枣栗子羹

【组成】 花生仁 100 克,蜜枣 20 枚,栗子肉 100 克,冰糖适量。

【制法】 将花生仁、蜜枣、栗子肉分别洗净,同放入砂锅中,加水适量,用大火煮沸后转用小火煎煮至原料熟烂,加冰糖调味,再稍煮即成。

【功效】 健脾,益气,养血。

【保健应用】 佐餐食用。可用于血小板减少等症的辅助食疗。

山楂雪梨羹

【组成】 山楂 500 克,雪梨、藕、白糖各适量。

【制法】 将山楂洗净,去子,入锅,加水适量,置火上煮 15 分钟,用勺将其压成糊状,加入白糖溶化后倒入碗中,将雪梨与藕洗净,切成薄片,放入碗中即成。

【功效】 清热平肝,消食和胃,降压降脂。

【保健应用】 当点心食用。可用作热邪伤阴,津液亏少,胸中积热,食积不化,高血压病,脑动脉硬化等症的辅助食疗。

藕丝羹

【组成】 鲜嫩藕 500 克,鸡蛋 3 个,京糕、蜜枣、青梅各 100 克,白糖 200克,湿玉米粉适量。

【制法】 将鲜嫩藕洗净后切成细丝,入沸水锅内略烫后捞出;京糕、蜜枣、青梅切成细丝;鸡蛋取清放入碗内,加入半量的清水调匀,倒入盘内,放在笼中蒸 5 分钟,成为白色固体蛋羹。将藕丝、京糕丝、蜜枣丝、青梅丝均匀地摆在蛋羹上。白糖放在炒锅内,加入适量的清水熬成糖汁,再加入适量的湿玉米粉勾成芡汁,浇在蛋羹上即成。

【功效】 补心益脾,滋阴止血,清热生津。

【保健应用】 当点心食用。可用于心脾不足,心悸不宁,失眠多梦,饮食减少,肢体倦怠,血热失血,吐血,咯血,鼻出血,便血,崩漏等症的辅助食疗。

桂圆薏仁莲子羹

【组成】 桂圆肉 30 克,薏苡仁 70 克,莲子 100 克,冰糖适量。

【制法】 将莲子用水泡发,去皮和心,洗净,与洗净的桂圆肉、薏苡仁同放入砂锅中,加水适量,用大火煮沸后转用小火煎煮至莲子酥烂,加冰糖调味即成。

【功效】 补心血,健脾胃。

【保健应用】 睡前服用。可用于营养不良,贫血,消瘦等症的辅助食疗。

桂圆首乌汤

【组成】 桂圆肉 20 克,制首乌、红枣各 15 克,当归 6 克,冰糖 50 克。

【制法】 将制首乌、当归去净灰渣,烘干碾成粉末;红枣去核后切成细粒,桂圆肉剁碎;净锅置中火上,加入清水 700 毫升及制首乌末、当归末,煎煮至沸,再加入桂圆肉末、红枣粒、冰糖,熬煮至汤剩 300 克即成。

【功效】 补肝肾,益精血,润肌肤,美容颜。

【保健应用】 坚持长期服用,服用 30 天后需停 1 周,之后再继续服用。可用于妇女产后血虚不足、精神不振等症的辅助食疗。

银耳柿饼羹

【组成】 水发银耳 25 克,柿饼 50 克,白糖、水淀粉各适量。

【制法】 将柿饼去蒂,切成丁;水发银耳洗净,去杂质,撕成小片,与柿饼丁同放入砂锅内,加水适量,用大火煮沸后转用小火炖至银耳熟烂,加入白糖调味,用水淀粉勾芡即成。

【功效】 润肺止血,和胃涩肠。

【保健应用】 当点心食用。可用于吐血,咯血,血淋,便血,痔漏等症的辅助食疗。

枸杞子炖鸡

【组成】 小母鸡 1 只,枸杞子 50 克,精盐、黄酒各适量。

【制法】 将小母鸡宰杀,去毛及内脏,洗净。枸杞子洗净,与小母鸡同放入炖盅内,加黄酒和清水适量,置小火上慢炖约 3 小时,直至汤浓肉熟烂,加精盐调味即成。

【功效】 补血养颜,滋养强壮。

【保健应用】 佐餐食用。可用于体虚,血少,妇女产后虚损,病后虚弱等症的辅助食疗。

白切鸡

【组成】 光嫩母鸡1只,姜泥50克,葱白丝50克,精盐5克,花生油60克。

【制法】 将姜泥、葱白丝和精盐拌匀,分盛两小碟。用中火烧热炒锅,加花生油烧至微沸时,用 50 克沸油分别淋在两小碟中。将鸡宰杀,拔去细毛,去内脏后洗净,放入微沸的水中焯后再重新放入锅中浸没,浸时将鸡提出两次,倒出腔内水后再重新放入锅中浸没,以保持腔内温度,约浸 15 分钟至熟,用铁钩钩起,先在冷开水中浸没冷却,并洗去绒毛、黄衣,然后晾干表皮,刷上熟花生油,切成小块盛入盘中,摆成鸡形。食时佐以姜泥、葱丝即成。

【功效】 温中补脾,滋补血液,补肾益精。

【保健应用】 佐餐食用。可用于贫血,眩晕症,月经不调患者的辅助食疗。

桂圆童子鸡

【组成】 净童子鸡1只,桂圆肉、葱、姜各 10 克,黄酒 100 毫升,精盐 5 克。

【制法】 将童子鸡洗净,去爪,将鸡颈别在鸡翅下,使其团起来,放入沸水锅中焯片刻,去除血水,捞出洗净;桂圆肉也用清水洗净。将鸡放入汤锅,再放入桂圆肉、黄酒、葱、姜、精盐和清水 500 毫升,上笼蒸约 1 小时取出,去葱、姜即成。

【功效】 补益气血,养心安神。

【保健应用】 日常佐餐食用。可用于心脾两虚引起的面色萎黄、失眠健忘、心悸头昏、食欲缺乏,以及病后或产后体虚等症的辅助食疗。

陈皮鸡丁

【组成】 鸡肉 1 千克,陈皮、姜块各 15 克,葱段、精盐、干辣椒段各 25 克,黄酒 25 毫升,花椒 5 克,鲜汤 250 克,醪糟汁 50 克,味精 1 克,麻油 15 克,素油 1 千克(实耗 125 克),酱油适量。

【制法】 (1)将鸡肉洗净,切成 1.5 厘米见方的丁,加入姜块、葱段、黄酒、精盐拌匀入味 30 分钟。炒锅上火,下素油烧至六成热,放入鸡丁炸至浅黄色时捞出,捡去姜块、葱段。

(2)锅内留油 100 克,烧至五成热时放入干辣椒段、花椒、陈皮,炸成棕红色,再放入鸡丁炒匀,加入鲜汤、醪糟汁、酱油,改用中火收汁至油亮,最后加入味精、麻油,颠匀起锅即成。

【功效】 健脾理气,补血强身。

【保健应用】 佐餐食用。可用于低血压,贫血等症的辅助食疗。

酱油嫩鸡

【组成】 嫩光仔鸡 1 只,鸡汤 500 克,酱油 1 升,白糖 200 克,黄酒、桂皮、大料、葱结、姜片、麻油各适量。

【制法】 将嫩光仔鸡开膛取出内脏,斩去鸡爪,抽去腿骨,洗净沥干。炒锅置火上,加入酱油、白糖、黄酒、桂皮、大料、葱结、姜片和鸡汤,烧沸后放入仔鸡,再次烧沸,然后将鸡翻身,用平底盘压住鸡身,离火焖约 10 分钟,再将锅置中火上加热,将鸡翻身烧沸,离火焖约 5 分钟。最后再置火上,用中火烧沸,捞出仔鸡,斩成鸡块放入盘中,浇上烧鸡的卤和麻油即成。

【功效】 益气养血,补肾益精,温中补脾。

【保健应用】 佐餐食用。可用于虚劳羸瘦,泄泻,水肿,白带过多,产后缺乳,病后虚弱等症的辅助食疗。

茉莉花鸡片

【组成】 鸡脯肉 150 克,茉莉花 24 朵,鸡蛋 2 个,黄酒、精盐、味精、胡椒粉、淀粉、麻油各适量。

【制法】 将茉莉花去蒂,洗净。鸡脯肉洗净后切成薄片,加精盐、淀粉、鸡蛋清拌匀,下沸水锅略焯捞出。汤锅放入鲜汤烧沸,加入精盐、味精、胡椒粉、黄酒调好味,将鸡片放入热汤再煲片刻,捞入汤碗内,再放入茉莉花,注入沸汤,淋上麻油即成。

【功效】 补血强身,提神醒脑。

【保健应用】 佐餐食用。适用于疲倦乏力,贫血虚弱等症的辅助食疗。

啤酒鸡

【组成】 嫩母鸡1只,啤酒250毫升,净油菜心100克,葱段、姜各10克,精盐4克。

【制法】 将母鸡宰杀,去毛去内脏,洗净血水,取下大腿备用。将鸡放入汤水中加水1升,加葱段5克、姜片5克,煮至鸡熟后加精盐2克,待汤浓缩至约1升时滗出待用。将鸡腿肉去骨,切成4～5厘米宽的肉块,下沸水锅焯透血水后放入锅内,加入鸡汤、啤酒150毫升、葱段5克、姜片5克、精盐2克,上笼蒸熟。上桌前将油菜心下沸水锅中焯水后放入锅内,再加啤酒100毫升即成。

【功效】 温中补脾,滋补血液,补肾益精。

【保健应用】 佐餐食用。可用于贫血,眩晕,月经不调,慢性胃炎,胃及十二指肠溃疡,慢性肠炎,耳鸣耳聋,腰膝酸软,闭经等症的辅助食疗。

荔枝蒸鸭

【组成】 肥鸭1只,猪瘦肉60克,鲜荔枝肉150克,熟火腿15克,鲜荷花1朵,精盐、黄酒、味精、葱白、姜片各适量。

【制法】 将鸭宰杀,从背部切开,去掉肠杂,清水漂洗干净,放入沸水中稍煮后取出;熟火腿切成5粒;猪瘦肉切成6块;鲜荔枝肉切成两半;鲜荷花摘下花瓣,放入沸水锅中焯水后捞出。将猪瘦肉块、火腿肉粒放在钵内,放入适量黄酒、姜片、葱白、精盐和开水,用中火隔水蒸炖2小时左右,去葱白、姜片,撇去浮沫,放入荔枝肉和荷花瓣,再煮5分钟左右,加味精即成。

【功效】 清热滋阴,健脾养血。

【保健应用】 佐餐食用。可用于气血不足引起的面色少华,身倦乏力,以及暑伤气阴引起的疲乏无力、食欲缺乏等症的辅助食疗。

乳鸽炖绿豆

【组成】 乳鸽1只,绿豆50克。

【制法】 将乳鸽宰杀后去内脏,洗净,与浸洗干净的绿豆同放入炖盅内,加水适量,上笼隔水炖熟即可。

【功效】 补气养血,消热解毒。

【保健应用】 每天分数次食用,2～3 天食用 1 次。适用于乳腺炎破溃期的辅助食疗。

陈皮鸽松

【组成】 鸽肉 240 克,芹菜 500 克,荸荠 90 克,泡红辣椒、陈皮各 15 克,虾片 60 克,熟芝麻 6 克,精盐、黄酒、味精、酱油、食醋、白糖、蒜、葱、姜、胡椒粉、水淀粉、鸡蛋清、猪油、麻油、素油各适量。

【制法】 (1)将鸽肉去皮、筋,洗净,切成末,放入精盐、鸡蛋清和水淀粉调匀浆好,再放入麻油拌匀;芹菜、泡红辣椒、陈皮、葱、姜和蒜分别洗净,切成末;荸荠去皮,拍碎;黄酒、酱油、白糖、胡椒粉、味精调匀成汁备用。

(2)炒锅置火上,放入素油烧热,下虾片炸熟后捞出,放入盘中。另锅置火上,放猪油烧热,放入鸽肉末炒至断生,倒入漏勺。再将锅置火上,放素油烧热,放入陈皮先炒片刻,再放入荸荠、葱末、姜末、蒜末、泡红辣椒末炒匀,放入鸽肉末及调好的汁,用手勺推动,再下芹菜末炒匀,淋入食醋、麻油,起锅装入盘中,撒上熟芝麻,将虾片围在周围即成。

【功效】 理气健脾,补益精血。

【保健应用】 佐餐食用。可用于脾胃虚弱引起的食欲缺乏、面色少华,以及肝肾不足引起的腰膝酸软等症的辅助食疗。

归芪墨鱼片

【组成】 墨鱼 300 克,姜 30 克,当归 10 克,黄芪 20 克,素油、精盐、淀粉、麻油各适量。

【制法】 将当归、黄芪放入锅中,加水适量,大火煮沸后改用小火煮为 30 分钟,去渣留汁,加少量淀粉和匀成芡汁备用。墨鱼洗净,切成片。炒锅上火,放素油烧热,下墨鱼片和姜丝同炒,加入适量精盐,用芡汁勾芡,淋上麻油,出锅装盘即成。

【功效】 益气养血,温中散寒。

【保健应用】 佐餐食用。可用于气虚血弱型痛经及产后血虚头晕、血虚劳热等症的辅助食疗。

黄芪炖鲈鱼

【组成】 黄芪 30 克,鲈鱼 1 条,精盐、黄酒、味精、花椒、鸡汤、葱段、姜片、素油各适量。

【制法】 将黄芪浸润后洗净,切片;鲈鱼去鳞、鳃和内脏后洗净,入热油锅煎至色金黄,放入黄芪、精盐、黄酒、味精、花椒、鸡汤、葱段、姜片,用大火烧沸后转用小火炖至鱼肉熟烂,拣去葱段、姜片、黄芪即成。

【功效】 补气养血,健脾行水。

【保健应用】 佐餐食用。可用于气血两虚,眩晕,心悸健忘,面色无华,以及手术后促进伤口生肌愈合的辅助食疗。

荠菜鱼卷

【组成】 黄鱼肉 100 克,猪肥肉、荸荠、荠菜 25 克,油豆腐皮 50 克,鸡蛋清 30 克,食碱、精盐各 1.5 克,味精 1 克,葱花、姜末各 2.5 克,面粉 60 克,黄酒 5 毫升,素油 1 升(实耗约 25 毫升),麻油 5 克。

【制法】 将加工好的猪肉、鱼肉、荸荠、荠菜切成细丝,加入葱花、姜末、鸡蛋清、黄酒、精盐、麻油、味精调成肉馅。将油豆腐皮 1 张切成两半后铺平,铺上肉馅,卷成长卷,切成长 3 厘米的小段,蘸上用面粉、食碱和清水调成的面糊,放在油锅内炸成金黄色,装盘即成。

【功效】 健脑填髓,益气养血,强筋壮骨,舒筋活血。

【保健应用】 佐餐食用。可用于缺铁性贫血,软骨病,佝偻病,慢性肾炎,结核病,术后恢复期患者的辅助食疗。

烩鳝鱼丝

【组成】 鳝鱼 500 克,素油 50 毫升,精盐、黄酒、味精、酱油、食醋、红糖、葱段、姜丝、水淀粉各适量。

【制法】 将鳝鱼剖腹去骨,除内脏后洗净,斜切成丝。锅置火上烧热后放入素油,待油至八成热时,下鳝鱼丝煸炒片刻,再加入黄酒、味精、精盐、酱油、食醋、红糖、葱段、姜丝,加水稍煮 3~5 分钟,用水淀粉勾薄芡,略煮至汤汁透明时离火即成。

【功效】 补虚损,补血止血。

【保健应用】 佐餐食用。可用于气血虚弱,身体虚弱,痔疮出血等症的辅助食疗。

姜醋炒章鱼

【组成】 章鱼 200 克,精盐、黄酒、食醋、姜片、素油各适量。

【制法】 将新鲜章鱼洗净,切成长方形片状。锅置火上,放入素油,烧至八成热,加入章鱼片,翻炒后加入姜丝、黄酒、食醋、精盐,炒至章鱼片熟即成。

【功效】 补气益血,开胃增食。

【保健应用】 佐餐食用。可用于气血不足,少气乏力,食欲缺乏等症的辅助食疗。

章鱼炖鹧鸪

【组成】 鹧鸪 2 只,干章鱼 150 克,玉竹 50 克,火腿片 15 克,味精、精盐、黄酒、葱段、姜片、鸡汤各适量。

【制法】 将鹧鸪宰杀后用开水烫透,去毛和内脏,洗净后斩去脚爪,剖开脊背,下沸水锅焯水后捞出,洗净;干章鱼洗净,用开水浸泡 10 分钟,捞出脱去黑皮,洗净后切成条;玉竹用冷水洗净后同章鱼、火腿片同放蒸碗中,放入鹧鸪、鸡汤、姜片、葱段、味精、精盐、黄酒,上笼蒸至原料熟烂,出笼后拣出葱段、姜片即成。

【功效】 益气补血,健脾开胃。

【保健应用】 佐餐食用。可用于食欲减退,心悸,心烦,失眠多梦,健忘等症的辅助食疗。

参麦甲鱼

【组成】 甲鱼 1 只,人参 5 克,浮小麦、茯苓各 20 克,火腿肉 100 克,鸡蛋 1 个,精盐、黄酒、味精、葱段、姜片、鸡汤、生猪板油各适量。

【制法】 (1)将甲鱼放沸水锅中烫死,剁去头和爪,揭去硬壳,掏出内脏洗净,切成 3 厘米见方的块,摆入碗内;火腿切成小片,生猪板油切成丁,铺在甲鱼上面,再将精盐、黄酒、味精、葱段、姜片掺入适量鸡汤,注入碗中。

（2）另将浮小麦、茯苓用纱布包后投入汤中，人参打成细粉，撒在面上，然后用湿绵纸封口，上笼蒸2～3小时，直至熟烂，取出后去葱段、姜片和纱布包，滗出原汤，将甲鱼扣碗中，原汤倒入锅中，烧沸后撇去浮沫，打入鸡蛋，再沸后浇在甲鱼上即成。

【功效】 补中益气，养血安神。

【保健应用】 佐餐食用。可用于阴虚潮热盗汗，神疲气短等症的辅助食疗。

糖醋黄鱼

【组成】 黄鱼1条，味精1克，精盐3克，葱结、葱花、姜片、姜末各10克，猪肉丁、水淀粉各50克，笋丁、青椒丁25克，白糖100克，酱油30毫升，鲜汤200毫升，猪油、麻油各25毫升，黄酒、食醋各50毫升，蒜泥5克，淀粉、素油各适量。

【制法】 （1）将黄鱼剖杀，洗净，沥去水分，平摊在砧板上，用刀在鱼两面各剖4刀，刀深至鱼脊骨。将鱼放在大盆中，加黄酒20毫升和味精、精盐、葱结、姜片，腌制1小时后用淀粉拍满鱼全身，连所有刀纹中都要拍到，然后抓住鱼尾将鱼提起来抖去没粘住的粉。

（2）锅内放素油，烧至七成热时，下黄鱼炸半分钟，再翻身炸半分钟，捞起；待油温上升至八成热时，再将黄鱼放入炸1分钟，捞出沥油，放在长盆中。将锅烧热，加素油50毫升，放葱花、姜末、猪肉丁、笋丁、青椒丁煸炒后，下黄酒30毫升和白糖、酱油、精盐、鲜汤，烧沸后再用水淀粉勾芡，浇上猪油，加入食醋、麻油、蒜泥，起锅浇在鱼身上即成。

【功效】 养心安神，益胃补虚。

【保健应用】 佐餐食用。可用于食欲缺乏，消化不良，体虚羸弱，四肢乏力，烦躁，营养不良等症的辅助食疗。

虾子海参

【组成】 虾子15克，水发海参150克，肉汤500毫升，姜片、葱段、精盐、黄酒、味精、酱油、水淀粉各适量。

【制法】 （1）将水发海参洗净，切碎；虾子洗净，放入碗中，加黄酒和清水适量，上笼蒸10分钟左右。

（2）锅置火上，放猪油烧热，放入姜片、葱段，煸炒后捞起弃去，加入黄酒，再加入肉汤和精盐、酱油，放入海参和虾子，用大火煮沸后转用小火煨透成浓汁，用水淀粉勾芡，放入味精即成。

【功效】　养血滋阴，补肾润燥。

【保健应用】　佐餐食用。可用于阴血亏虚，头晕耳鸣，疲乏无力，便秘等症的辅助食疗。凡脾虚腹泻、痰多者忌食。

滑熘鹿里脊

【组成】　鹿里脊肉 500 克，鸡汤 100 毫升，荸荠 4 个，鸡蛋清 3 个，素油 200克，豌豆苗、精盐、黄酒、味精、水淀粉、鸡油各适量。

【制法】　（1）将鹿里脊肉去筋膜，切成薄片，放入碗内，加入精盐、黄酒、味精、水淀粉、鸡蛋清拌匀；荸荠洗净，去皮，切成圆片。

（2）炒锅置火上，放素油烧热，放入鹿里脊肉片划透，盛出沥尽油。将鸡汤、精盐、黄酒、味精、水淀粉放入锅中，勾成芡汁，再将鹿里脊肉和荸荠片一同放入芡汁中，不断翻炒，撒上豌豆苗，淋上鸡油，出锅即成。

【功效】　补肾益精，补气养血。

【保健应用】　佐餐食用。可用于肾精亏损，阳痿早泄，遗精，腰脊酸痛，气血不足，月经不调，崩漏等症的辅助食疗。

黄芪软炸里脊

【组成】　猪里脊肉 400 克，黄芪 50 克，鸡蛋黄 1 个，水淀粉 20 克，葱段、姜片各 15 克，酱油 12 毫升，黄酒 5 毫升，素油 500 毫升，精盐、味精各适量。

【制法】　（1）将黄芪洗净后切片，入锅，加水煮取浓缩汁 50 毫升，备用；猪里脊肉去掉白筋，切成 0.4 厘米厚的片，两面用刀划成十字花，再切成宽 0.8 厘米、长 2.5 厘米的条，放入凉水碗中，洗净血沫，用净布吸干，放入碗内，加入葱段、姜片、味精、黄酒、酱油、精盐腌 10 分钟，去葱段、姜片，再用净布吸干。

（2）将鸡蛋黄、水淀粉放在碗中，用手搅成糊，将里脊肉放入糊内搅匀。炒锅置火上，加入素油烧至三成热，将里脊肉逐块放入锅内，炸成金黄色、肉熟起时将油滗出，将黄芪浓缩汁洒在肉上，翻转数下即成。

【功效】　补肾养血，益气固表。

【保健应用】　佐餐食用。适用于老年体虚，产后体虚，病后体质虚弱者的辅助食疗;也可用于自汗,盗汗,水肿,内伤劳倦,脾虚泄泻,脱肛等症的辅助食疗。

青椒炒猪肝

【组成】 新鲜猪肝 200 克,青椒 100 克,素油 250 毫升,酱油 10 毫升,精盐 1 克,白糖 2 克,食醋 2 毫升,黄酒 5 毫升,味精、葱花、蒜泥、水淀粉、麻油、胡椒粉各适量。

【制法】 (1)将新鲜猪肝洗净,切成柳叶形薄片,用少量酱油、水淀粉拌匀;炒锅上火,放入素油,大火烧至五成热,推入猪肝片,待猪肝片挺起饱满时捞出。

(2)锅内留少量底油,加葱花、蒜泥煸炒片刻,再将切成片的青椒推入略炒,加入酱油、精盐、白糖、食醋、黄酒、味精,用水淀粉勾薄芡,倒入猪肝片,拌匀后淋少量麻油,起锅装盘,撒上胡椒粉即成。

【功效】 补肝养血,开胃消食。

【保健应用】 佐餐食用。可用于贫血,水肿,脚气病等症的辅助食疗。

豇豆炒猪肝

【组成】 猪肝 150 克,豇豆 250 克,黄酒、精盐、味精、酱油、葱花、姜末、白糖、猪油各适量。

【制法】 将猪肝洗净,切成片;豇豆去杂,洗净,切成段,下沸水锅焯水后捞出。炒锅上火,放猪油烧热,下葱花、姜末煸香,再下猪肝片煸炒,加入酱油、黄酒煸炒,加清水少量,放入熟豇豆、精盐、白糖、味精煸炒入味,出锅装盘即成。

【功效】 健脾补血,补肝明目。

【保健应用】 佐餐食用。可用于血虚萎黄,体虚乏力,食欲缺乏,消化不良,水肿,目赤,呕逆,泄泻等症的辅助食疗。

灵芝猪肝

【组成】 灵芝 15 克,黑木耳 5 克,猪肝 250 克,油菜 100 克,精盐、白糖、黄酒、水淀粉、素油、酱油、葱花、姜末、蒜泥、味精、鲜汤各适量。

【制法】 (1)将灵芝洗净,切成片,加清水适量,用中火煎煮 50 分钟,滤取汁液两次,将两次汁液合并;黑木耳用温水浸发;油菜洗净,切成段;猪肝洗净,切成片,用精盐、白糖、黄酒拌匀,加入水淀粉,再加少量素油拌匀;用酱油、白糖、水淀粉、黄酒、葱花、姜末、蒜泥、味精与鲜汤调成味汁。

(2)炒锅上火,放入素油烧至八成热,放入猪肝片、黑木耳推匀,加入灵芝汁及油菜段翻炒片刻,倒入味汁搅匀,待汁烧沸时翻炒均匀即成。

【功效】 补心养肝,养血安神。

【保健应用】 佐餐食用。可用于老人贫血,心动过速,心律不齐,两目干涩,肢体麻木,身体衰弱等症的辅助食疗。

猪蹄芝麻糊

【组成】 猪前蹄 2 只,黑芝麻 50 克,红糖、精盐、味精、酱油各适量。

【制法】 将猪前蹄用清水浸泡,然后用镊子拔去猪毛,除去蹄甲,用刀刮洗干净,斩成小块,放入砂锅,加清水适量,用中火煮 2~3 小时,中途经常加水,以防烧干,直至蹄肉熟烂,滗出汤汁,放入黑芝麻,再用小火煮成糊状,加入红糖调匀。猪蹄块加入精盐、味精、酱油烧入味,浇上芝麻糊即可。

【功效】 滋阴养血,补虚增乳。

【保健应用】 日常佐餐和当点心食用。可用于阴血亏虚,腰膝酸软,皮肤干燥,产后乳汁不下,大便干结等症的辅助食疗。

柏子仁炖猪心

【组成】 柏子仁 15 克,猪心 1 个,精盐适量。

【制法】 将猪心洗净,剖开,纳入洗净的柏子仁,盛入瓦煲内,加清水适量,再将瓦煲置于大锅中,隔水蒸炖 1 小时左右,直至猪心熟烂,加精盐调味即成。

【功效】 养心安神,补血润肠。

【保健应用】 日常佐餐食用。可用于心阴血虚引起的心悸不宁、失眠多梦、健忘及血虚肠燥所致的大便秘结等症的辅助食疗。

参归炖猪心

【组成】 猪心 1 个,党参 50 克,当归 10 克,精盐、味精各适量。

【制法】 将党参、当归洗净,切片,放入纱布袋内,扎紧袋口。猪心剖开,理净,挤净血污,用清水冲洗干净,与纱布袋一同放入砂锅内,加清水适量,用大火烧沸后转用小火炖煮 40 分钟左右,去纱布袋,加入精盐、味精调味即成。

【功效】 补血益气,养心安神。

【保健应用】 佐餐食用。可用于气血亏虚,心悸,烦躁,失眠多梦等症的辅助食疗。

松子火腿烧豆腐

【组成】 松子末、火腿末各 50 克,豆腐 400 克,白糖 150 克,精盐、味精、酱油、素油、鲜汤各适量。

【制法】 将豆腐去皮,切成小方块放入沸水中,焯至豆腐浮出水面,用漏勺捞出,沥干水分,放入砂锅中。取炒锅置火上,放入素油烧热,加入少量白糖炒至糖色红时倒入鲜汤、酱油、白糖、精盐、味精、松子末、火腿末,烧沸后倒入砂锅中,再将砂锅置小火上,炖至汤汁快干即成。

【功效】 滋补养血,健脾开胃。

【保健应用】 佐餐食用。可用于虚劳羸弱,心悸不宁,胃口不开,病后体虚者的辅助食疗。

酸辣猪血

【组成】 鲜猪血 250 克,鸡蛋皮、豆腐各 100 克,青豌豆 50 克,花椒粉 15 克,味精 3 克,精盐、白胡椒粉 5 克,食醋、黄酒 10 毫升,水淀粉 50 克,麻油 5 毫升,素油适量。

【制法】 将猪血加水适量,上笼蒸成血豆腐,取出切成 1 厘米宽、3 厘米长的条,鸡蛋皮、豆腐也切成同样的条。锅中放素油烧热,放入猪血条、鸡蛋皮条、豆腐条、青豌豆、精盐、花椒粉、味精、食醋、黄酒、白胡椒粉,烧熟后用水淀粉勾芡,淋上麻油即成。

【功效】 补心安神,补益精血,生精润燥。

【保健应用】 佐餐食用。可用于心烦不眠,燥咳声哑,头晕目眩,腰膝酸软,产后血虚,久病体虚等症的辅助食疗。

雪梨炒牛肉片

【组成】 雪梨 200 克,牛肉 250 克,酱油、精盐、猪油、花生油、淀粉各适量。

【制法】 将牛肉冲洗干净,切成薄片,放入碗中,加入酱油、猪油、淀粉,拌匀稍腌;雪梨洗净,去皮除核,切成片。炒锅上火,倒入花生油烧热,投入牛肉片、精盐,翻炒至八成熟,加入梨片,颠翻炒匀,起锅装盘即成。

【功效】 补气血,健脾胃。

【保健应用】 佐餐食用。可用于气血虚弱,病后体虚,脾胃虚弱,食欲缺乏,糖尿病等症的辅助食疗。

桂圆牛心

【组成】 桂圆肉 50 克,鲜牛心 500 克,冰糖、淀粉各 10 克,精盐、姜末各 2 克,味精、葱花各 3 克,鸡蛋清 20 克,麻油 5 毫升,素油 500 毫升,鲜汤适量。

【制法】 (1)将桂圆肉洗净,放入碗内,加冰糖蒸透;牛心切薄片,放入碗内,加入精盐 1 克,味精 1 克,麻油 1 毫升调味,然后加入鸡蛋清和淀粉上浆;取小碗 1 只,放入精盐、味精、淀粉、鲜汤调成味汁备用。

(2)炒锅上火,放入素油烧至四成热,放入浆好的牛心片划散,倒入漏勺内。锅内底油,放入葱花、姜末炸香,推入牛心片和桂圆肉,翻炒两下,倒入味汁,炒匀后淋上麻油即成。

【功效】 益心脾,补气血。

【保健应用】 佐餐食用。可用于体虚劳伤及羸瘦,失眠健忘,心悸不宁等症的辅助食疗。

太子参烧羊肉

【组成】 羊肉 250 克,太子参 30 克,黄酒、葱结、姜片、精盐、味精、胡萝卜块、花椒各适量。

【制法】 将太子参入锅,加水适量,用中火浓煎取汁 200 毫升。将羊肉洗净,切成块,放入锅中,加入黄酒、葱结、姜片、胡萝卜块、花椒及清水适量,用大火烧沸后转用小火炖 2 小时,直至羊肉熟烂,再加入太子参汁和精盐、味精,烧至汤汁浓稠即成。

【功效】 温中补血,养阴益气,健脾暖胃。

【保健应用】 佐餐食用。可用于产后腹痛,崩漏失血,久病体虚,虚劳羸瘦等症的辅助食疗。

土豆烧羊肉

【组成】 土豆、羊肉各 500 克,黄酒、精盐、酱油、葱段、姜片、花椒、素油各适量。

【制法】 将土豆去皮,洗净,切成块;羊肉洗净,切成片。炒锅上火,放入素油烧热,放入花椒煸香,投入羊肉煸炒,再加入酱油、黄酒、精盐、葱段、姜片和少量清水,炒至羊肉熟,加入土豆块和适量清水,小火炖烧至土豆熟烂入味即成。

【功效】 补气养血,健脾益胃。

【保健应用】 佐餐食用。可用于久病体弱,虚劳羸弱,腰膝酸软,食欲缺乏,呕逆,便秘等症的辅助食疗。

红枣炖羊心

【组成】 羊心 1 个,红枣 15 枚,精盐、黄酒、葱段、姜片、胡椒粉、味精、麻油各适量。

【制法】 将羊心洗净,切成小块,放在砂锅中,加入黄酒、葱段、姜片和清水适量,用大火烧沸后加入红枣,改用小火慢炖,至羊心、红枣熟烂后去葱段、姜片,加入胡椒粉、精盐、味精调味,淋上麻油即成。

【功效】 调和心脾,补养气血。

【保健应用】 佐餐食用。可用于心脾两虚引起的心悸不宁、多梦健忘、面色萎黄、神疲乏力等症的辅助食疗。

远志羊心

【组成】 远志 20 克,净羊心 500 克,水发香菇、香菜段、水淀粉各 10 克,白糖 5 克,精盐、味精、葱花各 3 克,麻油 5 克,姜末、蒜末各 2 克,黄酒 20 毫升,花椒水 10 毫升,素油 750 毫升(实耗约 50 毫升),鲜汤 10 毫升。

【制法】 (1)将远志焙干,碾成细粉。将羊心切成柳叶片,放入碗内,加精盐、味精各 1 克,花椒水 5 毫升,麻油 2 毫升,腌渍片刻,然后用水淀粉上浆。另取小碗,加入白糖、远志粉、精盐、黄酒、花椒水(5 毫升)、味精和鲜汤 10 毫升,调成味汁,备用。

(2)炒锅上火,放入素油烧至四成热,放入羊心片划透,倒入漏勺沥油。锅内留底油,放入葱花、姜末炸锅,加入蒜末煸香,再放入羊心片、香菇翻炒片刻,烹入味汁炒匀,随即投入香菜段略炒,淋上麻油即成。

【功效】 补心解郁,安神益智。

【保健应用】 佐餐食用。可用于痰阻神迷,惊悸,健忘,梦遗,失眠,咳嗽多痰等症的辅助食疗。

扁豆羊肉丝

【组成】 羊肉、扁豆各 200 克,花椒、水淀粉各 5 克,精盐、味精各 3 克,白糖、葱丝、蒜末、姜丝各 2 克,黄酒 5 毫升,麻油 10 毫升。

【制法】 将羊肉洗净,切成丝;扁豆摘去老筋,洗净,切成丝,投入开水锅内烫煮后捞出,放凉水中过凉,捞出沥水。炒锅上火,放入麻油、花椒,炸出香味时将花椒捞出不用,放入羊肉丝、葱丝、姜丝,煸炒至肉丝断生,烹入黄酒,加扁豆丝、精盐、味精、白糖、蒜末翻炒入味,用水淀粉勾芡,出锅即成。

【功效】 健脾补中,补益气血。

【保健应用】 佐餐食用。可用于脾胃虚损,腹胀腹泻,食少纳呆,恶心呕吐,体倦消瘦,以及气血双虚,气短自汗,面色无华,眩晕头痛,视物不清等症的辅助食疗。

参精鹌蛋

【组成】 鹌鹑蛋 10 只,党参、黄精各 10 克,红枣 10 枚。

【制法】 将鹌鹑蛋放入冷水中煮熟,捞出放入冷水中,剥去外壳;党参、黄精洗净,放入纱布袋,扎紧袋口;红枣洗净,与药袋同放入砂锅中,加清水适量,用大火烧沸后转用小火煎煮 45 分钟,然后放入剥去外壳的鹌鹑蛋,小火煎煮 15 分钟即成。

【功效】 补益心脾。

【保健应用】 日常喝汤吃蛋和红枣。可用于气血不足,食欲缺乏,面色无华,心悸失眠,大便稀薄,病后体虚等症的辅助食疗。

鲜莲烩玉米

【组成】 鲜莲子 200 克,罐头玉米粒 200 克,鸡汤 1 升,水淀粉、黄酒、精盐、味精、鸡油各适量。

【制法】 将玉米粒剁成粗粒。鲜莲子去皮、心,放入沸水中焯透,捞出沥水。锅置火上,加入鸡汤、玉米粗粒、莲子、精盐、黄酒、味精、鸡油,用大火烧沸后转用小火煨至熟透,用水淀粉勾芡,起锅装碗即成。

【功效】 补心益肾,益气健脾。

【保健应用】 佐餐食用。可用于脾胃虚弱,食欲缺乏,消化不良,久泻虚痢,失眠多梦,肾虚遗精,病后体虚等症的辅助食疗。

葡萄蜜汁藕

【组成】 鲜藕 750 克,糯米 200 克,猪网油 100 克,葡萄 500 克,蜂蜜 800 克,冰糖、桂花卤、食碱各适量。

【制法】 藕切去一端藕节,洗净孔中泥沙,沥净水待用。葡萄用冷开水洗净,糯米淘洗干净后晾干水。在藕切开端,将糯米灌满,然后将切开处用刀把轻轻地砸平,以防漏米。取砂锅,加清水及灌好米的藕,用大火烧沸后盖好盖,改用小火煮,待煮至五成熟时加入少量食碱,继续煮烂为止,待藕变红色捞出凉凉,削去藕的外皮。在扣碗底部垫入猪网油,将藕两头切去,再切成 3 毫米厚的圆片,成 3 排码入碗内,加入蜂蜜、冰糖、桂花卤,再盖上网油,上笼用大火蒸至冰糖完全溶化后取出,翻扣在盘内,去掉网油渣、桂花卤渣,周围放上葡萄即成。

【功效】 养心除烦,益血开胃,清热止渴。

【保健应用】 当点心或佐餐食用。可用于贫血,多病体弱等症的辅助食疗。

芍药甘草蜜饮

【组成】 芍药、甘草各 10 克,陈皮 6 克,蜂蜜 60 克。

【制法】 将芍药、甘草、陈皮放入锅中,加水煎汤,去渣后加入蜂蜜调匀即成。

【功效】 养血益胃。

【保健应用】 每天分 2 次饮用。适用于胃及十二指肠溃疡患者的辅助食疗。

蜜汁红薯

【组成】 红薯 1.5 千克,猪油 500 克,白糖 250 克,糖玫瑰 25 克,蜂蜜 25 克。

【制法】 将红薯洗净去皮,切成长 5 厘米、宽 1 厘米见方的条状。将炒锅烧热,放入猪油烧热后投入红薯条略炸,捞入大碗内,撒上白糖 100 克,将 1 张白纸浸湿封严碗口,上笼蒸 30 分钟。锅中加入开水 100 毫升,白糖 150 克,蜂蜜,糖玫瑰,再将红薯碗中的汁滗入锅内,用中火将蜜汁熬浓。将红薯条翻扣在盘中,浇上蜜汁即成。

【功效】 补中,和血脉,宽肠,通便。

【保健应用】 当点心食用。可用于健脾胃及血痢,便秘等症的辅助食疗。

绿豆红枣饮

【组成】 绿豆 30 克,红枣 30 克,红糖适量。

【制法】 将绿豆、红枣洗净入锅,加水适量,煮至绿豆熟烂,调入红糖适量即成。

【功效】 清热解毒,补血养血。

【保健应用】 每天饮用 1 次,宜连续饮用 15 天。适用于缺铁性贫血等症的辅助食疗。

山楂桃仁露

【组成】 新鲜山楂 1 千克,桃仁 100 克,蜂蜜 250 克。

【制法】 将山楂洗净后打碎,与洗净的桃仁同放入砂锅,加水浸泡 1 小时后用中火煎沸,再用小火慢煎 30～60 分钟,煎取药液两次,合并药液,加入蜂蜜,上笼隔水蒸 1 小时,离火冷却,装瓶盖紧备用。

【功效】 活血化淤,健胃消食,降压降脂,营养心肌。

【保健应用】 每次 10 克,每天 2 次,饭后开水冲服,3 个月为 1 个疗程。适宜用于高血压病,高脂血症等的辅助食疗。

姜丝菠菜

【组成】 菠菜 250 克,鲜嫩姜 25 克,精盐 2 克,酱油、麻油各 5 毫升,花椒油 2 毫升,味精、食醋各适量。

【制法】 将菠菜摘去黄叶,洗净,切成 7 厘米长的段。鲜嫩姜洗净,去皮,切成细丝。锅内加清水烧沸,加入菠菜段略焯水,捞出沥净水,轻挤后装在盘中抖散凉凉,加入姜丝、精盐、酱油、味精、食醋等拌匀,淋上麻油、花椒油即成。

【功效】 养血通便。

【保健应用】 佐餐食用。可用于高血压病,老年性便秘,糖尿病等症的辅助食疗。

木耳核桃炖豆腐

【组成】 黑木耳 30 克,核桃 7 个,豆腐 200 克,精盐、味精、麻油各适量。

【制法】 将黑木耳水发后洗净。核桃仁去皮,洗净,与豆腐一同放入砂锅内,加清水适量,用中火炖熟后加精盐、味精调味,淋上麻油即成。

【功效】 养阴清热,补心肾。

【保健应用】 佐餐食用。适宜用于癫痫和精神性疾病的辅助食疗。

三鲜酿豆腐

【组成】 北豆腐 500 克,水发海参、虾仁、冬笋肉各 20 克,鸡蛋清 2 个,鸡蛋黄 3 个,香菜末 25 克,葱、姜末各 3 克,鸡汤 200 毫升,味精 5 克,精盐 5 克,水淀粉 20 毫升,面粉 15 克,酱油 15 毫升,麻油 5 毫升,素油 50 毫升。

【制法】 将北豆腐切成约 6.7 厘米长、3.3 厘米宽、1.7 厘米厚的长方块,下热油锅炸成金黄色后捞出,从上面片下一薄片后在中间挖成槽状待用。水发海参、冬笋肉切成小丁,下开水锅焯水后入碗。虾仁洗净,加鸡蛋清、淀粉、精盐拌匀上浆,下温油锅划透。将海参丁、冬笋丁、虾仁放入碗中,加入精盐、味精、姜末、麻油拌匀,分别填入豆腐槽中。将鸡蛋黄掺入少量面粉,拌匀后抹在片下的豆腐片上,将豆腐槽盖封好,上笼蒸约 10 分钟取出,滤出汤汁,码入盘中。炒锅上火,加入鸡汤、精盐、味精、酱油,煮沸后加入水淀粉勾薄芡,浇在豆腐槽上,再淋上麻油,撒上香菜末即成。

【功效】 补中益气,清热解毒,益精养血,生津润燥。

【保健应用】 佐餐食用。可用于高血压病,高脂血症,动脉粥样硬化等症的辅助食疗。

生地枸杞蜜

【组成】 鲜生地、鲜枸杞各 1 千克,蜂蜜 100 克。

【制法】 将鲜生地、鲜枸杞加适量水榨取汁,或加水煎汁去渣浓缩,再在榨汁或浓缩液中加入蜂蜜同煎至稀饴糖状即成。

【功效】 滋肝养血。

【保健应用】 每天早晚空腹服用 10～15 克,用黄酒或白开水调服。可用于肝血不足、肝火偏旺的头晕目眩,月经不调引起的贫血以及化疗、放疗后的贫血等症的辅助食疗。腹胀,便溏者忌服。

土豆蜂蜜饮

【组成】 鲜土豆 50 克,蜂蜜适量。

【制法】 将鲜土豆洗净,连皮切碎捣烂,用消毒纱布绞汁,加入蜂蜜搅匀即成。

【功效】 健脾和胃,养血生肌。

【保健应用】 每天早晨空腹饮用。适用于胃溃疡早期患者的辅助食疗。忌食辣椒、大蒜、浓茶、食醋、酒等刺激性食物。

健脑安眠

圆肉猪心汤

【组成】 猪心 1 个(约 300 克),桂圆肉、党参各 30 克,红枣 5 个。

【制法】 将猪心切去肥油,洗净。桂圆肉、红枣(去核)、党参洗净,与猪心一齐放入锅内,加清水适量,武火煮沸后,文火煲 2 小时,调味即可。

【功效】 补益气血,养心安神。

【保健应用】 每日分 2 次服用。适用于气血亏虚引起的失眠健忘者。

黄花合欢大枣汤

【组成】 黄花菜 30 克,合欢花 10 克,大枣 10 枚,蜂蜜适量。

【制法】 将黄花菜洗净,与合欢花共入锅内,水煎去渣取汁,再与大枣共炖熟,调入蜂蜜即成。

【功效】 除烦解郁安神。

【保健应用】 每日1~2次,连服7~10天。适用于肝气不舒引起的惊悸、失眠。

百合芡实汤

【组成】 百合30克,芡实50克。

【制法】 百合、芡实加水煮熟。

【功效】 补肾固精,养心安神。

【保健应用】 加糖调味后服用,每次1小碗,每日1~2次。适用于肾虚引起的失眠多梦,遗精头昏者。

枸杞百合羹

【组成】 枸杞子、百合各15克,鸡蛋黄1个,冰糖适量。

【制法】 枸杞子、百合加水适量,同煮稠烂,加入搅碎的鸡蛋黄和冰糖,再煮沸片刻即可。

【功效】 补肝肾,安心神。

【保健应用】 每日服食2次,可常用。适用于肾阴不足,引起的心悸、失眠者。

银耳参枣羹

【组成】 银耳5克,高丽参10克,枸杞子20克,大枣10枚,鸡汤适量。

【制法】 银耳洗净,清水浸泡30分钟;大枣用清水洗净。银耳、大枣与枸杞子、高丽参、鸡汤共入砂锅内,再加适量清水,小火炖熟即可。

【功效】 益气健脾,养血安神。

【保健应用】 每日分早、晚2次服食,连服数日。适用于气血不足引起的失眠健忘者。

天麻猪脑羹

【组成】 天麻10克,猪脑1个,菱粉适量。

【制法】 将天麻用淘米水浸泡,洗净,切成薄片,入锅,加水适量,用武火烧沸后,改用文火煮半小时,加盐少许,再入猪脑、菱粉少许煮熟即成。

【功效】 滋阴益髓,平肝息风。

【保健应用】 每天分 3 次吃完。适用于心肝血虚之心神不安。

黑豆小麦煎

【组成】 黑豆、小麦各 30 克。

【制法】 将以上两物加水煎煮,去渣取汁。

【功效】 养心益肝,清热止渴。

【保健应用】 饮汁。每天服 1 剂,可连服 5～7 天。适用于心阴不足之心神不宁,夜卧不安者。

百合二仁蜜

【组成】 鲜百合 50 克(或干品 25 克),柏子仁 10 克,酸枣仁 25 克,红枣 10 枚,蜂蜜 10 克。

【制法】 将柏子仁、酸枣仁、百合共入砂锅中,水煎两次。去渣合汁一大碗,加入大枣和适量清水,小火烧 30 分钟,离火,加入蜂蜜搅匀即成。

【功效】 滋肝养心安神。

【保健应用】 每日 1 剂,连用 5～7 天为一疗程。适用于阴虚火旺引起的心悸,失眠者。

栗子桂圆粥

【组成】 栗子 10 只(去壳),桂圆肉 15 克,粳米 50 克,白糖适量。

【制法】 将栗子切成小块,与粳米同煮粥,待粥将熟时放入桂圆肉和白糖少许。

【功效】 补心益肾,健脾养血,生津润燥。

【保健应用】 作早餐食用。适用于心肾精血不足之神经衰弱者。

桂花莲子

【组成】 干莲子 100 克,鲜桂花、白糖各 50 克,糯米粉 150 克,食用碱、糖桂花、熟芝麻各 5 克。

【制法】 (1)先将鲜桂花择洗干净,装盘;煮锅内放进清水烧开,加碱溶化后,放进干莲子,不停地搅拌,见莲子外皮脱落,水色发红,即可倒出锅中水,再放入清水漂洗,后用牙签捅出莲心洗净控干,放入碗内,加水上笼用旺火蒸 20 分钟取出凉凉;先拣饱满的莲子放在糯米粉中,使莲子表面均匀地沾上一层糯米粉后放入漏勺中,在沸水锅中浸烫,连续 3 次,使粉粘在莲子上,倒入糯米粉中粘粉,再下沸水锅中浸烫,使莲子外层裹上较厚的粉衣待炸。

(2)炒锅烧热,放油烧至七成热,投入粘满米粉的莲子炸制,炸时不断地用小手勺翻动,待呈金黄色时捞出控油;炒锅留底油,加入白糖、清水,用手勺不断地搅拌均匀,待糖溶化成浆液,色呈淡黄,稍有黏性起丝时,放入糖桂花,再放入炸脆的莲子,用手勺轻轻推匀,撒上熟芝麻和鲜桂花,放入涂过油的大平盘中即成。

【功效】 健脾止泻,养心安神。

【保健应用】 随意食用。适用于心脾两虚引起的失眠者。

柏子猪心片

【组成】 柏子仁 10 克,猪心 1 个,绍酒、味精、酱油、姜片、葱各适量。

【制法】 柏子仁洗净,烘干研成粉末,放入盘中;猪心洗净,切成片,放葱、绍酒、姜片、味精、酱油、柏子仁粉,浇上鲜汤各适量,入笼中蒸熟即可。

【功效】 养血安神。

【保健应用】 佐餐食用。适用于心悸,心烦,神经衰弱者。

玫瑰花烤羊心

【组成】 鲜玫瑰花 50 克,羊心 45 克,精盐适量。

【制法】 将玫瑰花清水洗净,放入锅中,加入清水,精盐各适量,煮数分钟,待冷后备用;将羊心用清水洗净,切成小块穿在烧签上,边烧边蘸玫瑰盐水,反复在明火上烧炙,烧熟即成。

【功效】 补心安神。

【保健应用】 宜趁热食用。适用于心血亏虚引起的惊悸失眠,郁闷不乐者。

胡桃桂圆鸡丁

【组成】　胡桃肉 30 克,桂圆肉 10 克,嫩鸡肉 200 克,鸡蛋 1 个,香菜 50 克,姜、葱、胡椒粉、淀粉、白糖、酱油、麻油、食盐各适量。

【制法】　胡桃肉入油锅炸熟,切成细粒;桂圆肉洗净切细粒;鸡肉去皮洗净切丁,用胡椒粉、白糖、食盐拌匀腌渍;香菜、姜、葱各切末;鸡蛋打入碗中加淀粉调成汁。油放入炒锅中烧热,下姜、葱末炝锅,加入鸡丁,炒片刻,加酱油炒至将熟时,下胡桃肉、桂圆肉拌炒至熟,再倒入鸡蛋汁炒至熟,最后撒香菜末,淋上麻油炒匀即可。

【功效】　补肾健脾,养心安神。

【保健应用】　佐餐用。适用于心肾两虚失眠健忘者。

磁朱鸡肝酥

【组成】　鲜鸡肝 500 克,神曲粉 20 克,磁石粉 10 克,朱砂粉 5 克,鸡蛋 1 个,淀粉、精盐、酱油、料酒、姜片、味精、葱节、菜油各适量。

【制法】　(1)将鸡肝洗净,切成片放入碗内,加姜、葱、料酒、精盐拌匀;鸡蛋打入碗中,加神曲粉、磁石粉、味精、酱油、淀粉拌匀,加鸡肝片调和均匀。

(2)炒锅置中火上,入菜油烧至七成热,将鸡肝片拌散入油锅,用竹筷拨散,防止粘连,炸至黄色起锅,待油温升至七成热时,回炸一下,起锅入盘,撒上朱砂粉即成。

【功效】　补肝益精,宁心安神。

【保健应用】　佐餐食之,每日 1 次,病好停服。适用于心悸失眠,耳鸣目昏,记忆力减退者。

桂圆鹌鹑蛋

【组成】　鹌鹑蛋 3 个,桂圆肉 20 克,红糖适量。

【制法】　桂圆肉洗净后放入汤碗内,磕入鹌鹑蛋,放入红糖,加适量清水,隔水蒸熟即可。

【功效】　养心神,补气血。

【保健应用】　每日 1 次,饮汤食料。适用于心血虚引起的失眠多梦,记忆力减退者。

牡蛎发菜粥

【组成】 牡蛎肉、猪瘦肉各 50 克,发菜 25 克,大米适量,调料少许。

【制法】 将牡蛎、发菜水发洗净,猪瘦肉剁制成肉丸。在瓦煲内注入适量清水煮沸,加入大米,放发菜、牡蛎同煮至米开花,再放肉丸煮沸至熟,加入调味料适量即可食用。

【功效】 滋阴养血,软坚祛痰。

【保健应用】 每日 2 次,分早、晚服之,吃肉食粥。适用于心神不宁,便秘,瘿瘤,并能抗癌延寿。

桂圆大枣煲鸭

【组成】 桂圆肉 30 克,大枣 10 枚,陈皮 6 克,鸭 1 只。

【制法】 将鸭宰杀后去毛及内脏,洗净,切块,与桂圆肉、大枣和陈皮共入锅,用武火煮沸后,改用文火煲至鸭熟透,调味即可。

【功效】 健脾补血,补心安神,滋阴清热。

【保健应用】 食肉饮汤,分次食完。适用于心血不足引起的心悸、失眠者。

核桃人参汤

【组成】 核桃仁 25 克,人参 6 克,生姜 3 片,冰糖少许。

【制法】 将核桃仁、人参、生姜共入砂锅中,加水适量,煎汁一碗。去生姜,加入冰糖稍炖即成。

【功效】 补气温肾安神。

【保健应用】 每日 1 剂,临睡前温服,连用 3～5 天为一疗程。适用于心肾阳虚引起的心悸。

桂圆粥

【组成】 桂圆肉 25 克,粳米 100 克,白糖少许。

【制法】 将桂圆肉、粳米分别洗净,加水 500 毫升共煮,以米烂为度,调入白糖即可食用。

【功效】 补养心血。

【保健应用】 随意服食。适用于心血不足引起的心悸、失眠者。

枣仁桂圆粥

【组成】 酸枣仁 30 克,桂圆肉 15 克,糯米 50 克,红糖 6 克。

【制法】 将酸枣仁洗净,捣碎,用双层纱布包好;桂圆肉切成小粒。糯米淘洗干净,共同入锅内,加入清水适量,煮成稀粥,调入红糖即成。

【功效】 健脾补血,养心安神。

【保健应用】 每日 1 次,睡前 1～2 小时食用。适用于心脾两虚引起的失眠健忘者。

聪耳明目

鲍鱼烩海参

【组成】 鲍鱼 1 个,海参 1 个,香菇 30 克,荷兰豆 50 克,葱、姜、蒜、水淀粉各适量。

【制法】 将鲍鱼洗净,切成薄片;海参浸泡,膨胀后,纵切成两半,去肠肚及泥沙,洗干净后,用滚水烫软,切成薄片;香菇浸软,去蒂,切成丝。荷兰豆除去豆荚的筋,用滚水烫一下。然后将葱、姜、蒜放入油锅中爆炒,再放入香菇、海参、鲍鱼,最后放荷兰豆煸炒,调味后,用水淀粉勾芡即可。

【功效】 补肾益精,养血润燥,清热明目。

【保健应用】 佐餐食用。适用于肝肾精血亏虚,两目干涩,视物模糊者。

菊花炒鸡片

【组成】 鸡胸肉 250 克,鲜菊花 50 克,鸡蛋 1 个,葱、姜、盐、料酒、糖、味精、麻油各适量。

【制法】 先将鸡肉洗净切成片,用鸡蛋清、盐、料酒、姜末、葱末拌匀;将盐、白糖、味精、麻油拌成汁。鸡片放入油锅中翻炒,放入料酒,然后把调料汁及菊花投入锅内稍炒,即可食用。

【功效】 健脾益气,清热明目。

【保健应用】 每日食用。适用于肝经有热、视物不清者。

枸杞鸡丁

【组成】 鸡脯肉 250 克,枸杞子 12 克,净青笋 50 克,葱花、精盐、酱油、植物油、水淀粉、醋、绍酒各适量。

【制法】 鸡胸脯肉、青笋分别切丁;鸡丁加精盐、水淀粉拌均匀;将醋、酱油、水淀粉兑成滋汁待用;枸杞子用温水洗净。炒锅置旺火上,下油烧至六成热时,下鸡丁炒散加绍酒、青笋煸炒,再烹入滋汁,撒入葱花、枸杞子炒匀起锅即可食用。

【功效】 养阴清热,补虚明目。

【保健应用】 每日 1～2 次,佐餐随意食用。适用于肝肾阴虚两目干涩,视物不清者。

野菊花炒肉片

【组成】 野菊花及嫩茎叶(洗净,去苦味,切段)200 克,猪肉片 400 克,料酒、精盐、味精、酱油、葱花、姜丝各适量。

【制法】 猪肉片加入料酒、精盐、味精、酱油、葱花、姜丝腌渍 10 分钟。锅烧热,倒入猪肉煸炒入味后,投入野菊炒至入味,即可出锅食用。

【功效】 清热解毒,润燥明目。

【保健应用】 佐餐食用。适用于目涩肿痛,羞明者。

芹菜炒猪肝

【组成】 芹菜 300 克,猪肝 200 克,猪油约 100 克,白糖、酱油、盐、料酒、淀粉各适量。

【制法】 将芹菜、猪肝分别洗净,芹菜切成段;猪肝切成薄片,用酱油、盐、淀粉调拌均匀。锅中加猪油适量,大火烧至七成热,下猪肝快炒,待变色后捞起,控去油。锅留油少许,下入芹菜,炒熟放入调味品,再倒入猪肝翻炒均匀,用水淀粉勾芡即可食用。

【功效】 清补肝肾,益精明目。

【保健应用】 每日 1 次,佐餐食用,连服数日即可。适用于头晕,目涩眼花,视物不清,口咽干燥,心烦易怒者。

酱醋羊肝

【组成】 羊肝 500 克,淀粉、植物油、酱油、醋、白糖、绍酒、生姜、葱各适量。

【制法】 羊肝洗净,切成薄片,外裹淀粉。锅烧热,下油烧沸,将羊肝倒入爆炒,烹以酱油、醋、白糖、绍酒、生姜、葱,炒至嫩熟即成。

【功效】 养肝明目。

【保健应用】 佐餐食用。适用于肝血虚少、视物模糊者。

菊花鱼球

【组成】 菊花 2 朵,鲈鱼 500 克,植物油、味精、熟猪油、鸡蛋清、姜汁、姜茸、盐、清汤、水淀粉各适量。

【制法】 将鱼刮成鱼泥,加清水适量、精盐少许,顺同一方向搅动,再加清水适量、姜汁少许搅拌。后加蛋清 5 个继续搅上劲,加水淀粉适量搅拌均匀,加味精、熟猪油一起搅匀即成鱼茸。将鱼茸挤成鱼丸,下沸水汆熟,迅速捞出放冷水中。菊花取菊花瓣,不要花蕊,入沸水汆,立即捞起。起油锅,将油烧八成热,煸姜茸出香味,下鱼丸滑炒,放清汤稍煮热透,勾薄芡,放菊瓣迅速盛起即可。

【功效】 清肝明目,养血祛翳。

【保健应用】 佐餐食用。适用于肝阴虚有热引起的头晕眼花。

菟丝子蛋饼

【组成】 菟丝子 10 克,鸡蛋 1 个,油适量。

【制法】 先将菟丝子洗净,烘干研成细粉末,再将鸡蛋去外壳打入菟丝子粉内调匀。净锅置于旺火上加油烧热,倒入菟丝子鸡蛋糊煎炸成饼即可。

【功效】 补肝明目。

【保健应用】 佐餐食用。适用于肝血不足所致的视物模糊者。

女贞火锅

【组成】 女贞子 25 克,猪肝、鸡骨架各 500 克,慈姑、胡萝卜各 100 克,香菇 50 克,胡椒粉、酱油、精盐、味精、绍酒、熟鸡油各适量。

【制法】 将女贞子洗净,装纱布袋扎紧口;猪肝、慈姑、胡萝卜、水发香菇分别洗净,切片。净锅置旺火上,女贞子、鸡骨架熬汤,汤熟去渣取汁加胡萝卜、香菇、慈姑、味精、胡椒粉、绍酒、酱油、精盐、熟鸡油煮熟即可。

【功效】 补肝肾,益气血,聪耳明目。

【保健应用】 冬季时令菜。适用于肝肾不足,气血虚弱的发白,目昏,耳鸣者。

圆肉益母汤

【组成】 益母草 15 克,桂圆肉 30 克,白糖 20 克。

【制法】 先将益母草洗净,放入砂锅内,加入适量清水煎煮,去渣取汁,加入桂圆肉,煮透后加白糖溶化调和均匀,即可饮用。

【功效】 补虚养血,明目。

【保健应用】 每日食用。适用于气血亏虚所致的视物不清者。

牛髓地黄汤

【组成】 黑牛骨髓、地黄汁、白蜜各 60 克。

【制法】 将以上三味同煮 1 小时即可。

【功效】 补肾聪耳。

【保健应用】 每日服食 2 次,连服 1～3 周。适用于肾虚耳聋耳鸣者。

奶油猪肝汤

【组成】 鲜猪肝 150 克,奶油 100 克,菠菜 50 克,水淀粉 15 克,鲜汤、味精、精盐、葱花各适量。

【制法】 选用新鲜猪肝洗净,切成柳叶片,盛于碗内,加精盐、水淀粉搅拌均匀;菠菜洗净,折成约 5 厘米长小段。净锅置旺火上,加鲜汤、胡椒粉、奶油烧开时,放入菠菜、肝片氽至熟,盛于碗内调入味精、葱花即可。

【功效】 补肝,养血,明目。

【保健应用】 饮汤食猪肝。适用于血虚萎黄,夜盲,水肿者。

羊肝汤

【组成】 羊肝 50 克,调料各适量。

【制法】 先将新鲜的羊肝洗净切成片。锅内放适量的清水煮沸后,加入羊肝片,煮 2～3 沸,加盐、味精等调料,即可食用。

【功效】 养肝明目。

【保健应用】 每晚睡前食用。适用于目涩眼花,视物不清,夜盲者。

枸杞羊肝汤

【组成】 羊肝、猪瘦肉各 250 克,党参、当归各 15 克,枸杞子 10 克,红枣 4 个,生姜 4 片,调料适量。

【制法】 羊肝去筋膜、洗净,用沸水焯一下;猪瘦肉洗净切块。再将红枣(去核)、党参、当归、枸杞子、生姜洗净,与羊肝、猪瘦肉一齐放入锅内,加清水适量,武火煮沸后,用文火煲 2 小时,调味即可。

【功效】 补血益气,养肝明目。

【保健应用】 食肉和枸杞子、红枣,喝汤。适用于气血两虚所致视力减退者。

豌豆杞子鲍鱼汤

【组成】 鲍鱼、豌豆各 90 克,枸杞子 30 克,生姜、红枣各适量。

【制法】 把全部原料洗净,放入锅内,加清水适量,文火煲 2 小时,调味即可。

【功效】 清肝明目,养肝解毒。

【保健应用】 吃鱼、豌豆、枸杞子、红枣,喝汤。适用于肝肾阴虚所致的头晕眼花,视力减退者。

双花决明汤

【组成】 密蒙花、菊花各 60 克,车前子(布包)25 克,石决明 125 克,蜂蜜适量。

【制法】 将密蒙花、菊花、车前子、石决明洗净,放入锅内,加清水适量,文火煲 1 小时,取汁兑蜂蜜。

【功效】 清肝明目,疏散风热。

【保健应用】 随量饮用。适用于肝阳上亢所致的头晕眼花,视力下降者。

芦荟汁

【组成】 芦荟叶、白糖各适量。

【制法】 芦荟叶洗净,加入适量清水煎煮,取汁去渣,加入白糖调和均匀,即可饮用。

【功效】 生津养阴,明目。

【保健应用】 每日 1 次,随量饮用。适用于津液不足所致的视力减退,视物不清者。

菊花粥

【组成】 菊花 10 克,糯米 60 克。

【制法】 先将糯米淘洗干净,放入砂锅内,注入清水适量。菊花烘干磨成细粉末,同糯米一起置于火上煮成粥即可食用。

【功效】 养肝明目。

【保健应用】 每日早、晚空腹温热服食。适用于肝经有热引起的头昏眼花者。

菊花决明子粥

【组成】 白菊花瓣 10 克(洗净),决明子 15 克,粳米 100 克,冰糖适量。

【制法】 先将决明子炒至微香,与洗净的白菊花同入砂锅,加入清水适量,煎至水半量时,去渣留汁,加入淘洗干净的粳米,再加入清水适量和冰糖,用旺火烧开后转用小火熬煮成稀粥。

【功效】 清肝明目,降火通便。

【保健应用】 每日早、晚餐服食。适于目赤肿痛,视物昏花及高血压病患者用。

菊花枸杞猪肝粥

【组成】 大米 30 克(淘洗净),蟹爪菊花 2 朵(摘瓣洗净),猪肝 60 克(切片),枸杞 15 克。

【制法】 把大米、菊花、猪肝、枸杞一同放入锅内,加入清水适量煮熬成粥即可。

【功效】 清肝明目,补血养肝。

【保健应用】 每日 2 次,早、晚餐食用。适用于老年人头眩目暗,视物昏花等症。

双花决明小米粥

【组成】 密蒙花、菊花各 30 克,谷精草、石决明各 50 克,小米 100 克,蜂蜜、水各适量。

【制法】 将密蒙花、菊花、谷精草、石决明洗净共装入纱布药袋中,口扎紧。小米洗净,置锅内加适量水和纱布药袋,用旺火煮沸后去药袋,并改用文火熬至米熟软,加入蜂蜜拌匀即成。

【功效】 健脾开胃,清肝明目,疏散风热。

【保健应用】 每日 1 次,10 日为一疗程。适用于目赤肿痛、夜盲及视力减退者。

梅花粥

【组成】 白梅花 5 克,粳米 80 克。

【制法】 先将粳米煮成粥,再加入白梅花,煮 3 分钟即可。

【功效】 疏肝理气,养肝明目。

【保健应用】 每餐 1 碗,每日 2 次,可连服 1 周。适于肝气不舒,食欲缺乏,视物昏花者食用。

桑葚粥

【组成】 新鲜桑葚 100 克(干品减半),糯米 60 克,冰糖适量。

【制法】 将桑葚洗净,与糯米同煮粥,粥煮成后加冰糖。

【功效】 补肝养血,明目益智。

【保健应用】 每日 1～2 次,每次 1 碗,可常服。适于肝肾亏虚引起的头晕眼花,失眠多梦,须发早白者食用。

枸杞粥

【组成】 枸杞子 30 克,大米 60 克。

【制法】 先将大米煮成粥,然后加枸杞子再煮 5 分钟即可。

【功效】 滋补肝肾,明目养脑。

【保健应用】 每日 1～2 次,每次 1 碗,可常服。适于肝肾阴虚引起的头晕目涩,腰膝酸软者食用。

猪肝绿豆粥

【组成】 新鲜猪肝 100 克,绿豆 50 克,大米 100 克,食盐、味精各适量。

【制法】 先将绿豆、大米熬粥,将成熟时加猪肝(切条)同煮,熟后加调味品即可。

【功效】 补肝养血,清热明目。

【保健应用】 每日 1～2 次,每次 1 碗,可连服 3～5 天。适于肝虚血少引起的视力减退,视物模糊者食用。

猪肝赤小豆粥

【组成】 赤小豆 50 克,猪肝、大米各 100 克。

【制法】 将猪肝洗干净切成片。赤小豆洗净,放入砂锅内加清水适量煮至半熟,放入大米同煮,将熟时放入猪肝片,熟透即可食用。

【功效】 补肝明目,养血健身。

【保健应用】 每日 2 次,分别作早、晚餐食用。适用于血虚所致视物不清者。

猪羊鹿肾粥

【组成】 猪肾、羊肾、鹿肾各 50 克,粳米 100 克,葱、姜、胡椒、精盐等适量。

【制法】 将猪、羊、鹿肾洗净切碎,与米同煮沸,加入适量葱、姜、胡椒、精盐等调料煮熟即可。

【功效】 补肾益气,壮阳益精。

【保健应用】 空腹温食之。适用于肾虚耳聋耳鸣者。

枸杞羊肾粥

【组成】 枸杞叶 250 克(或枸杞子 30 克),羊肾 50 克,羊肉 60 克,粳米 100 克,葱白少许,盐适量。

【制法】 将羊肾剖开,去其筋膜,洗净切碎。羊肉洗净切碎。先将洗净的枸杞叶煎煮取汁,用枸杞汁与羊肾、羊肉、粳米、葱白同煮成粥,加盐调匀即可。

【功效】 温肾阳,益精血。

【保健应用】 趁热食用,经常服食。适用于肾虚引起的头晕目眩,视力减退,腰膝酸软无力者。

鲤鱼脑髓粥

【组成】 鲤鱼脑髓 60 克,粳米 25 克,姜末、盐、味精、葱花各适量。

【制法】 将鲤鱼脑取出,洗净。用淘洗净的粳米煮粥,粥欲熟时,放入鱼脑及调料,煮沸即可。

【功效】 补肾健脑聪耳。

【保健应用】 可常服食。适用于老年人头晕眼花,耳聋耳鸣,记忆力减退者。

山药鸡蛋粥

【组成】 山药 50 克,大米 80 克,鸡蛋 3 个,冰糖适量。

【制法】 将山药洗净,入锅蒸熟,用刀切碎,待用。把大米淘洗干净,与山药齐下锅,加清水适量,置于旺火上烧沸,以文火熬煮,快起锅时,将鸡蛋打入碗中,去掉鸡蛋清,把蛋黄打散,倒入粥中,再加入冰糖,迅速搅匀,即可食用。

【功效】 滋阴补血,养血安神。

【保健应用】 每日早、晚温食。适用于阴血不足,失眠多梦,视物模糊者。

肝肾米饭

【组成】 猪肝、猪肾各 50 克,粳米 150 克,姜、葱、盐、料酒、熟植物油适量。

【制法】 将猪肝剥去筋膜,切成薄片。再将猪肾沿纵向剖开,除去筋膜及臊腺,切成小丁。生姜切碎加入少量水,取汁。把切好的猪肝、猪肾放入碗内,加入熟植物油、姜汁、料酒、盐,拌匀,腌渍半个小时。最后把粳米淘洗干净放入盆中,加适量水,上笼蒸至米饭将熟时,将腌好的猪肝、猪肾平铺在米饭上,继续蒸 20 分钟,熟后取出拌匀即成。

【功效】 滋补肝肾,明目悦耳。

【保健应用】 顿服。适用于肝肾亏虚而致的头晕目眩,视物不清,耳鸣者。

菟丝饼

【组成】 菟丝子 30 克,面粉 500 克,猪油 500 毫升(实耗 100 毫升),白糖 30 克。

【制法】 将菟丝子洗净放入铝锅内,加水适量煎熬 3 次,收药液合在一起。用药液和面,再加入白糖,做成小饼。铁锅洗净加热,放入猪油,小饼放入铁锅内炸黄,沥干油则可食用。

【功效】 补肾益精,养肝明目。

【保健应用】 可供早餐或点心食用。适用于肝肾亏虚引起的视物不清者。

明目小笼包

【组成】 面粉、猪瘦肉各 500 克,枸杞子 100 克,精盐、味精、酱油、糖、料酒各适量。

【制法】 先等枸杞子洗净,研碎备用。猪瘦肉洗净,剁成肉泥,放入锅内,加入枸杞子及各种调料,拌匀成馅。面粉加水适量和成面团,做成皮子,包入馅心,捏成包子形,上笼用旺火沸水蒸约 8 分钟即可。

【功效】 补益肝肾,滋阴明目。

【保健应用】 适用于肝肾虚弱引起的视物昏花者。

薄荷叶粥

【组成】 薄荷叶 10 克,粳米 100 克。

【制法】 将薄荷叶洗净入锅,加水 200 毫升,置中火上煮成 100 毫升,去渣取汁。将粳米淘洗干净,加水 800 毫升,大火烧开后改小火煮成稀稠粥,粥成时兑入薄荷汁,再煮片刻即成。

【功效】 疏散风热,清利头目,透疹。

【保健应用】 每天分数次食用。可用于目赤,外感风热,头痛发热,咽喉肿痛及麻疹初起透发不畅,夏季风热感冒等症的辅助食疗。凡脾胃虚寒者宜少食。

荸荠粥

【组成】 荸荠、粳米各 50 克。

【制法】 将荸荠削去表皮,切成片,与淘洗干净的粳米同入锅,加水 500 毫升,用大火烧开后改用小火熬煮成稀粥。

【功效】 清热,化痰,消积。

【保健应用】 温热食用,每天 2～3 次。可用于目赤,咽喉肿痛,咳嗽等症的辅助食疗。凡虚寒及血虚者不宜服用。

鳖甲薏苡仁粥

【组成】 鳖甲 15 克,金银花 12 克,柴胡 9 克,薏苡仁 18 克,粳米、红糖各适量。

【制法】 将鳖甲、金银花、柴胡洗净,放入锅中,加水煎汤,取汁与淘洗干净的粳米和薏苡仁同入锅煮成粥,加入红糖调味即可。

【功效】 清肝利胆。

【保健应用】 早晚分服。可用于肝胆郁热所致的中耳炎等症的辅助食疗。

车前子粥

【组成】 车前子 12 克,粳米 50 克。

【制法】 将车前子用纱布包好,放入砂锅,加水 200 毫升,中火煎至 100 毫升去药袋,加入粳米,再加水 400 毫升,小火煮至粥成。

【功效】 养肝明目,利水消肿,祛痰止咳。

【保健应用】 温热食用,每天 2 次。可用于球结膜水肿,目赤肿痛,高血压病,高脂血症,老年慢性支气管炎等症的辅助食疗。凡肾虚滑精者不宜服用。

车前叶粥

【组成】 鲜车前叶 60 克,葱白 3 棵,粳米 100 克。

【制法】　将车前叶和葱白洗净、切碎,同入砂锅,加水 200 毫升,中火煎至 100 毫升,去渣后与粳米同入锅,加水 600 毫升,用大火烧开后改用小火熬煮成稀粥。

【功效】　利尿,清热,明目,祛痰。

【保健应用】　每天分 2～3 次食用,宜连用 5～7 天。可用于目赤肿痛,急性肾炎,尿血,水肿,肠炎,痢疾,尿路感染,急慢性气管炎,高血压病等症的辅助食疗。凡患有遗精、遗尿者不宜服用。

淡菜拌芹菜

【组成】　淡菜 20 克,芹菜 60 克,食醋、精盐、麻油各适量。

【制法】　将淡菜用开水发软后洗净,放入锅中,加清水适量,先用大火烧开,再用小火煮透。将芹菜洗净,切成段,放入沸水锅中焯水后捞出沥去水分,然后与淡菜同放入碗中,加入精盐、食醋、麻油调味,拌匀即可。

【功效】　补肝肾,平肝阳。

【保健应用】　佐餐食用。可用于肝肾阴虚阳亢引起的头晕目眩、耳鸣、头痛等症的辅助食疗。

柑橘粥

【组成】　橘饼、白糖、糯米各 100 克。

【制法】　将橘饼切成碎米粒大小备用。糯米淘洗干净,放入砂锅,加清水 1 升及橘饼末,用大火烧开后改用小火煮成稀稠粥,加入白糖调味即可。

【功效】　健胃消食,下气宽中,润肺,镇咳化痰,止痢。

【保健应用】　早晚分服。可用于夜盲症,维生素缺乏症,皮肤角化症,伤食泄泻,食欲缺乏,胸腹胀满,咳嗽痰多等症的辅助食疗。

枸杞叶羊肾粥

【组成】　鲜枸杞叶 500 克,羊肾 2 只,粳米 250 克,精盐适量。

【制法】　将鲜枸杞叶洗净,切碎,羊肾去筋膜、腺膜,洗净、切碎,与淘洗干净的粳米同入锅,加水 2.5 升,用大火烧开后改用小火熬煮成稀粥,加精盐调味。

【功效】 补肾,益精,明目。

【保健应用】 分数次食用。可用于肾虚耳鸣,耳聋,遗精,阳痿,腰痛,脚跟疼痛,夜多小便等症的辅助食疗。

枸杞叶粥

【组成】 鲜枸杞叶 100 克,糯米 50 克,白糖适量。

【制法】 将鲜枸杞叶洗净入锅,加水 300 毫升,煎至 200 毫升,去渣后与淘洗干净的糯米、白糖同入砂锅,加水 300 毫升,用大火烧开后再用小火熬煮成稀粥即可。

【功效】 补益肝肾,清热明目。

【保健应用】 早晚分服。可用于头晕目赤,夜盲症,虚劳发热,肝肾精亏,烦渴,宫寒不孕,阳痿等症的辅助食疗。性功能亢进者不宜服用。

枸杞羊肉粥

【组成】 鲜枸杞叶、粳米各 250 克,羊肉 100 克,羊肾 1 只,葱白、精盐各 5 克。

【制法】 将羊肾去筋膜,洗净后切碎;羊肉洗净,切碎;鲜枸杞叶洗净后入锅,煎汁去渣,再与淘洗干净的粳米、羊肾、羊肉、葱白等同入锅,加水适量,用大火烧开后再用小火熬煮成稀粥,加精盐调味。

【功效】 滋肾阴,补肾气。

【保健应用】 每天温热食用。可用于头晕耳鸣,听力减退,肾虚阳痿,腰脊疼痛,尿频,遗尿等症的辅助食疗。

胡萝卜粥

【组成】 胡萝卜 5 根,粳米 125 克。

【制法】 将胡萝卜洗净后切丝,与淘洗干净的粳米同入锅中,加清水适量,用大火烧开后再用小火熬煮 30 分钟左右,直至煮成稀粥。

【功效】 养肝明目,补脾健胃。

【保健应用】 早、晚餐食用。可用于肝血亏虚引起的目涩夜盲、皮肤干燥、血压升高、消渴多饮、食欲缺乏、消化不良等症的辅助食疗。

黄花粥

【组成】 鲜黄花菜 5 朵,猪瘦肉末、水发木耳各 50 克,精盐 5 克,味精 2 克,麻油 25 毫升,糯米 100 克。

【制法】 将新鲜黄花菜洗净,用沸水煮透捞起待用;水发木耳切成丝;糯米淘洗干净后入锅,加清水 1 升,置火上烧开,熬煮至米粒煮开花时加入猪瘦肉末、黄花菜、水发木耳丝、精盐、味精、麻油,稍煮片刻即可。

【功效】 利尿消肿,解热止痛,消食利膈,安神明目。

【保健应用】 每天分次食用。可用于视力减退,小便赤涩,身体烦热,食欲缺乏,神疲乏力等症的辅助食疗。

菊苗粥

【组成】 新鲜甘菊嫩芽(或幼苗)30 克,粳米 100 克,冰糖适量。

【制法】 将甘菊苗洗净、切碎,加水煎取药汁,与粳米及冰糖同入砂锅,加水适量,用大火烧开后改用小火熬煮成稀粥。

【功效】 清肝明目,降血压。

【保健应用】 温热食用。可用于目昏生翳,冠心病,高血压病,高脂血症,中暑等症的辅助食疗。凡脾胃虚寒,慢性泄泻者不宜服用。

山药夜明粥

【组成】 夜明砂、菟丝子各 9 克,山药 30 克,粳米 60 克,红糖适量。

【制法】 将上述原料中的前 3 味用纱布包好入锅,加水 1 升,中火煎至 600 毫升,加入淘洗干净的粳米和红糖,用大火烧开后再用小火熬煮成粥。

【功效】 滋补肝脾。

【保健应用】 每天 1 次,连用 15～20 天。可用于白内障等症的辅助食疗。

羊肝粥

【组成】 羊肝、粳米各 50 克,精盐适量。

【制法】 将羊肝洗净后切片入锅,加水适量,煮熟后与淘洗干净的粳米同入锅,加水适量,用大火烧开后改用小火煮成粥,加入精盐调味即可。

【功效】 养肝明目。

【保健应用】 每天食用,宜连用 7 天。可用于目昏生翳等症的辅助食疗。

榛子枸杞粥

【组成】 榛子仁 30 克,枸杞子 15 克,粳米 50 克。

【制法】 将榛子仁捣碎,与枸杞子同入锅,加水煎汁,去渣取汁,与淘洗干净的粳米一同入锅,加水适量,用大火烧开后改用小火熬煮成粥即可。

【功效】 养肝,益肾,明目,丰肌。

【保健应用】 每天早晚空腹食用。可用于肝血亏虚引起的头昏眼花、视力减退、夜盲症、面色无华等症的辅助食疗。

猪肝鸡蛋粥

【组成】 猪肝、粳米各 50 克,鸡蛋 1 个,精盐、姜末、味精各适量。

【制法】 将猪肝洗净、切碎,与洗净的粳米同入锅,加水适量,用大火烧开后改用小火煮粥,粥熟后打入鸡蛋,加精盐、姜末、味精调匀,再稍煮即可。

【功效】 补血,养肝,明目。

【保健应用】 空腹食用。可用于夜盲症的辅助食疗。

葱白猪肝鸡蛋汤

【组成】 猪肝 200 克,葱白 5 根,鸡蛋 2 个,精盐适量。

【制法】 将猪肝洗净后切片,加水煮汤,熟后磕入鸡蛋液搅拌,放入葱白煮片刻,加精盐调味即可。

【功效】 补血,养肝,明目。

【保健应用】 佐餐食用。可用于夜盲症,近视等症的辅助食疗。

地耳豆腐汤

【组成】 鲜地耳 500 克,豆腐 200 克,精盐、味精、葱花、素油各适量。

【制法】 将鲜地耳去杂后洗净,入沸水锅焯水后,捞出沥干,切成段。豆腐切块,入沸水锅焯水后捞出。净锅加素油烧热,放入葱花煸香,放入豆腐块,加入精盐和水适量烧至入味,投入鲜地耳再烧至入味,加入味精出锅即成。

【功效】 清热明目,宽中益气,滋养强壮。

【保健应用】 佐餐食用。可用于目赤肿痛,夜盲症,脱肛等症的辅助食疗。

番茄牛肝汤

【组成】 番茄、土豆各 200 克,牛肝、牛肉各 100 克,精盐、黄酒、酱油、淀粉、白糖、姜片各适量。

【制法】 将白糖、酱油、精盐、黄酒和淀粉调匀,做成腌料备用;牛肝和牛肉洗净,切成薄片,与腌料拌匀,腌 10 分钟左右。番茄、土豆洗净,切成块。瓦煲内放清水适量,用大火烧沸后放入番茄块、土豆块和姜片,改用中火煲至番茄出味、土豆熟,再放入牛肝和牛肉烧熟,以精盐调味即可。

【功效】 养肝明目。

【保健应用】 佐餐食用。可用于肝脾两虚,视力下降,头昏眼花,精神疲乏,食欲缺乏,口干口渴等症的辅助食疗。

枸杞叶蚌肉汤

【组成】 蚌肉 100 克,枸杞叶 400 克,鸡蛋 2 个,姜 2 片,精盐适量。

【制法】 将枸杞叶洗净;蚌肉洗净,切成块;鸡蛋磕入碗中,搅匀成蛋液。瓦煲内加清水适量,放入蚌肉块和姜片,用大火煲至水沸,改用中火继续煲 60 分钟左右,然后放入枸杞叶,再用小火继续煲 30 分钟左右,放入鸡蛋液和精盐即可。

【功效】 清热,养阴,明目。

【保健应用】 佐餐食用。可用于视物模糊不清,身体燥热,小便不畅,大便秘结,周身关节疼痛,皮肤瘙痒等症的辅助食疗。

枸杞叶猪肝汤

【组成】 枸杞叶 100 克,猪肝 200 克,精盐适量。

【制法】 将猪肝洗净后切片,放入热水锅内用小火煨汤,猪肝熟后放入洗净的枸杞叶,再煮沸后加精盐调味即成。

【功效】 清热解毒,养血明目。

【保健应用】 佐餐食用。可用于风热目赤,双眼涩痛流泪,视力减退,夜盲症等症的辅助食疗。

枸杞猪肝汤

【组成】 猪肝 100 克,枸杞子 50 克,黄酒、精盐、葱段、姜片、胡椒粉、猪油各适量。

【制法】 将枸杞子去杂,洗净;猪肝洗净,切成片。锅烧热,放入猪油,下猪肝片煸炒,加入黄酒、葱段、姜片、精盐,继续煸炒,加入清水适量,放入枸杞子共煮,煮至猪肝熟透,再加胡椒粉调味即可。

【功效】 滋肾,润肺,养血,补肝,明目。

【保健应用】 佐餐食用。可用于肝虚所致的头晕眼花、夜盲症、贫血等症的辅助食疗。

海参枸杞虾肉汤

【组成】 鲜虾肉 100 克,水发海参 200 克,猪瘦肉 50 克,姜片 10 克,枸杞子、精盐适量。

【制法】 将鲜大虾去壳取肉,挑去虾肠,洗净沥干备用;海参、猪瘦肉洗净,切片;枸杞子洗净。瓦煲内加清水适量,用大火煲至水滚后放入枸杞子、海参片、猪瘦肉片和姜片,改用中火继续煲 30 分钟左右,加入虾肉继续煲 20 分钟左右,加入精盐调味即成。

【功效】 补肾滋阴,益精明目。

【保健应用】 佐餐食用。可用于肾气虚所致的视力早衰、视物模糊不清者的辅助食疗。

黑豆红枣猪尾汤

【组成】 黑豆 200 克,红枣 10 枚,猪尾 1 条,陈皮 1 块,精盐适量。

【制法】 (1)将黑豆放入铁锅中干炒至豆衣裂开,用清水洗净,晾干备用;猪尾去毛、洗净、切成段,放入沸水中煮 10 分钟捞起;红枣、陈皮分别洗净,红枣去核。

(2)取汤锅上火,加清水适量,用大火烧沸,下黑豆、猪尾段、红枣和陈皮,改用中火继续炖约 3 小时,加入精盐即可。

【功效】 补益气血,健脾补肾,益精补髓。

【保健应用】 佐餐食用。可用于头晕眼花,耳鸣,失眠,面色苍白,腰腿无力,精神疲乏等症的辅助食疗。

黑豆枸杞猪肝汤

【组成】 黑豆 100 克,枸杞子 25 克,猪肝 200 克,姜 2 克,精盐适量。

【制法】 将黑豆放入铁锅中干炒至豆衣裂开,再用清水洗净,晾干备用。猪肝、枸杞子、姜分别洗净,猪肝切成片,姜刮皮后切片。取汤锅上火,加清水适量,用大火烧沸,下黑豆、枸杞子、猪肝片和姜片,改用中火继续炖至黑豆熟烂,加入精盐即可。

【功效】 补血养肝,明目益精。

【保健应用】 佐餐食用。可用于肝血不足所致的视物不清、头昏眼花、面色苍白、精神疲乏、食欲缺乏、腰酸足软等症的辅助食疗。

黄瓜鸡蛋汤

【组成】 鲜黄瓜 400 克,鸡蛋 2 个,姜、独蒜、黄花菜各 15 克,黄酒 15 毫升,精盐 10 克,酱油 10 毫升,白糖 40 克,味精 1 克,素油 250 毫升,水淀粉 30克,食醋 6 毫升。

【制法】 (1)将姜洗净后切成薄片;独蒜剥去外皮后切成片;黄花菜用水涨发洗净,摘去蒂头;黄瓜洗净,切去两端,再剖成花刀,用精盐 5 克将已切的黄瓜腌 10 分钟后滗干水;鸡蛋磕入碗中打散。酱油、食醋、白糖、黄酒、味精调成汁待用。

(2)锅置火上,加素油烧至七成热时,将黄瓜沾满蛋液后下油锅,炸至表面呈黄色时捞出,放入碗中。锅内放素油少量,待油热时下姜片、蒜片,炸出香味,下黄花菜和调好的汁,烧开后下黄瓜煮入味,用水淀粉勾芡,起锅装盘即成。

【功效】 养阴,清热,补血,利咽,明目。

【保健应用】 佐餐食用。可用于目赤,目涩,咽痛音哑等症的辅助食疗。

鸡肉首乌当归汤

【组成】 鸡肉 250 克,首乌 18 克,当归、枸杞子各 15 克,精盐适量。

【制法】 将鸡肉洗净后切块,与洗净的首乌、当归、枸杞子同放入砂锅,加水适量,用大火煮沸后再用小火炖至鸡肉熟烂,加精盐调味即可。

【功效】 补肝肾,滋阴血。

【保健应用】 佐餐食用。可用于肝血不足所致的头晕眼花、神疲乏力等症的辅助食疗。

鹿肾猪肉汤

【组成】 鹿肾 1 副,猪瘦肉 250 克,肉汤、葱花、精盐、味精、胡椒粉各适量。

【制法】 将鹿肾用温水浸泡 10～12 小时,水凉后应换几遍温水,再除去内外的粗皮及杂层,洗净后切成小丁;猪瘦肉洗净后放沸水锅中焯水,捞出切成小丁,与鹿肾丁同入锅,加入肉汤,煮至熟烂,再加精盐、味精、胡椒粉、葱花调味,稍煮即成。

【功效】 补肾壮阳,强体聪耳。

【保健应用】 早晚餐食用。可用于肾虚耳聋,身体消瘦等症的辅助食疗。

绿豆决明子汤

【组成】 绿豆 120 克,决明子 30 克。

【制法】 将绿豆洗净,与决明子同放入砂锅内,加水适量,用中火煎煮成汤即可。

【功效】 清肝明目。

【保健应用】 当饮料饮用。可用于青光眼、双目红赤肿痛等症的辅助食疗。

马齿苋黄花汤

【组成】 马齿苋、黄花菜各 30 克。

【制法】 将马齿苋、黄花菜分别洗净,放入锅中,加水适量,用中小火煎成汤。

【功效】 清热解毒。

【保健应用】 每天两次,连服 4～5 天。适用于急性结膜炎的辅助食疗。

茉莉银杞鸡肝汤

【组成】 茉莉花 24 朵,银耳 15 克,枸杞子 5 克,鸡肝 100 克,姜 10 克,味精、姜汁、精盐、黄酒、水淀粉、鲜汤各适量。

【制法】 将银耳用温水泡发,摘除蒂柄,除去杂质后洗净;鸡肝洗净,切成薄片,放入碗中,加入精盐、黄酒、姜汁、水淀粉拌匀。茉莉花摘去花蒂,洗净;枸杞子洗净。将鲜汤、黄酒、姜、精盐、味精放入锅内,用中火烧热,投入鸡肝片、银耳和枸杞子煮沸,以鸡肝煮熟为度,盛入碗中,撒上茉莉花即可。

【功效】 补肝益肾,明目养颜。

【保健应用】 佐餐食用。可用于肝肾阴虚引起的视物模糊、面色憔悴、颧红盗汗、五心烦热、腰膝酸痛等症的辅助食疗。

桑叶猪肝汤

【组成】 桑叶 15 克,猪肝 100 克,精盐少量。

【制法】 将桑叶洗净,猪肝洗净后切片。锅内加清水烧沸,加入猪肝片和桑叶,待猪肝熟后加精盐调味即可。

【功效】 疏风清热,养肝明目。

【保健应用】 喝汤吃猪肝,佐餐食用。可用于结膜炎,夜盲症,肝热,头目疼痛等症的辅助食疗。

松子仁汤

【组成】 海松子、黑芝麻、枸杞子、杭菊花各 10 克。

【制法】 将海松子、黑芝麻、枸杞子、杭菊花分别洗净后入锅,加水适量,煎煮 40 分钟,取汤。药渣再加水煎煮 30 分钟,去渣取汤,合并 2 次汤液即可。

【功效】 滋养肝肾,清利头目。

【保健应用】 分 2 次服用。可用于肝肾阴虚所致的耳鸣、头晕眼花、视物模糊不清、急躁易怒、咽干、腰膝酸软等症的辅助食疗。

猪肉枸杞汤

【组成】 猪瘦肉 250 克,枸杞子 15 克,精盐、素油、黄酒、葱段、姜片、胡椒粉、猪肉汤各适量。

【制法】 将枸杞子去杂后洗净;猪肉洗净后切成丝。热油锅中放入肉丝煸炒至断生,烹入黄酒,加入葱段、姜片、精盐煸炒,注入肉汤,放入枸杞子,煮至肉丝熟烂,出锅装碗,加入胡椒粉调味即可。

【功效】 滋补强壮,安神明目,降血脂。

【保健应用】 佐餐食用。可用于肝肾不足,精血亏虚,头晕眼花,高脂血症等症的辅助食疗。

鱼头花生汤

【组成】 鳙鱼头 1 个,花生仁 80 克,生姜 2 片,精盐适量。

【制法】 将鳙鱼头洗净,剖开,下热油锅两面稍煎,放入砂锅,花生仁洗净也放入砂锅,加水适量,用大火烧沸后改用中火炖汤,加入精盐调味即可。

【功效】 健脾补肾,健脑益智,强健筋骨。

【保健应用】 佐餐食用。可用于眼花,耳鸣,记忆力减退,头晕,腰膝酸软无力,夜尿频多等症的辅助食疗。

猪肝苍术汤

【组成】 猪肝 50 克,炒苍术 3 克,精盐适量。

【制法】 将炒苍术入锅,加水适量,煎煮 30 分钟,去渣取汁。将猪肝洗净后切成片,倒入煮沸的药汁中,煮至肝熟,加精盐调味即可。

【功效】 养肝明目。

【保健应用】 佐餐食用。可用于视物模糊的辅助食疗。

猪肝明目汤

【组成】 猪肝 50 克,葱白 20 克,鸡蛋 2 个,豆豉汁、精盐各适量。

【制法】 将猪肝去脂膜后切丝;葱白去须后切细。锅中加水适量烧沸,下切细的猪肝、葱白和豆豉汁,汤沸时打入鸡蛋,煮熟,撒上盐即可。

【功效】 养肝明目。

【保健应用】 佐餐食用。可用于老年性白内障,夜盲症的辅助食疗。

猪肝枸杞鸡蛋汤

【组成】 猪肝 100 克,枸杞子 20 克,鸡蛋 1 个,姜、精盐各适量。

【制法】 将猪肝洗净后切成片;枸杞子洗净;鸡蛋磕入碗内。锅内放适量水烧开,放入姜和精盐,下枸杞子煮约 10 分钟,放入猪肝片,烧沸后淋入鸡蛋液,稍煮即成。

【功效】 养肝,补血,明目。

【保健应用】 佐餐食用。可用于肝虚所致头晕眼花、夜盲症、贫血等症的辅助食疗。

猪肝菠菜汤

【组成】 猪肝 100 克,菠菜 150 克,姜末、精盐、味精、素油各适量。

【制法】 将猪肝洗净,切成薄片;菠菜洗净,切成段。锅内放清水,酌加姜末、素油、精盐,用大火烧沸,投入猪肝片和菠菜段,待猪肝熟后停火,加味精调味即可。

【功效】 补肝养血,滋阴润燥。

【保健应用】 佐餐食用。可用于肝阴血虚所致的视物模糊不清、头晕耳鸣、面色少华、肢体麻木等症的辅助食疗。

竹荪海螺汤

【组成】 海螺肉 400 克,豌豆苗 50 克,竹荪 10 克,黄酒、精盐、味精、葱段各适量。

【制法】 将海螺肉去杂,加入少量精盐,去黏液后洗净,切成片,放入沸水锅中焯透捞出;竹荪用清水泡软,洗去泥沙,切去两头,用清水漂洗成白色时捞出,切成段;豌豆苗去杂,洗净。汤锅上火,放入清水、竹荪段、黄酒、螺肉片,烧沸后放入豌豆苗、葱段、精盐、味精,再煮片刻,起锅装盘即可。

【功效】 养肝明目,滋肾补中。

【保健应用】 佐餐食用。可用于两眼昏花,视物不清,脾胃虚弱,神经衰弱等症的辅助食疗。

蚌肉明目汤

【组成】 蚌肉 60 克,夏枯草、决明子各 15 克。

【制法】 将夏枯草、决明子洗净,装入纱布袋;蚌肉洗净,切成块,与药袋同入锅,加水适量,用大火煮沸后改用小火煎煮约 30 分钟,至蚌肉熟烂,去药袋即可。

【功效】 养肝明目。

【保健应用】 喝汤吃蚌肉。可用于肝阴不足所致的目眩眼干等症的辅助食疗。

黄鱼海参羹

【组成】 大黄鱼肉、水发海参各 125 克,熟火腿末 10 克,葱段 2 克,鸡蛋 1 个,肉汤 300 克,胡椒粉、猪油、黄酒、味精、精盐、水淀粉各适量。

【制法】 大黄鱼肉、水发海参洗净,切成 4 厘米宽、0.5 厘米长的厚片;鸡蛋磕入碗中,用筷子搅匀备用。炒锅加热,放入猪油、葱段略煸,加入黄酒、肉汤、海参片和黄鱼肉片,再加入胡椒粉,煮沸后取出葱段,加入味精、精盐,用水淀粉勾芡,再将鸡蛋液慢慢地倾入,然后倒入碗中,撒上熟火腿末即可。

【功效】 开胃,益气,补肾,填精。

【保健应用】 佐餐食用。可用于干眼病,夜盲症,肝炎,胃肠病,伤寒,冠心病,高血压病,肾炎,脑血管疾病等的辅助食疗。

鸡肝羹

【组成】 乌鸡肝 1 具,精盐、素油、葱花、味精各适量。

【制法】 将乌鸡肝洗净,去筋膜后切成片,入沸水锅中煮 5 分钟左右,视变色无血时为熟,酌加少量素油、精盐、葱花、味精即可。

【功效】 补肝明目,滋阴养血。

【保健应用】 喝汤吃鸡肝。可用于肝血亏虚所致的营养不良性弱视、夜盲症、面色无华、唇舌淡白等症的辅助食疗。

油菜心炒鸡肝

【组成】 油菜心 250 克,鸡肝、鹅肉各 100 克,精盐、酱油、胡椒粉、水淀粉、姜片、麻油、素油各适量。

【制法】 将酱油、胡椒粉、水淀粉、麻油调成芡；嫩菜心洗净；鸡肝、鹅肉洗净后切成片。炒锅放素油烧热，下鹅肉片、鸡肝片炒熟盛出。姜片下热油锅中稍煸，放菜心煸熟，再下鹅肉片、鸡肝片，淋入芡汁炒匀，加入精盐调味即可。

【功效】 补肝明目，滋补强身。

【保健应用】 佐餐食用。可用于肝虚引起的视物不明、头晕眼花、体虚消瘦等症的辅助食疗。

胡萝卜缨黄豆羹

【组成】 胡萝卜缨 3.5 克，黄豆 100 克，精盐、味精、葱花、素油各适量。

【制法】 将胡萝卜缨洗净，入沸水锅中焯水后，捞出洗净，切成段；黄豆用水浸泡后磨碎成豆沫。油锅烧热，入葱花煸香，投入胡萝卜缨煸炒，加入精盐炒至入味，出锅待用。锅内放豆沫烧熟，加入胡萝卜缨，烧沸后加入味精，出锅即成。

【功效】 健脾宽中，润燥消水。

【保健应用】 佐餐食用。可用于眼目昏花，腹胀，疳积泻痢，乏力等症的辅助食疗。

羊肝羹

【组成】 羊肝 1 具，羊里脊肉 100 克，枸杞子 30 克，豆豉汁 20 毫升，葱白 7 根，精盐 5 克，味精、水淀粉各适量。

【制法】 枸杞子入锅，加适量水，用中火反复煎 3 次，共取汁 2 升。将羊肝、羊里脊肉去筋膜，切成碎末。将枸杞汁煮沸，下羊肝末、羊肉末、豆豉汁，下水淀粉搅匀成羹，再下葱白、精盐、味精调味即可。

【功效】 补肝阴，养肝血。

【保健应用】 早晚空腹食用，宜连用 3 天。可用于肝阴不足、肝血虚亏引起的目眩耳鸣、胸胁疼痛等症的辅助食疗。

羊乳山药羹

【组成】 羊乳 500 毫升，山药 30 克，白糖适量。

【制法】 将山药炒至微黄,碾成细末。将羊乳煮沸,加入山药末和少量白糖,稍煮即成。

【功效】 益气滋阴,润胃补肾。

【保健应用】 早晚分服,温热食用。可用于耳鸣,头晕,腰腿酸软,小便短黄,口渴,干呕,反胃等症的辅助食疗。

猪肝豆豉鸡蛋羹

【组成】 猪肝 50 克,葱白 10 克,鸡蛋 1 个,豆豉适量。

【制法】 将猪肝洗净,切成片后入锅,加水适量,小火煨汤,待猪肝熟后加入豆豉、葱白,再打入鸡蛋,继续加热至蛋熟即成。

【功效】 清热,补肝,明目。

【保健应用】 佐餐食用。可用于小儿营养不良性弱视,夜盲症等症的辅助食疗。

猪肝羹

【组成】 猪肝 100 克,鸡蛋 2 个,豆豉、葱白、精盐、味精、素油各适量。

【制法】 将猪肝洗净,去筋膜,切成片后入锅,加水适量,用中火煮沸后打入鸡蛋,加素油、豆豉、葱白和精盐,再煮 5 分钟,以蛋熟为度,加味精调味即可。

【功效】 滋阴养血,补肝明目。

【保健应用】 佐餐食用。可用于肝阴血虚所致的头晕眼花、营养不良性弱视、远视、夜盲症等的辅助食疗。

蜂蜜蒸鸡肝

【组成】 鸡肝 2～3 个,蜂蜜 25 克。

【制法】 将鸡肝用清水略冲洗,与蜂蜜拌匀,放在碟上,上笼隔水蒸熟即可。

【功效】 补肝明目。

【保健应用】 顿服。可用于夜盲症的辅助食疗。

红煨斑鸠

【组成】 斑鸠 5 只,胡萝卜 125 克,青豆 15 克,大葱、黄酒、酱油、白糖、精盐、味精、麻油、素油、面粉各适量。

【制法】 将斑鸠宰杀,去毛和内脏,斩去头脚后洗净,每只切成 4 块,用面粉、精盐拌匀。胡萝卜、大葱切成小块。炒锅放素油烧至七成热时,下斑鸠炸 5 分钟,放入大葱块略炸,倒入漏勺。锅内留油,下青豆、胡萝卜块略煸炒,推入斑鸠块、大葱块、黄酒、酱油、白糖和适量水,盖上锅盖,改用小火煨熟后加入味精,淋上麻油即成。

【功效】 补中健脾,益气明目。

【保健应用】 佐餐食用。可用于因维生素 A 缺乏而见两目干涩、目暗不明等症的辅助食疗。

枸杞蒸鱼肠

【组成】 枸杞子 30 克,鲩鱼肠 3 具,鸡蛋 2 个,白醋、精盐、胡椒粉、姜汁各适量。

【制法】 将鲩鱼肠剖开,刮洗净,用少量白醋腌 10 分钟左右,用清水冲洗干净,切碎备用;枸杞子用开水浸透,清水洗净;鸡蛋去壳,搅匀成蛋液,加入姜汁、枸杞子、切碎的鱼肠拌匀,盛于盘中,加入少量胡椒粉和精盐,上笼隔水蒸至鱼肠熟透。

【功效】 补肝明目。

【保健应用】 佐餐食用。可用于两眼昏花,视力下降,肝肾亏虚,精神疲乏等症的辅助食疗。

干炸银鱼

【组成】 银鱼 750 克,鸡蛋黄 2 个,黄酒、精盐、味精、辣酱油、葱花、花椒粉、胡椒粉、淀粉、面粉、明矾末、麻油、素油各适量。

【制法】 (1)将银鱼去内脏及尾尖,放入碗内,加明矾末抓拌后,用清水漂洗去黏液,沥水后加入黄酒、胡椒粉、花椒粉、精盐、味精、鸡蛋黄拌和,再放入淀粉、面粉拌匀。

(2)炒锅上火,放入素油烧至七成热,放入银鱼,用漏勺抖散,炸至金黄色捞出装盘,加上麻油、葱花、辣酱油即可。

【功效】 滋阴润肺,健脾养胃。

【保健应用】 佐餐食用。可用于两目昏花,体虚羸瘦,消化不良,食欲缺乏,虚劳吐血,水肿,肺燥咳嗽等症的辅助食疗。

糯米红枣炖鲤鱼

【组成】 鲤鱼1条,糯米适量,红枣10枚,姜2片,陈皮1块,黄酒、酱油、精盐各适量。

【制法】 将鲤鱼剖杀后去鱼鳃和内脏,洗净后沥干;红枣洗净,去核;姜片、陈皮洗净。糯米淘洗后用清水浸透,加黄酒、酱油拌匀,与红枣一同放入鱼腹后用线缝合,然后放入沸水中焯1分钟,取出后与姜片、陈皮一起放入炖盅内,加凉开水适量,盖上炖盅盖,放入锅内隔水炖1小时左右,加入精盐调味即可。

【功效】 补中益气,补血明目。

【保健应用】 佐餐食用。可用于血气不足引起的视力早衰、头晕眼花、精神疲乏者的辅助食疗。皮肤生疮疖者不宜多食。

糖醋熘青鱼

【组成】 青鱼1条,白糖50克,黄酒25毫升,食醋50毫升,麻油10毫升,酱油、香葱、姜末、精盐、淀粉各适量。

【制法】 将青鱼剖杀,去鳃、鳞和内脏,洗净后剖开;鱼头剖开,洗净后沥干。汤锅中加水3升,大火烧沸后放入青鱼,加锅盖,烧沸5分钟后加入黄酒和精盐,改用小火烧约10分钟即熟,捞出沥干水分,放入长盆中。原锅鱼汤留半碗,加白糖、食醋、姜末、黄酒、酱油,中火烧沸后,放入香葱和淀粉勾芡,随即浇在鱼上,淋上麻油即可。

【功效】 养肝,明目。

【保健应用】 佐餐食用。可用于眼病患者的辅助食疗。

五柳青鱼

【组成】 青鱼1条,冬笋、白糖各50克,水发香菇、红椒、青椒各25克,葱20克,姜15克,黄酒15毫升,蒜头3瓣,香菜5克,猪油75克,酱油、食醋各40毫升,精盐3克,味精、水淀粉、鲜汤各适量。

【制法】 (1)将青鱼去鳞、鳃和内脏,刮去腹内黑膜,洗净后在鱼腹两面剞上花刀;冬笋、香菇均切丝;取葱10克切末、姜5克切丝,余下葱、姜拍松;青椒、红椒洗净,去蒂、子,切成丝;蒜瓣切片,香菜切段。

(2)炒锅放猪油烧热,放入葱段、姜块稍煸,烹入黄酒和清水,汤沸后去浮沫,加入精盐、青鱼,再用小火煮约20分钟,起锅装盘。炒锅重新放入猪油烧热,放入葱花、姜丝、蒜片煸出香味,再放入冬笋丝、香菇丝、青椒丝、红椒丝稍加煸炒,烹入黄酒、酱油,加入精盐、味精、鲜汤、食醋、白糖,调好口味,用水淀粉勾成芡汁。另锅放少量猪油烧至九成热,倒入芡汁,视汁起泡时趁势浇在鱼上,撒上香菜段即可。

【功效】 养肝明目,健脾开胃,益气化湿。

【保健应用】 佐餐食用。可用于两目昏花,耳鸣健忘,脾胃虚弱,病后体虚,营养不良等症的辅助食疗。

茄汁青鱼片

【组成】 青鱼肉500克,青豆、番茄酱各50克,鲜汤、精盐、黄酒、味精、白糖、葱段、鸡蛋清、水淀粉、麻油、猪油各适量。

【制法】 (1)将青鱼肉切成薄片,加黄酒、精盐和味精拌匀,再放入鸡蛋清调匀,然后用水淀粉上浆;青豆下沸水锅焯透,捞出待用;炒锅放猪油烧至五成热,将鱼片分片放入锅中泡熟,倒入漏勺内沥油。

(2)锅内留余油,放入葱段煸香,加入番茄酱,用小火略炒,加入鲜汤、黄酒、精盐、味精、白糖,倒入青鱼片和青豆,大火收汁,用水淀粉勾芡,淋上麻油即可。

【功效】 健脾开胃,养肝明目。

【保健应用】 佐餐食用。可用于两目昏花,耳鸣健忘,脾胃虚弱,病后体虚,营养不良等症的辅助食疗。

茄汁青鱼

【组成】 青鱼1条,花生油1升(实耗约75毫升),豆酱、白糖、青蒜段各50克,鸡汤、猪油各50毫升,黄酒25毫升,香菜末、葱段25克,姜片20克,姜末、味精各5克。

【制法】 将青鱼剖杀后洗净,两面斜剞上刀纹。炒锅放入花生油烧至八成热,放入鱼炸至金黄色时捞出,沥油。锅内留余油烧热,下豆酱、白糖炒散,烹入黄酒,加入鸡汤、葱段、姜片和味精,再加糖色少量,把汤调成红色,调好口味,把炸好的鱼放入汤内,用小火将两面各煨10分钟,烧透后盛入盘中。锅内鱼汁拣去葱段、姜片,大火将汁收浓,浇在鱼段上。再在锅内放猪油,投入青蒜段稍炸,浇在鱼上,撒上香菜末和姜末即可。

【功效】 益气化湿,养肝明目,健脾养胃。

【保健应用】 佐餐食用。可用于眼花,面色萎黄,烦闷,水肿等症的辅助食疗。

枸杞鱼片

【组成】 枸杞子 20 克,鱼肉 200 克,鸡蛋 1 个,精盐、黄酒、味精、酱油、淀粉、葱花、姜末、白糖、素油各适量。

【制法】 (1)将枸杞子洗净,上笼蒸熟;鱼肉洗净,切成片,用鸡蛋、黄酒和淀粉调成糊。炒锅放素油烧热,取鱼片蘸取蛋糊入油锅炸透,将油沥干。

(2)锅内留底油,加入葱花、姜末及酱油少量炒出味,加入鱼片,再放入味精、精盐、白糖翻炒片刻,淋入余下的蛋糊,加入枸杞子拌炒数次即可。

【功效】 补气养血,健脑明目。

【保健应用】 佐餐食用。可用于头晕眼花,心悸,健忘,自汗,乏力,面色苍白,贫血,产后血虚,慢性肾炎等症的辅助食疗。

冬笋炖海鲜

【组成】 水发海参、鲜蚬肉、鲜蚌肉、熟海螺肉、枸杞子各 50 克,水发干贝、水发鲍鱼各 20 克,整鲍鱼贝壳 1 个,冬笋肉、黄酒、精盐、味精、鸡汤各适量。

【制法】 将水发海参、鲍鱼洗净后均切成丝,蚌肉、蚬肉、水发干贝、熟海螺肉、冬笋肉切片,然后与枸杞子、整鲍鱼贝壳同时放入炒锅,加入鸡汤、清水适量,用大火烧沸后再用小火炖至九成熟,加入精盐、味精、黄酒,再炖至熟即可。

【功效】 补虚,明目。

【保健应用】 佐餐食用。可用于弱视、近视、老花眼、青光眼以及夜盲症等症的辅助食疗。

蚝油鲍片

【组成】 水发鲍鱼 750 克,蚝油 25 毫升,鸡汤 1.25 升,鸡油、葱段、姜片、精盐、白糖、水淀粉各适量。

【制法】 将水发鲍鱼撕去毛边,片成薄片。锅内放入鸡汤 500 毫升,用大火烧沸后下鲍鱼片,焯透捞出。炒锅置火上,放入适量的鸡油、葱段、姜片煸出香味,倒入鸡汤 750 毫升,烧沸后捞去葱段、姜片,放入鲍鱼片,待汤再沸时,放入精盐和白糖,略煮片刻,加入蚝油,用水淀粉勾薄芡,盛入盘中即成。

【功效】 滋阴润燥,补肝养肾,明目利咽。

【保健应用】 佐餐食用。可用作白内障,视物不清,目赤咽痛,热毒肿痛等症的辅助食疗。

红烧鲍鱼

【组成】 罐头鲍鱼肉 250 克,净笋尖 150 克,黄酒、味精、酱油、葱段、姜片、水淀粉、鲜汤、猪油各适量。

【制法】 将鲍鱼肉剞上花刀;嫩笋尖切成片。炒锅上火,放入猪油烧热,下笋片过油 1 分钟,滗去油倒入锅内,加入鲜汤、鲍鱼片、酱油、葱段、姜片、黄酒、味精,烩至汁稠时用水淀粉勾芡,装入汤盘即可。

【功效】 明目益胃,滋阴清热。

【保健应用】 佐餐食用。可用于视物不清,两目昏花,青光眼,白内障,肺热咳嗽,白带过多等症的辅助食疗。

三鲜豆腐

【组成】 豆腐 500 克,水发海参、鸡蛋清各 20 克,虾仁 100 克,冬笋肉 50 克,素油 50 毫升,鸡蛋 35 克,香菜 25 克,葱花、姜丝各 3 克,味精 5 克,麻油 5 毫升,面粉 15 克,酱油 15 毫升,鸡汤 200 克,水淀粉、精盐各适量。

【制法】 将水发海参、冬笋肉洗净后切丁,下沸水锅焯水后放在碗中;虾仁洗净后切丁,并用适量鸡蛋清和淀粉、精盐拌匀,再下温油锅划透,捞出备用;豆腐切成 7 厘米长、3 厘米宽、1.5 厘米厚的长方形块,下热油锅炸成金黄色后捞出,从上面切下薄片,下面的则做成桶状。将海参丁、冬笋丁及虾仁加入精盐、味精、姜丝、麻油拌匀,分别填入豆腐桶中。取蛋黄加面粉抹在片下的豆腐片上,将豆腐盖封好,上笼大火蒸 10 分钟,取出滤出汤汁,码入盘中。砂锅中加入鸡汤、精盐,煮沸后加入水淀粉勾成薄芡,浇在豆腐上,淋入麻油、酱油,撒上切好的葱花、香菜末即可。

【功效】 宽中理气,补益气血,清热生津。

【保健应用】 佐餐食用。可用于气血两虚,津枯便秘,中焦不畅,肝热火大所致的干眼病、高血压病、动脉硬化、冠心病、肺结核等症的辅助食疗及术后恢复期的辅助食疗。

米酒炖蚌肉

【组成】 蚌肉 150 克,米酒 50 毫升,素油、姜汁、精盐各适量。

【制法】 将蚌肉洗净,切成块。锅置火上,放素油烧热,放入蚌肉煸炒,再加入米酒、姜汁和清水适量,用大火烧沸后再用小火慢炖至蚌肉熟烂,加精盐调味即可。

【功效】 滋阴补虚,和血除湿。

【保健应用】 佐餐食用。可用于妇女体虚引起的白带过多、月经过多等症的辅助食疗。

清蒸鲍鱼

【组成】 带壳鲍鱼 15 个,黄酒、精盐、味精、酱油、食醋、葱花、姜末、花椒、鲜汤、麻油各适量。

【制法】 将带壳鲍鱼洗净,挖出鲍鱼肉,去杂,洗净,壳刷洗干净。将鲍鱼肉两面剞斜直花刀,由中间切开,放原壳内。将装壳鲍鱼摆在盘中,加入黄酒、味精、鲜汤、葱花、姜末、花椒、精盐,上笼蒸 10 分钟左右取出,拣去花椒。取 1 小碗,放入食醋、酱油、麻油,调成味汁,蘸汁食用鲍鱼肉。

【功效】 滋阴明目。

【保健应用】 佐餐食用。可用于青光眼,白内障,咳嗽,崩漏,白带过多等症的辅助食疗。

玉米须炖龟肉

【组成】 活乌龟 1 只,玉米须 100 克,精盐、葱白、姜片、黄酒各适量。

【制法】 将活乌龟放入冷水锅中,盖好锅盖,用大火烧沸后捞出,去龟甲,除去内脏,斩掉头、脚,剥皮去尾,切成小块;玉米须洗净,装入纱布袋,扎紧袋口,与龟肉一同放入砂锅内,加入黄酒、精盐、葱白、姜片和清水适量,用大火烧沸后再用小火煨炖 2 小时左右,注意加水,以防烧干,待龟肉熟烂后离火,去纱布袋即可。

【功效】 滋阴补肾,生津润燥。

【保健应用】 佐餐食用。可用于肝肾阴虚引起的头晕耳鸣、视物模糊、面颊升火、形体消瘦、大便干燥、尿频混浊、腰膝酸软等症的辅助食疗。

木耳海螺

【组成】 海螺肉 200 克,水发木耳 20 克,黄瓜 100 克,黄酒、精盐、味精、香菜末、鸡油、鲜汤各适量。

【制法】 将黄瓜洗净,切成片;水发木耳去杂,洗净,切成碎片;海螺肉去内脏,切成片,放入沸水锅中焯水后捞出,放碗内。汤锅放入鲜汤、水发木耳、黄瓜片、黄酒、精盐,烧沸后去浮沫,加入味精,浇在海螺肉上,淋上鸡油,撒上香菜末即可。

【功效】 清热明目。

【保健应用】 佐餐食用。可用作眼睛红肿的辅助食疗。

香干肉丝炒芹菜

【组成】 芹菜 150 克,香干、猪瘦肉各 50 克,素油、酱油各 10 毫升。

【制法】 将芹菜去根,洗净,下沸水锅焯水后捞出,切成段;香干、猪瘦肉分别切成丝。炒锅烧热后加入素油烧热,下肉丝煸至八成熟时,放入芹菜段、香干丝、酱油,炒熟即可。

【功效】 健脾生血,养肝明目,护肤润肌,舒筋活血。

【保健应用】 佐餐食用。可用于角膜炎,白内障,产后贫血,结核病,软骨病,营养不良,脂溢性皮炎,阴囊炎,口角炎,高血压病,高脂血症,前列腺炎,尿血,糖尿病等症的辅助食疗。

翡翠红螺

【组成】 海螺肉 250 克,鸭肫 200 克,蘑菇片 25 克,精盐、黄酒、味精、白糖、葱段、姜片、胡椒粉、猪油、麻油、鸡汤各适量。

【制法】 (1)将海螺肉去杂,洗净,切成片,螺片中间用刀划缝;鸭肫批去老皮,切成与螺片大小相仿的片,中间也划缝。将螺片、鸭肫片叠起,翻成螺卷状,盛入碗中。取碗 1 只,放入鸡汤、味精、精盐、白糖、麻油、胡椒粉,调成味汁备用。

(2)锅置火上,放猪油烧至六成热,下螺卷,汆熟后捞出沥油。原锅内放入葱段、姜片、蘑菇片略煸后,投入螺卷,放入黄酒,倒入味汁推匀烧沸即可。

【功效】 滋补强身,清热明目,降压抗癌。

【保健应用】 佐餐食用。可用于气阴两虚及肝肾不足所致的两目昏花、视物不清等症的辅助食疗,也可用于肿瘤患者的辅助食疗。

香葱蒸猪皮

【组成】 猪皮、香葱各 100 克,精盐适量。

【制法】 将猪皮用开水烫洗,拔尽猪毛,再用清水洗净,切成小块,然后与洗净的香葱同时剁烂,放入碗内,加精盐适量拌匀,上笼用小火蒸炖 2 小时左右,直至猪皮熟烂即可。

【功效】 滋阴养血,补虚聪耳。

【保健应用】 佐餐食用。用于肾虚所致的耳鸣耳聋等症的辅助食疗。

四季豆炒猪肝

【组成】 四季豆 200 克,猪肝 150 克,黄酒 5 毫升,精盐 4 克,味精 1 克,素油 90 毫升,胡椒粉 0.3 克,水淀粉 10 克,鲜汤适量。

【制法】 将四季豆去杂,洗净,沥干水分,切成碎粒;猪肝洗净,沥水后切成碎粒,放碗中,加入水淀粉 5 克、精盐 1 克、黄酒、胡椒粉拌匀。再将余下的味精、精盐、水淀粉和鲜汤调成味汁。炒锅放素油烧至七成热,放入猪肝粒炒散,加入四季豆碎粒炒至断生,从锅边淋入味汁,炒匀即可。

【功效】 补肝明目。

【保健应用】 佐餐食用。可用于视力减退,夜盲症,肝血不足,面黄肌瘦等症的辅助食疗。

玄参炖猪肝

【组成】 玄参 60 克,猪肝 500 克,精盐、麻油各适量。

【制法】 将玄参洗净,放入砂锅中,加水煎煮,取药汁备用。将猪肝放入砂锅中,加入玄参药汁,小火煨炖至熟烂,加入精盐、麻油调味即可。

【功效】 补肝滋肾,聪耳明目。

【保健应用】 佐餐食用。可用于肝肾阴虚引起的耳鸣目眩,眼干目涩等症的辅助食疗。脾胃虚寒,胆固醇高者不宜服用。

荸荠炒猪肝

【组成】 猪肝 400 克,荸荠 100 克,素油 50 毫升,精盐、黄酒、味精、葱丝、姜丝、酱油、白糖、淀粉各适量。

【制法】 将猪肝洗净后切片,放入碗内,用精盐、黄酒、味精、淀粉略拌,腌渍;将荸荠去皮,洗净,切成片。锅置火上,放素油烧热,放入葱丝、姜丝炝锅,投入猪肝片煸炒至五成熟,放入荸荠片,加入精盐、酱油、白糖翻炒至熟即可。

【功效】 清热明目。

【保健应用】 佐餐食用。可用于视力早衰,高血压引起的头昏脑涨、睡眠不宁及饮食积滞,身体虚弱,食欲缺乏等症的辅助食疗。

枸杞爆肝尖

【组成】 生猪肝 250 克,枸杞子、水发玉兰片各 50 克,豌豆 10 克,鸡蛋清 1个,精盐、黄酒、味精、猪油、水淀粉、葱花、姜末、鲜汤各适量。

【制法】 (1)将枸杞子均分成 2 份,一份用清水蒸煮,取浓缩汁 25 毫升。另一份用清水洗净,放在小碗中上笼蒸 30 分钟,取出备用。猪肝洗净,切成薄片,下沸水锅焯水后下凉水洗净取出,沥干后放入碗内,加入鸡蛋清、水淀粉及精盐少量,用手抓匀上浆。

(2)炒锅加入猪油烧至稍热,将上浆肝片下锅,用勺划开,至肝发亮时盛出,倒出余油。随即将水发玉兰片、豌豆、蒸熟的枸杞子下锅,并将用水淀粉、精盐、味精、黄酒、鲜汤、葱花、姜末调好的汁及枸杞子汁入锅,用勺搅数次,再推入肝尖,翻炒匀即可。

【功效】 补肝肾,养血明目。

【保健应用】 佐餐食用。可用于肝肾阴虚所致的迎风流泪、视物模糊不清等症的辅助食疗。

胡萝卜炒猪肝

【组成】 胡萝卜 200 克,猪肝 100 克,葱段、猪油、精盐、白糖、黄酒各适量。

【制法】 将胡萝卜洗净,切片;猪肝洗净,切成片。锅置火上,放入猪油,用大火烧热,投入胡萝卜片翻炒,加清水适量,待胡萝卜片半熟时,再加入猪肝片、精盐、白糖、黄酒、葱段,不断翻炒至胡萝卜、猪肝熟透即可。

【功效】 补血养肝,润燥明目。

【保健应用】 佐餐食用。可用于维生素 A 缺乏所致的夜盲症、两眼昏花等症的辅助食疗。

韭黄炒猪腰

【组成】 猪腰子 200 克,韭黄 100 克,鸡蛋 1 个,水淀粉、酱油、蒜、葱、姜、精盐、味精、黄酒、食醋、胡椒粉、鲜汤、素油各适量。

【制法】 (1)将猪腰子剖开,理净后剞成花刀,再泡在水里,使血水浸出,捞出沥干,放入碗中,加入鸡蛋、水淀粉和酱油(少量),用手抓匀。另将酱油、精盐、味精、黄酒、食醋、胡椒粉、鲜汤调成味汁。

(2)炒锅放入素油,置火上烧热,下猪腰花,下葱、姜、蒜爆香,用勺划开,待其卷成刺猬形时捞出,余油倒出。随即将韭黄下锅,放入味汁,用勺推匀,放入腰花,翻炒数次即可。

【功效】 补肾强腰。

【保健应用】 佐餐食用。可用于老年人肾虚耳聋,腰痛,遗精,盗汗,慢性腰肌劳损等症的辅助食疗。

菊花粉丝炒猪肉

【组成】 鲜菊花 30 克,细粉丝 100 克,猪瘦肉 300 克,豆瓣酱 50 克,鲜汤 500 毫升,味精、酱油、素油、猪油各适量。

【制法】 将鲜菊花洗净,摘下花瓣备用;细粉丝洗净,用热水泡软;猪瘦肉去筋,切成细粒。炒锅上火,放素油和猪油各半,烧至六成热,放入肉粒煸炒,炒至水干时,下豆瓣酱继续炒至油呈红色,下酱油、鲜汤、粉丝、味精,用大火收汁后,下菊花瓣、粉丝炒匀,起锅装盘即可。

【功效】 补血养肝,清热明目。

【保健应用】 佐餐食用。可用于头晕眼花,目赤肿痛,高血压病,动脉硬化等症的辅助食疗。

灵芝猪腰

【组成】 猪腰子300克,灵芝、姜片、葱段各10克,酱油10毫升,黄酒15毫升,精盐3克,味精2克,白糖5克,水淀粉50克,素油适量。

【制法】 将灵芝洗净,放入锅中,加清水煎熬2次,收取药汁50毫升;猪腰子洗净,整理净后切成腰花,再加入8毫升黄酒及精盐、水淀粉上浆。另取碗,放入水淀粉、黄酒、灵芝汁、味精、白糖、酱油调成味汁待用。炒锅放素油烧至八成热,放入腰花、葱段、姜片快速炒散,倒入味汁翻炒均匀,起锅装盘即可。

【功效】 补肝肾。

【保健应用】 佐餐食用。可用于肾虚耳聋,阳痿,遗精,腰膝酸软等症的辅助食疗。

熘炒黄花猪腰

【组成】 猪腰子250克,黄花菜30克,精盐、味精、蒜瓣、葱段、姜片、白糖、水淀粉、素油各适量。

【制法】 将猪腰子整理净,切成腰花;黄花菜用清水泡发,撕成小条。炒锅放入素油烧热,放入葱段、姜片、蒜瓣爆香,再下腰花,炒熟后加入黄花菜、精盐、白糖、味精,煸炒片刻,用水淀粉勾芡即可。

【功效】 滋阴养血,补肾聪耳。

【保健应用】 佐餐食用。可用于肾虚耳鸣、耳聋等症的辅助食疗。

爆牛肝

【组成】 鲜牛肝150克,水发木耳50克,豌豆苗25克,水淀粉、葱白段各10克,黄酒10毫升,精盐2克,味精0.5克,酱油5毫升,姜片、蒜片各6克,素油90毫升。

【制法】 将水发木耳洗净,大朵改小;豌豆苗、牛肝洗净,牛肝修去筋后切片,盛于碗中,加入适量精盐、黄酒、水淀粉拌匀。将精盐、酱油、黄酒、水淀粉、味精调成味汁。炒锅放素油烧至七成热,放入牛肝片炒散,再下姜片、蒜片、葱白段、水发木耳、豌豆苗炒匀,沿锅边淋入味汁,炒匀起锅即可。

【功效】 补肝明目。

【保健应用】 佐餐食用。可用于头晕眼花,夜盲症,营养不良性贫血等症的辅助食疗。

鱼香牛肝

【组成】 牛肝 200 克,黄瓜片 100 克,精盐 1 克,白糖 10 克,酱油、食醋各10 毫升,味精 1 克,肉汤 25 毫升,泡红辣椒、姜末、蒜末、葱花各 15 克,水淀粉20 克,素油 50 毫升。

【制法】 将牛肝洗净,切成薄片,盛入碗内,加水淀粉 10 克,精盐 0.5 克拌匀。另取碗一只,放入酱油、白糖、食醋、味精、肉汤和精盐 0.5 克,水淀粉 10 克调成芡汁。炒锅加入素油,大火烧热,下牛肝片炒散,再放入剁碎的泡红辣椒炒出香味,放入姜末、蒜末和黄瓜片煸炒,淋入芡汁推匀,放入葱花翻炒均匀即成。

【功效】 补肝明目,养血。

【保健应用】 佐餐食用。可用于青光眼,夜盲症,虚劳羸瘦等症的辅助食疗。

枸杞洋葱炖牛肉

【组成】 枸杞子 6 克,牛肉 100 克,洋葱片 150 克,胡萝卜块、马铃薯块、豌豆荚、番茄汁、奶油、精盐、味精、胡椒粉、面粉各适量。

【制法】 将牛肉洗净后切成小方块,撒上精盐与胡椒粉,再撒上面粉拌和。炒锅烧热,放入奶油熬热,下牛肉块炒成茶色,加入 50 克洋葱片,随即倒入番茄汁,并加热水适量,倒入洗净的枸杞子,盖上锅盖,煮沸后改用小火煮 2 小时,其间依次加入胡萝卜块、马铃薯块、豌豆荚,最后加入洋葱片 100 克。离火前加入精盐、味精调味即可。

【功效】 补脑益智,强筋壮骨。

【保健应用】 佐餐食用。可用于头晕目眩,视力减退,精神疲乏,腰膝酸软,遗精,健忘等症的辅助食疗。

羊肝胡萝卜

【组成】 羊肝 300 克,胡萝卜 50 克,黄酒 10 毫升,精盐 1 克,味精、葱花各 3 克,酱油 2 毫升,姜末、蒜末、白糖、香菜段各 2 克,淀粉 15 克,麻油 5 毫升,素油 500 毫升(实耗约 50 克)。

【制法】 (1)将胡萝卜洗净,切成象眼片,用开水烫后捞出备用。取一只小碗,加入酱油、精盐、白糖、黄酒、味精调成味汁;羊肝洗净,切成柳叶片,放入碗内,加入淀粉 7 克拌匀。

(2)炒锅放素油烧至六成热,放入羊肝片炸后捞出沥油。锅内留底油,推入葱花、姜末、蒜末煸香,放入羊肝片、胡萝卜片翻炒数次,倒入味汁炒匀,放入香菜段,淋上麻油,出锅装盘即可。

【功效】 补益肝肾,明目。

【保健应用】 佐餐食用。可用于青光眼,白内障,夜盲症及视物不清等症的辅助食疗。

羊肝排叉

【组成】 羊肝 200 克,豆腐皮 100 克,素油 500 毫升(实耗 50 毫升),面粉 30 克,精盐、花椒各 3 克。

【制法】 将花椒炒焦,擀成细面,与精盐混合;羊肝切成长约 7 厘米、宽约 0.3 厘米的薄片;面粉用 15 毫升清水调成稠糊;豆腐皮切成两半,然后分别将豆腐皮铺平,均匀地涂上面糊,铺上羊肝,铺完后将余下的面糊铺排在羊肝上按实,并切成 3 厘米长、7 厘米宽的长方形块,然后将每块豆腐皮夹肝,顺着长边在中间划上 3 刀,中间一刀划长些;取豆腐皮夹肝的一头从中间的划口插进去,形成排叉状。油锅置火上烧至七成热,放入羊肝排叉,炸时不要翻动,以免羊肝溢出,至豆腐皮呈金黄色时捞出,装盘即成。

【功效】 健脾生血,补血养阴,止血止痛,补益五脏。

【保健应用】 佐餐食用。可用于维生素 A 缺乏所致的夜盲症、干眼病、流泪症、皮肤病、佝偻病、软骨病、慢性肾炎患者的辅助食疗。

枸杞炖羊脑

【组成】 枸杞子 50 克,羊脑 1 具,黄酒 15 毫升,精盐 2 克,味精 1 克,葱段、姜块各适量。

【制法】 将枸杞子洗净。羊脑去红筋,保持完整,与枸杞子一同放入砂锅内,加水适量,加入精盐、葱段、姜块、黄酒,用大火烧沸后转用小火炖至熟烂,加味精调味即可。

【功效】 补脑益智,滋肾明目。

【保健应用】 空腹食用。可用于肝肾不足引起的耳鸣眼花、记忆力减退等症的辅助食疗。偏阴虚体质者不宜多食。

胡萝卜煮鸡蛋

【组成】 胡萝卜 100 克,鸡蛋 2 个,精盐适量。

【制法】 将胡萝卜洗净,去皮后切片,入锅,加清水煮沸,磕入鸡蛋煮熟,加精盐调味即可。

【功效】 养肝明目。

【保健应用】 吃蛋喝汤。适宜用于角膜软化等症的辅助食疗。

枸杞兔肉丁

【组成】 兔肉 500 克,枸杞子、葱花、姜片各 10 克,黄酒 15 毫升,精盐 3 克,味精、胡椒粉各 2 克,水淀粉 20 克,淀粉 10 克,鸡蛋清 2 个,鲜汤 70 毫升,猪油 80 毫升。

【制法】 (1)将枸杞子洗净;兔肉洗净,剔去筋膜,切成丁,加鸡蛋清、淀粉、精盐上浆。另取碗放入精盐、黄酒、胡椒粉、味精、鲜汤、水淀粉调成味汁,备用。

(2)炒锅上火,放入猪油烧至六成热,放入兔肉丁快速炒散,放入姜片、葱花翻炒出香味,然后加入味汁勾芡,并加入枸杞子炒匀即可。

【功效】 补肝肾,益中气。

【保健应用】 佐餐食用。可用于弱视,耳鸣,耳聋,面色无华,身体羸瘦等症的辅助食疗。

牛奶冲鸡蛋

【组成】 牛奶 250 毫升,鸡蛋 1 个。

【制法】 将鸡蛋磕入碗中打散,冲入牛奶,置火上煮沸即可。

【功效】 明目。

【保健应用】 当点心食用,宜连用数天。可用于角膜软化症,近视眼,老年性白内障等症的辅助食疗。

醋拌芹菜

【组成】 鲜芹菜 500 克,精盐、酱油、味精、麻油、食醋各适量。

【制法】 将芹菜洗净,下沸水锅中煮沸 3 分钟,不断翻动芹菜,再煮 3 分钟,至芹菜熟时捞出;稍冷后切成小段,盛入碗中,加精盐、酱油、味精、食醋和麻油等调料,拌匀即可。

【功效】 通血脉,降血压,祛风明目,醒脑利水。

【保健应用】 佐餐食用。可用于眼病,动脉硬化,高血压病等症的辅助食疗。

豆豉炒苦瓜

【组成】 苦瓜 250 克,素油 500 毫升,豆豉 50 克,鸡汤 50 毫升,葱花 20 克,豆瓣酱、水淀粉各 15 克,酱油 15 毫升,黄酒 10 毫升,白糖 1 克,味精 1 克,麻油适量。

【制法】 (1)将苦瓜去皮、瓤,切成 0.3 厘米厚、4 厘米长的片,放入沸水锅中稍焯水后,用清水漂凉。炒锅放素油烧热,下苦瓜片划油至青绿色,倒入漏勺沥油。

(2)锅内留底油少量,加豆豉、葱花炒香,再加豆瓣酱炒出红油,加入黄酒、白糖、酱油、鸡汤,烧沸后用小火将苦瓜烧至入味,然后再用大火,放入味精,将卤汁收浓,用水淀粉勾芡,淋上麻油即可。

【功效】 清暑解热,明目解毒。

【保健应用】 佐餐食用。可用于中暑,痢疾,赤眼疼痛,痈肿丹毒,恶疮等症的辅助食疗。

黑木耳炒黄花菜

【组成】 黑木耳 20 克,黄花菜 80 克,精盐、味精、葱花、素油、水淀粉、素鲜汤各适量。

【制法】 将黑木耳放入温水中泡发,去杂后洗净,撕成小片;黄花菜用冷水泡发,去杂后洗净,挤去水分。锅中放入素油烧热,放入葱花煸香,放入黑木耳、黄花菜煸炒,加入素鲜汤、精盐、味精煸炒至黑木耳、黄花菜入味,用水淀粉勾芡,出锅即成。

【功效】 止血安眠,和血养营。

【保健应用】 佐餐食用。适用于防治老年病的辅助食疗。

荠菜拌豆腐

【组成】 荠菜 250 克,豆腐 100 克,姜末、精盐、味精、麻油各适量。

【制法】 将豆腐切成方丁,用开水略烫后放入碗中。荠菜去杂,洗净,下开水锅焯水后捞出,凉后切成细末,撒在豆腐丁上,加精盐、味精和姜末拌匀,淋上麻油即成。

【功效】 清热止血,消胀利水。

【保健应用】 佐餐食用。可用于目赤肿痛,结膜炎,夜盲症,咯血,月经过多,便血,尿血,高血压病,肾炎,水肿,乳糜尿等症的辅助食疗。

紫云三仙

【组成】 水发香菇 60 克,豆腐皮 3 张,冬笋 150 克,荸荠 150 克,面粉 10克,五香粉 0.3 克,素油 300 毫升(实耗 100 毫升),嫩生姜 100 克,味精 1 克,酱油 10 毫升,香菜末、食碱各适量。

【制法】 (1)将香菇去蒂,洗净,切成细条;冬笋洗净,切成条状;荸荠洗净后去皮,每个切成 3 片,再切成条;嫩生姜切成细丝;面粉放入碗中,加酱油 3 毫升、味精 0.5 克、食碱和水 150 毫升,搅匀成面糊。

(2)炒锅加素油烧热,下香菇条稍煸,加入冬笋条、荸荠条,翻炒至刚熟时加入酱油 7 毫升、五香粉、味精 0.5 克炒匀,盛出备用。将豆腐皮切成长 8 厘米、宽 3.5 厘米的小张,每小张豆腐皮放上香菇、冬笋、荸荠、嫩生姜各 1 条,排列整齐后卷实,合口处先用面粉糊黏合,再将整个卷放入面粉糊中蘸匀,入八成热油锅中炸至酥脆,倒入漏勺沥油后装盘,趁热撒上香菜末即可。

【功效】 清热明目,化痰消积。

【保健应用】 佐餐食用。可用于目赤,咽喉肿痛,温病消渴等症的辅助食疗。

香蕉茶汁

【组成】 香蕉 50 克,茶叶水 50 毫升,白糖适量。

【制法】 将香蕉去皮,放入茶杯中捣碎,加入茶叶水和白糖,调匀即可。

【功效】 养阴液,清头目。

【保健应用】 日常饮用。可用于阴虚阳亢引起的头昏眼花、眩晕耳鸣、面赤升火等症的辅助食疗。

橘子蛋蜜汁

【组成】 牛奶 100 毫升,橘子、苹果各 2 个,胡萝卜 1 根,蜂蜜 25 克,鸡蛋 1 个。

【制法】 将橘子、胡萝卜、苹果洗净,苹果去核后切成小块,胡萝卜切成小片,与橘瓣和橘皮同放入果汁机中,再打入鸡蛋、牛奶,加冷开水 100 毫升,搅匀果蔬汁。然后将蜂蜜放入杯中,倒入果蔬汁搅匀即可。

【功效】 充实体力,培养元气。

【保健应用】 随时饮用。可用于视力较差,体质虚弱,容易疲倦,病后衰弱,肩酸腰痛等症的辅助食疗。

五味枸杞子饮

【组成】 醋炙五味子、枸杞子各 10 克,白糖适量。

【制法】 将枸杞子洗净,与醋炙五味子一同放入锅中,加清水适量,用大火煮沸后改用小火煮片刻,取汁液,加入白糖即可。

【功效】 补肾益肝,养肝明目,润肺止咳,生津开胃。

【保健应用】 代茶饮用。可用于肝肾阴虚引起的头晕目眩、腰膝酸软、虚劳咳嗽、气短、遗精、自汗盗汗、视力减退等症的辅助食疗。

桑葚蜜饮

【组成】 桑葚 50 克,蜂蜜适量。

【制法】 将桑葚洗净,放入锅中,加水适量,用小火煮熬 1 小时,滤渣取汁继续煎煮片刻,加入蜂蜜煮沸即可。

【功效】 补肝益肾,滋补强壮。

【保健应用】 代茶饮用。适用于耳鸣,两目昏花,慢性肝功能异常,肺燥咳嗽,肠燥便秘,热渴,须发早白等症的辅助食疗。

苦瓜焖鸡翅

【组成】 苦瓜 250 克,鸡翅 4 个,姜汁、绍酒、味精、白糖、食盐、豆粉、蒜泥、豆豉、红辣椒、葱、植物油各适量。

【制法】 鸡翅洗净,斩块,放入碗中,淋入姜汁、绍兴黄酒,撒入白糖、食盐、豆粉,拌匀;苦瓜切小块,入沸水中略氽。锅烧热,下油烧沸,下蒜泥、豆豉爆锅后,下鸡翅块炒至将熟时,下苦瓜和红辣椒丝、葱段,再炒几下,然后加入少许清水,盖上盖,用文火焖 30 分钟即成。食用时,加味精少许。

【功效】 润脾补肾,养肝明目。

【保健应用】 佐餐食用。适用于肝肾不足视物昏花者。

降糖降压

玉米须龟汤

【组成】 玉米须 120 克,龟 1 只(500 克以上)。

【制法】 将龟放入盆中,倒入热水,待排尽尿后洗净,去头、足以及内脏,放入砂锅内,再放入洗净的玉米须,加水适量,先用武火煮开,再用文火煮至熟透。

【功效】 滋补肝肾,降血压。

【保健应用】 食龟肉,饮汤。适用于肝肾阴虚型高血压患者。

荸荠海蜇皮汤

【组成】 荸荠、海蜇皮各 100 克。

【制法】 荸荠洗净去皮切片;海蜇水发洗净切丝,与荸荠一同煮,待海蜇熟烂即成。

【功效】 降压。

【保健应用】 食料饮汤,每日 1 料。适用于高血压患者。

芹菜牛肉粥

【组成】 旱芹菜、粳米各 100 克,熟牛肉 50 克,精盐、味精各少许。

【制法】 芹菜洗净切碎,牛肉切碎;粳米淘净入锅,加适量水大火煮开,待米粒开花时,加入牛肉、芹菜继续熬煮成粥,最后调入精盐、味精即可。

【功效】 平肝清热,降压降脂。

【保健应用】 食粥,每日 1 次。适用于高血压、高脂血症患者。

天麻菊花饮

【组成】 天麻 10 克,杭菊花 20 克。

【制法】 天麻切片,加水煎煮 20 分钟,再加入菊花同煮,去渣取汁。

【功效】 清肝熄风。

【保健应用】 代茶饮。用于防治中风。

芹菜粥

【组成】 芹菜 100 克,粳米 50 克。

【制法】 先将粳米淘净,加水适量煮粥;再将芹菜洗净切段,放入半熟的粥中,熬至粥熟。

【功效】 清肝醒脑,益气养阴。

【保健应用】 早餐食用,常食。适用于血压偏高者。

菠菜皮蛋粥

【组成】 菠菜 30 克,皮蛋 1 个,大米 50 克,盐、味精各少许。

【制法】 菠菜洗净、切段;皮蛋去壳切丁;大米淘净后加适量水煮粥至米开花时,加入皮蛋丁、菠菜,小火煮粥至稠,调入盐、味精即成。

【功效】 清热除烦,泻火降压。

【保健应用】 食粥,每日 1 次。适用于高血压耳鸣,眩晕者。

炖南瓜

【组成】 南瓜 1 千克。

【制法】 将南瓜洗净,切块,加适量水先旺火煮沸后,改为中火炖煮至南瓜成酥烂,汤汁成稀糊状时即可。

【功效】 降脂降糖。

【保健应用】 每日早、晚随量进食。适用于各类型的糖尿病患者。

洋葱炒猪肉

【组成】 鲜洋葱 100 克,猪瘦肉 50 克,酱油、盐各适量。

【制法】 先将猪肉炒熟,再下洋葱共炒,放入酱油、盐等调味品。

【功效】 益肾降血糖。

【保健应用】 佐餐食用。适用于糖尿病属肾虚者。

鸡汤炖冬菇

【组成】 香菇 50 克,母鸡 400 克,料酒 10 毫升,葱、生姜、盐各适量。

【制法】 香菇洗净后放入水中浸泡;鸡清理后,加少许葱、姜,做成清汤,鸡汤倒入蒸碗内,加料酒、盐及香菇,加盖封固,蒸 1～1.5 小时即可。

【功效】 降血糖,降血脂。

【保健应用】 佐餐食用。适用于糖尿病属脾气虚弱者。

玉米须炖猪肉

【组成】 猪瘦肉 100 克,玉米须 90 克,天花粉 30 克。

【制法】 用清水炖猪肉,待熟时,加入玉米须及天花粉,文火煎成汤。

【功效】 滋阴润燥,清热止渴。

【保健应用】 饮汤吃肉,每日 1～2 次。用于阴虚燥热型糖尿病。

猪胰烩山药

【组成】 猪胰 1 具,干山药 60 克。

【制法】 将猪胰洗净后用水煮熟,干山药炒研末。

【功效】 滋阴润燥。

【保健应用】 用猪胰汤服山药末,每次 10 克,每日服 3 次,每料服 2 日,10 日为一疗程。用于糖尿病肺胃阴虚者。

兔肉炖山药

【组成】 兔1只,山药100克。

【制法】 将兔宰后,去毛、爪、内脏,洗净切块与山药同炖至兔肉熟烂即可。

【功效】 益气养阴止渴。

【保健应用】 饮汤食兔肉,趁热服之。适用于糖尿病口渴,乏力,消瘦者。

清蒸鲫鱼

【组成】 活鲫鱼500克,绿茶100毫克。

【制法】 将鱼去肠杂后洗净,再将绿茶塞入鱼腹内,置盘中,上锅清蒸,不加盐。

【功效】 降血糖。

【保健应用】 食鱼肉,每日1次。用于各型糖尿病。

清炖鲫鱼

【组成】 鲫鱼1条(约400克),橘皮10克,胡椒、吴茱萸各2克,生姜、黄酒各50毫升,盐、葱、味精各适量。

【制法】 将鲫鱼去鳞及内脏、鳃;生姜去皮,洗净切片,留几片放鱼上;其余生姜和橘皮、胡椒、吴茱萸一起包扎在纱布内,并将药包填鱼腹内,加入黄酒、盐、葱和适量水,隔水清蒸半小时后,取出药包,放入少许味精即成。

【功效】 温中、健脾、和胃。

【保健应用】 佐餐食用,一日分2次食完。适用于糖尿病腹泻患者。

白鸽煮银耳

【组成】 白鸽1只,银耳30克,盐少许。

【制法】 白鸽宰杀后去毛、内脏,洗净,放入砂锅内,加适量水煮炖沸时,加入热水泡发好的银耳,小火炖至鸽肉熟烂时,加少许食盐调味,稍煮即可。

【功效】 滋阴润燥。

【保健应用】 饮汤食肉,一日分2次食完。适用于糖尿病口渴多饮者。

玉米脆片

【组成】 玉米 1 千克,大麦面粉适量。

【制法】 将玉米洗净晒干,碾成细粉,过筛后加入适量大麦面粉,按常法制作成脆片即可。

【功效】 降脂减肥。

【保健应用】 可长期服食。适用于高血压、肥胖者。

清炒竹笋

【组成】 鲜竹笋(或鲜笋罐头)250 克,素油、鸡汤、精盐、味精各适量。

【制法】 先将竹笋切丝,油入锅内烧至八成热,下笋丝爆炒,加盐少许,淋入适量鸡汤,焖烧 3～5 分钟,撒上味精,炒匀即成。

【功效】 利消化,除积滞。

【保健应用】 佐餐食用。适用于高血压、肥胖者。

醋黄豆

【组成】 黄豆 500 克,醋 1 升。

【制法】 先将黄豆炒热,待冷却后及时浸入醋中,密封 10 天后即可食用。

【功效】 软坚润燥,降压减肥。

【保健应用】 不限量,随时服用。适用于高血压病、肥胖者。

天麻炖鲤鱼

【组成】 天麻 10 克,川芎 3 克,鲤鱼 1 条(约 500 克),葱、姜末各适量。

【制法】 川芎切片,天麻蒸透后切片;共放入洗净的鱼腹中,置盆内,加入少量葱、姜、清水,约蒸半小时,按常规调制成羹汤,浇于鱼上即可。

【功效】 平肝潜阳,活血利尿,降血压。

【保健应用】 佐餐食用,每日 1～2 次。适用于肝阳上亢型高血压病患者。

天麻豆腐汤

【组成】 天麻 10 克,豆腐适量,调料少许。

【制法】 天麻切片,加水煮汤,去渣取汁;豆腐切大块,用天麻汁煮熟,加入适量调料即可。

【功效】 清热平肝利尿。

【保健应用】 佐餐食用。适用于肝阳上亢引起的血压升高,头痛,眩晕者。

蘑菇木耳生姜汤

【组成】 蘑菇 50 克,木耳、生姜各 10 克,盐少许。

【制法】 蘑菇稍泡,洗净,切块;木耳泡发洗净,撕成小片,生姜去皮,洗净,切片;将上述原料放入锅内,加适量水煮汤,煮至蘑菇、木耳熟烂时,加少许盐调味即可。

【功效】 健脾胃,活血脉。

【保健应用】 饮汤食料,每日 2～3 次。适用于糖尿病患者。

鸡丝冬瓜汤

【组成】 鸡脯肉 100 克,冬瓜片 200 克,党参 3 克,黄酒、精盐、味精各适量。

【制法】 先将鸡脯肉洗净,切成细丝,放入砂锅内,加水 500 毫升左右;党参洗净也放入砂锅内,大火煮开后改为小火炖至八成熟时,余入冬瓜片,加入黄酒、盐、味精,待冬瓜熟透时即可。

【功效】 健脾利水。

【保健应用】 佐餐食用,每日 1 次。适用于糖尿病属脾气虚弱者。

苦瓜羹

【组成】 生苦瓜 2 条,淀粉、盐各适量。

【制法】 苦瓜洗净捣烂如泥,加入适量盐拌匀,半小时后去渣取汁,煮沸,放入适量水淀粉,调成半透明羹状即可。

【功效】 清热解毒,消脂减肥,降糖。

【保健应用】 分次酌量食用。适用于糖尿病、身体肥胖者。

降脂减肥

香菇豆腐汤

【组成】 干香菇 25 克,豆腐 400 克,鲜笋(切丝)60 克,豆油、味精、精盐、料酒、胡椒粉、麻油、葱段、姜末、水淀粉各少许。

【制法】 将香菇用温水泡发,洗净,切成丝,用豆油略炒后盛起;清水适量烧开,投入香菇丝、笋丝、豆腐丁,煮开后加调料,用水淀粉勾芡,起锅后淋上麻油即成。

【功效】 降脂减肥,降压降糖。

【保健应用】 佐餐食用,每日 1 次,可连服。适于高脂血症、糖尿病、肥胖症者服用;一般人服之可防止血脂升高和肥胖。

百合芦笋汤

【组成】 百合 50 克,罐头芦笋 250 克,黄酒、味精、精盐、素汤各适量。

【制法】 先将百合发好洗净;锅中加素汤,将发好的百合放入汤锅内,烧几分钟后,加黄酒、精盐、味精调味,倒入盛有芦笋的碗中即成。

【功效】 补养肺胃,降脂减肥,防癌延年。

【保健应用】 佐餐食用,每日 1～2 次,可长期食用。适于肺胃阴虚高脂血症及肥胖者食用;一般人食之可防癌延年。

紫菜海带汤

【组成】 紫菜 5 克,海带 15 克,冬瓜皮 20 克,盐少许。

【制法】 将紫菜、海带(泡发)、冬瓜皮分别洗净,共入砂锅加入适量清水,煮至海带熟,加入少许精盐即可。

【功效】 淡利水湿,降脂降压,降糖减肥。

【保健应用】 每日 1 次,常食之。适用于高脂血症、高血压、糖尿病、肥胖症患者。

姜楂茵陈汤

【组成】 茵陈 20 克,山楂 30 克,生姜 3 片。

【制法】 上三味同放入锅内,加水适量,煎20～30分钟即可。

【功效】 消食利水,活血降脂。

【保健应用】 每日1剂,分2～3次服。适用于高脂血症患者。

葱姜黄瓜汤

【组成】 生姜15克,黄瓜150克,葱白3根。

【制法】 将生姜、葱白用水煎15分钟;黄瓜洗净,切成小块,用葱姜汤冲泡10分钟。

【功效】 通阳行气,宽胸降脂。

【保健应用】 每日1次,喝汤吃瓜。适用于冠心病患者。

黑木耳烩豆腐

【组成】 豆腐200克,黑木耳25克,植物油25克,清汤、盐、味精、淀粉各适量。

【制法】 黑木耳泡发洗净,豆腐用沸水焯过;锅置火上,放油投黑木耳,兑清汤,烧沸后用淀粉勾芡,倒入豆腐,沸后加调料。

【功效】 祛淤除痰,降脂。

【保健应用】 佐餐食用,常服。适用于高脂血症患者。

菠菜炒洋葱

【组成】 菠菜50克,洋葱30克,食用油、调料适量。

【制法】 锅置火上烧热,放入食用油少许,放入菠菜、洋葱,加入调料,拌炒至菜熟起锅。

【功效】 补肝降脂。

【保健应用】 佐餐食用,每日1～2次。适用于高脂血症患者。

花椒油炒芹菜

【组成】 芹菜200克,植物油4克,葱、花椒、酱油、味精、盐各适量。

【制法】 芹菜去根、老叶,洗净,切段;油放炒锅中烧五成热,放入花椒稍炸至香,再放芹菜翻炒两下,加酱油、盐、味精拌炒均匀,撒入葱花,出锅盛入盘中即可。

【功效】 降血压,助消化。

【保健应用】 佐餐食用。适用于高脂血症及高血压患者。

芹菜炒香菇

【组成】 芹菜 400 克,水发香菇 50 克,植物油、盐、醋、味精各适量。

【制法】 芹菜去根、叶,洗净,剖开切成段;香菇洗净切片;先将芹菜在烧热的油锅内炒 2～3 分钟,再投入香菇片迅速炒匀,加适量盐、醋、味精,炒熟即可。

【功效】 平肝清热,益气和血,降脂降压。

【保健应用】 佐餐食用。每日分 2 次食完,可连用 1～2 周。适用于高脂血症、高血压患者。

山楂炒肉片

【组成】 鲜山楂片 20 克,猪瘦肉 200 克,植物油、盐、葱、料酒、味精各适量。

【制法】 葱洗净切葱花;猪肉洗净切片,放入烧热的油锅内翻炒至色微黄时,加进山楂片,随后烹入料酒,反复煸炒至熟时,撒入盐、葱花、味精调味即成。

【功效】 滋阴健脾,益气消食,降脂降压。

【保健应用】 佐餐分次食用,每日 1～2 次。适用于高脂血症、高血压患者。

红烧鸭块

【组成】 鸭块 100 克,植物油 5 毫升,酱油、白糖适量。

【制法】 鸭块洗净,沥水;油放锅中烧至五成熟,下鸭块炸炒,加酱油烧至鸭块酥烂时,加白糖,待糖溶化翻炒两下即可出锅盛盘。

【功效】 去脂降压,补心健胃。

【保健应用】 佐餐食用。适用于高脂血症、高血压、冠心病患者。

月季花饮

【组成】 月季花 5 朵,黄酒 10 毫升,冰糖适量。

【制法】 将月季花洗净,加水 150 毫升,文火煎至 100 毫升,去渣,加冰糖及黄酒适量。

【功效】 活血化淤,行气通脉。

【保健应用】 每日 1 次,温服。适用于气滞血淤型冠心病。

菊花决明子饮

【组成】 菊花、生山楂、草决明各 15 克。

【制法】 将以上 3 味中药洗净,放入保温杯中,沸水冲泡,盖严盖,温浸半小时即可。

【功效】 清利头目,平肝降压。

【保健应用】 代茶饮,每日 1 剂。适用于冠心病、高血压患者。

清宫减肥茶

【组成】 荷叶、紫苏叶、山楂、乌龙茶、六安茶等各适量。

【制法】 将荷叶、紫苏叶、山楂切碎,共研粗末;与乌龙茶、六安茶混合均匀,装瓶备用。

【功效】 降脂通络。

【保健应用】 每日 2 次,每次 6 克,开水冲泡饮用。适用于血脂偏高,肥胖者。

灵芝丹参酒

【组成】 灵芝 30 克,丹参、三七各 10 克,白酒 500 毫升。

【制法】 将灵芝、丹参、三七洗净,切片,同放入酒坛内,加入白酒,上盖,每天搅拌 1 次,浸泡 15 天即可服用。

【功效】 活血祛淤,养血安神。

【保健应用】 每天服 2 次,每次 10~20 克。适用于淤血阻络之神经官能症、冠心病等。

大蒜玉米粥

【组成】 玉米 50 克,大蒜 6 瓣,醋适量。

【制法】 蒜瓣剥去外皮后入醋中浸渍 1 日,玉米磨碎煮成粥,然后放入蒜瓣,再煮片刻即成。

【功效】 降脂行气。

【保健应用】 每次 1 小碗,每日 1 次,可连续服用。适用于冠心病患者。

薤白葱粥

【组成】 薤白 15 克,葱白 3 根,粳米 100 克。

【制法】 把薤白、葱白洗净切碎,与粳米同入锅内,加水适量蒸成粥即可。

【功效】 行气宽胸,通阳止痛。

【保健应用】 每日分 2 次食完,可连续食用。适用于冠心病胸闷,心前区疼痛患者。

丹桃墨鱼抄手

【组成】 墨鱼 1 条,桃仁 10 克,丹皮 15 克,鸡肉 500 克,猪瘦肉 500 克,面粉 1 千克,猪皮、杂骨适量,胡椒、盐、味精各适量。

【制法】 桃仁、丹皮装入纱布口袋,扎口,与墨鱼、鸡肉、杂骨、猪皮共入锅内加水炖,至鸡烂熟为原汤。捞去药袋,墨鱼、鸡肉切丝,加味精、盐、胡椒共拌匀,备用。猪瘦肉剁茸,加盐、胡椒搅匀为馅。面粉加水做成抄手皮,包馅成抄手,沸水煮熟,捞出加入药汁原汤及鸡肉丝、黑鱼丝即可。

【功效】 通经活血,清热凉血。

【保健应用】 作主餐,随量食。适用于冠心病胸闷胸痛,口唇色暗或青紫者食用。

糖醋素肉

【组成】 土豆 200 克,番茄酱 20 克,糖 15 克,植物油、葱、姜、蒜、醋、细盐、淀粉各适量。

【制法】 土豆去皮洗净,切成手指粗细的短条,用细盐略拌,再放淀粉和适量清水和匀,然后放在旺火热油中炸至外酥里软,捞出沥油;原锅留少量油,投入葱、姜、蒜煸炒香,下番茄酱、糖、醋、盐和水,调成糖醋汁并勾芡,再把土豆条倒入翻拌均匀即成。

【功效】 消脂减肥。

【保健应用】 佐餐食用。适用于肥胖者。

金钩芹菜

【组成】 金钩(大海米)25 克,芹菜 250 克,水发海带 50 克,茭白 35 克,熟火腿 25 克,精盐、白糖、麻油、料酒、醋各少许。

【制法】 金钩加料酒和水浸没,待其胀发后,隔水略蒸;芹菜择洗干净,切成段;茭白和海带洗净,分别切丝;熟火腿切细丝。锅内放足水,用旺火烧沸,把芹菜烫至碧绿嫩脆,茭白烫熟,海带烫软(烫时水中略加几滴醋)。将芹菜、火腿、茭白、海带加白糖、盐和麻油一起拌匀,装盘,将金钩连汁浇在上面即可。

【功效】 降脂降压。

【保健应用】 佐膳食用。适用于肥胖且血压偏高者。

香椿拌豆腐

【组成】 香椿、豆腐各 100 克,麻油 5 毫升,味精及盐各适量。

【制法】 香椿择洗干净,沥干水分,切末;豆腐切小丁;油放锅中,放入香椿煸炒一下,即下豆腐、味精及盐翻两遍,拌均匀,片刻出锅即可。

【功效】 消脂减肥,健脾养胃。

【保健应用】 佐餐食用。适用于肥胖者。

虾仁炒黄瓜

【组成】 青虾 400 克,黄瓜 200 克,鸡蛋 1 个,料酒、葱、生姜、水淀粉、麻油各少许,藕粉、食用油、鸡汤各适量。

【制法】 青虾去皮,用盐水洗净,加入料酒和生姜少许,以蛋清与藕粉混匀挂浆;黄瓜洗净切成小块;葱洗净切葱花;油入锅内烧热,青虾入锅炸至呈鲜红起锅;炒锅加油少许,将黄瓜炒至颜色变青,加入鸡汤及调料,并加入虾仁煸炒片刻,勾芡,淋麻油少许即可。

【功效】 补益脾肾,利水减肥。

【保健应用】 佐餐用。适用于脾肾阳虚引起的肥胖症患者。

山楂银花汤

【组成】 山楂 30 克,金银花 12 克,白糖 20 克。

【制法】 将山楂、金银花洗净,沥干水,放入锅内,用文火炒热,加入白糖,改用小火炒成糖饯,用开水冲泡。

【功效】 降脂减肥。

【保健应用】 饮服,每日 1 剂,分 3 次服。适用于高脂血症、肥胖者服用。

何首乌粥

【组成】 何首乌 30 克,红枣 6 枚,大米 100 克,红糖适量。

【制法】 将何首乌用水煎煮后取汁,加大米、红枣同煮,待粥熟时,调入红糖即成。

【功效】 补血,降脂,减肥。

【保健应用】 每日服食 1～2 次,连服 10 天,间隔 5 天,再开始下一个疗程。适于高脂血症、肥胖者食用。

山楂粥

【组成】 山楂 30 克,大米 100 克,砂糖 10 克。

【制法】 山楂水煎取汁,加入大米同煮成稀粥,待熟时调入砂糖,再稍煮即可。

【功效】 降脂减肥。

【保健应用】 每日服食 1～2 次,10 天为一疗程。适于高脂血症、肥胖者服用;一般人服之可防止血脂升高和肥胖。

枸杞猪肉汤

【组成】 枸杞子 15 克,猪瘦肉 250 克,精盐、黄酒、葱段、姜、味精、胡椒粉、猪肉汤各适量。

【制法】 枸杞子去杂质洗净;猪肉切成丝炒至白色,加入黄酒、葱、姜、精盐煸炒,注入肉汤,放入枸杞子,煮至肉熟烂,出锅加入胡椒粉、味精即成。

【功效】 降脂减肥。

【保健应用】 佐餐食用,每日 1～2 次。适用于高脂血症、肥胖者食用,一般人食之可防止血脂升高、肥胖。

冬瓜薏仁粥

【组成】 冬瓜 150 克,薏苡仁 50 克。

【制法】 将冬瓜切成小块,与薏苡仁加水共煮,至熟为度。

【功效】 健脾利湿。

【保健应用】 顿食,每日 1 次。适用于健美减肥。

什锦乌龙粥

【组成】 薏苡仁 30 克,冬瓜子仁 100 克,赤小豆 20 克,荷叶 10 克,乌龙茶适量。

【制法】 将薏苡仁、冬瓜子仁、赤小豆煮熟,放入用纱布包好的荷叶、乌龙茶,再煎 7～8 分钟,取出纱布袋即可。

【功效】 健脾利湿。

【保健应用】 每日 1 次,常食之。适用于肥胖症患者。

滋补阴虚

鳖甲炖鸽

【组成】 鳖甲 50 克,鸽子 1 只。

【制法】 鸽子去毛和内脏,鳖甲打碎,放入鸽子腹内,共放入砂锅,加水适量,慢火炖熟后调味即可。

【功效】 益肾精,补肝血。

【保健应用】 吃鸽肉喝汤,隔日 1 剂,每月连服 5～6 剂。适用于肝肾不足,精血亏虚者。

冰糖黄精汤

【组成】 黄精 30 克,冰糖 50 克。

【制法】 黄精用冷水泡发,加冰糖,用小火煎煮 1 小时即成。

【功效】 滋润心肺。

【保健应用】 每日分 2 次饮汤。适用于体虚阴亏之人。

海带鸭块汤

【组成】 剖鸭 500 克,水发海带丝 150 克,姜 20 克,盐、胡椒粉各 5 克,鲜汤 2 升。

【制法】 将鸭子洗净,砍成块,用沸水氽一下捞起;海带丝漂洗干净;姜拍破;鲜汤入锅,下鸭块、姜、盐、胡椒粉、海带丝,先旺火煮开,后用小火炖至鸭块酥烂时即可。

【功效】 清补健身,行滞散结。

【保健应用】 服食或佐餐用。适用于中老年人。

百合银耳汤

【组成】 百合、太子参、银耳各 20 克,冰糖适量。

【制法】 将百合、太子参用清水洗净,银耳浸泡后去根部黑蒂,加水适量,共煮汤,水沸 30 分钟后,加入冰糖见溶化即成。

【功效】 益气养阴,润肺止咳。

【保健应用】 佐餐食用。适用于气阴两虚之人。

参百猪肺汤

【组成】 党参 15 克,百合 30 克,猪肺 250 克,食盐少许。

【制法】 将猪肺洗净切片,党参、百合择去杂质洗净。将党参、百合共入锅中,加水适量煎 2 次,将煎汁与猪肺同煮至熟,去药渣,加盐调味即可。

【功效】 补中益气,润肺止咳。

【保健应用】 佐膳食用。适用于气阴两虚之人。

润肺银耳汤

【组成】 水发银耳 400 克,荸荠 100 克,甜杏仁 10 克,桂圆肉 30 克,姜、葱、盐、白糖、味精、花生油、玫瑰露酒各适量。

【制法】 先将荸荠削皮,洗净,切碎放入砂锅中,加水煮 2 小时,取汁备用;杏仁去皮,入开水锅煮 10 分钟,再入清水中漂去苦味,放碗中加清水 100 毫升;桂圆肉洗净,与杏仁一起入笼蒸 50 分钟取出,备用。将银耳入沸水煮片刻捞出,炒锅置中火上,加花生油少许,加葱、姜、精盐和水,把银耳放入煮 3 分钟捞出,放在蒸锅内,加荸荠汁、盐、玫瑰露酒、白糖入笼蒸 50 分钟,然后放入杏仁、桂圆蒸 15 分钟,加味精即成。

【功效】 滋阴润肺,养血润肠。

【保健应用】 佐膳食用。适用于阴血不足之人。

金针炖水鱼

【组成】 水鱼 1 只(约 500 克),猪瘦肉 200 克,金针菜 30 克,木耳 15 克,调料适量。

【制法】 将金针菜、木耳(浸开)洗净;猪瘦肉洗净,切件;水鱼用热水烫,削开,去内脏,洗净,斩件。把全部用料放入炖盅内,加开水适量,炖盅加盖,隔开水炖 2～3 小时,调味供用。

【功效】 滋阴降火,补肾和血。

【保健应用】 佐餐食用。适用于阴血不足体质虚弱者。

菜油黄酒烧龟肉

【组成】 龟 1 只(重量 250～500 克),菜油 60 克,黄酒 20 毫升,生姜 8 克,花椒、冰糖、酱油、盐各适量。

【制法】 (1)将龟放入盆中,加热水,使其排尽尿,弃去头、足,去除龟壳、内脏,用清水反复洗净,将龟肉用刀切成块,待用;把生姜去外皮洗净,切成极薄片,待用。

(2)将炒锅置于旺火上,加菜油,烧六成热后,放入龟肉块,反复翻炒,再加生姜片、花椒、冰糖、盐等调料,烹以酱油、黄酒,加适量水,锅加盖,继续煮 5～10 分钟。改用文火煨炖,至龟肉烂熟,即成。

【功效】 填精补肾,滋阴养血。

【保健应用】 佐餐食用。适用于精血不足体虚之人。

韭菜煲龟

【组成】 韭菜 150 克,乌龟 1 只,精盐、味精各适量。

【制法】 韭菜择洗干净,切段;乌龟用热水浸泡,以便排尿。宰杀后去头、龟甲、内脏,洗净切块,放入锅内,加入韭菜和适量水煮炖至龟肉熟烂,再加适量精盐、味精调味即可。

【功效】 双补阴阳,补肾强体。

【保健应用】 饮汤食肉,每日 1 次。适用于肾阴阳两虚型头晕,疲乏,性功能减退者。

沙参虫草炖龟肉

【组成】 沙参 60 克,冬虫夏草 10 克,乌龟 2 只,熟猪油、鸡油、精盐、味精、料酒、姜、葱、胡椒粉、鸡汤各适量。

【制法】 将龟宰杀后斩开,取出内脏,斩去硬壳和头爪,下沸水锅氽透,洗净血污,斩成块。锅烧热,放入猪油,投入葱、姜、龟肉煸干水分。放入清水,烧滚后洗净。将沙参、冬虫夏草洗净。将龟肉、沙参、冬虫夏草、盐、料酒、姜、葱放入炖盅内,注入鸡汤,上笼蒸至肉熟,拣去葱、姜,淋上鸡油,撒上味精、胡椒粉即成。

【功效】 滋养肺肾,填补精血。

【保健应用】 佐餐食用。适用阴血不足体弱多病之人。

小麦百合汤

【组成】 小麦 30 克,甘草 10 克,百合 15 克,大枣 10 枚,生地、生龙骨各 18 克。

【制法】 将红枣去籽,与甘草、百合、生地、生龙骨、小麦一起用清水洗净,待用。把生龙骨先入锅,加清水适量,置于旺火上煮沸,转为用文火煮 15～20 分钟,其余 5 味再入锅同煮,1 小时后离火,去渣即可。

【功效】 清热滋阴,宁心安神。

【保健应用】 频饮代茶。适用于肝肾阴亏、腰软无力、头昏失眠者。

蜜枣水蟹汤

【组成】 水蟹 3 只(约 250 克),生地黄 150 克,蜜枣 2 枚。

【制法】 把生地黄洗净,水蟹削后洗净。把全部用料放入锅内,加清水适量,武火煮沸后,文火煲 2 小时,调味供用。

【功效】 养阴和血,退热散结。

【保健应用】 佐餐食用。适用于阴血亏虚之人。

甲鱼猪髓汤

【组成】 猪脊髓 250 克,甲鱼 1 只,姜、葱、胡椒粉、味精各适量。

【制法】 将甲鱼用开水烫死,揭去鳖甲,去内脏,将猪脊髓洗净,放入碗内。将甲鱼放入铝锅内,加姜、葱、胡椒面,用大火烧沸后,再改用小火将甲鱼肉煮熟,然后放入猪脊髓,煮熟,加味精即成。

【功效】 滋阴补肾,填精补髓。

【保健应用】 佐餐食用。适用于肾阴不足腰膝酸软者。

荸荠茅根汤

【组成】 鲜荸荠 120 克,鲜茅根 100 克,白糖少许。

【制法】 将荸荠去外皮,清水洗净,捣碎绞取汁,待用。把鲜茅根去杂,清洗干净,放入锅内,加清水适量,熬煮半小时,去渣取汁。将荸荠汁与茅根汁混合一起,加入少量白糖搅匀即成。

【功效】 滋阴降火,生津止血。

【保健应用】 代茶频饮。适用于阴血亏虚,虚火上炎,口舌干燥,干咳无痰,或口舌生疮,咯血者。

鳖肉滋阴汤

【组成】 鳖肉 800 克,生地 25 克,地骨皮 15 克,知母、百部各 10 克,料酒、精盐、白糖、葱段、姜片、熟猪油、鸡汤各适量。

【制法】 (1)将鳖背朝下,头伸出时,抓住颈拉出,齐颈切断,出尽血,然后用刀由颈根处至尾部剖腹,取出内脏,斩去脚爪、尾,放入热水中浸泡,抹去白黏膜,刮尽黑衣,揭去背壳,将鳖斩成 6 块,放入清水锅中,烧开捞出洗净。

(2)锅中放鳖肉,加入鸡汤、料酒、盐、白糖、葱、姜,用旺火烧沸后,改用文火炖至六成熟,加入装有百部、地骨皮、生地、知母(均洗净)的纱布袋,继续炖至鳖肉熟烂,拣去葱、姜、药袋,淋上猪油即成。

【功效】 滋阴清热,凉血润燥。

【保健应用】 上量 1 日分 2 次服食。适用于阴虚火旺,出现口咽干燥,五心烦热,干咳少痰者。

强身枸杞饮

【组成】 鲜枸杞叶 50 克,苹果 200 克,胡萝卜、凉开水各 150 毫升,蜂蜜30 克。

【制法】 将鲜枸杞叶、苹果、胡萝卜洗净,苹果去皮去核,均切成小片或丝,一同放入果汁机内,加凉开水制成汁,调入蜂蜜后即可食用。

【功效】 益精明目,清热止渴。

【保健应用】 随时饮用。适用于肝肾阴亏,视物不清,口渴欲饮者。

芝麻胡桃扁豆泥

【组成】 黑芝麻 10 克,胡桃仁 5 克,扁豆 150 克,白糖、猪油各 100 克。

【制法】 将扁豆入沸水煮半个小时后去外皮,再将扁豆仁蒸 2 小时至熟烂,沥干水后捣如泥状;芝麻炒香后粉碎;胡桃仁粉碎;猪油放锅中烧至五成热,倒入扁豆泥翻炒至水分将尽时,加入白糖、芝麻末、胡桃仁,翻炒均匀至白糖溶化即可。

【功效】 养肝滋肾,健脾和中。

【保健应用】 当点心服食。每日 3 次,每次 20 克。适于中老年人食用。

阿胶白皮粥

【组成】 阿胶、桑白皮各 15 克,糯米 100 克,红糖 8 克。

【制法】 将桑白皮用清水洗净,入砂锅,加清水适量,煎浓汁,取汁两次,待用。把糯米洗净,入铝锅,加清水上火煮约 20 分钟后,倒入药汁、阿胶,再煮成粥,以红糖调味。

【功效】 补血滋阴,润燥清肺。

【保健应用】 每日早、晚服食。适用于肺阴不足之人。

木耳芝麻茶

【组成】 黑木耳 60 克,黑芝麻 15 克。

【制法】 取黑木耳 30 克,入锅中置中火上不断翻炒,待黑木耳的颜色由灰转黑且略带焦味时,起锅备用;黑芝麻洗净,沥干水后于锅中烘炒至香,然后兑入清水 1.5 升,同时放入生、熟木耳,用大火煮沸后改小火熬 30 分钟,滤去渣,将煎液装入容器内代茶饮即可。

【功效】 补益肝肾,润肠通便,延年益寿。

【保健应用】 每日 3~4 次,每次 100 克。适于中老年人食用。

蟹肉莲藕粥

【组成】 白米、莲藕各 100 克,蟹 2 只,鸡蛋 2 个,油、葱、姜片各少许。

【制法】 (1)先将米洗后用水泡 2 小时,莲藕去皮,切成 3 厘米长的丝,泡在水中;鸡蛋分成蛋白、蛋黄放置备用;再把蟹洗净,去壳、鳃、脚,取出蟹黄,与蛋黄拌匀,蟹身切成放射状的 8 等份。壳和足用力敲断。

(2)然后在锅中放 30 克油,加热,放入蟹壳、蟹脚、葱、姜翻炒,炒出香味后加水,加盖,用中火煮 40 分钟左右,然后把煮汤倒入另一锅内,并放入沥干的米、莲藕及浸汁,加盖煮沸,再改用小火煮 90 分钟。即将熟时,放入蟹块,用少量盐调味。将粥的 2/3 与蛋白混合,盛入碗中,剩余的粥与蛋黄混合,盛入加蛋白的碗里,最后将蟹块置于粥面上,按个人喜好加入葱、姜等即可食用。

【功效】 益阴补髓,清热养血。

【保健应用】 供早餐食用。适用于年老体虚之人。

甲鱼粥

【组成】 甲鱼 1 只,糯米 100 克,肉汤 1.25 千克,精盐、料酒、猪油、胡椒粉、葱头、姜块各少许。

【制法】 先将甲鱼杀洗干净,剁成小块,在开水锅中煮一下,捞出,刮去黑皮,待用。然后将炒锅烧热下猪油,投入甲鱼,炒到无血水时,加入料酒、葱、姜、肉汤烧开,用小火炖烂。将鱼骨刺及葱、姜拣去不用,加入洗净的糯米、精盐煮成粥,调入胡椒粉即可。

【功效】 滋阴补虚。

【保健应用】 每日分1～2次食用。适用于体虚肾亏之人。

百合粥

【组成】 百合30克(干百合碾粉20克),糯米50克,冰糖适量。

【制法】 百合剥皮,去须,切碎,再与糯米同入砂锅内,煮至米烂粥稠,加冰糖即成。

【功效】 养阴润肺,宁心安神。

【保健应用】 每日早、晚食用。适用于肺阴不足之人。

龟肉粥

【组成】 活龟1只,糯米150克,精盐、葱、姜、料酒、味精、胡椒粉各少许。

【制法】 先将乌龟杀洗干净,切成小块,放入开水汆一下,再捞入冷水中,刮去皮膜,洗漂干净,装入盆内,加入料酒、葱、姜、精盐,上笼用旺火蒸烂,拣去葱、姜及龟骨,留下肉及汤。然后把洗净的糯米加入肉汤中,上火烧开后转小火熬煮。待粥快好时,调入味精、胡椒粉稍煮便可食用。

【功效】 滋阴补血,补肾健骨。

【保健应用】 每日分1～2次食。适用于阴血亏虚者。

腊鸭颈头菜干粥

【组成】 腊鸭颈、头150克,白菜干60克,粳米120克,香菜、葱花各少许。

【制法】 先把腊鸭颈、头用温水洗净,斩小件;白菜干浸开,洗净,切短段;粳米洗净。然后把粳米、菜干和腊鸭颈、头放入开水锅内武火煮沸后,文火煲至粥成,调味即可,食用时加放香菜、葱花。

【功效】 滋阴降火。

【保健应用】 每日分1～2次食用。适用于阴虚有热之人。

沙参粥

【组成】 沙参30克,粳米100克,冰糖适量。

【制法】 先煎沙参,去渣,取汁;加入洗净的粳米,煮至米熟后加入冰糖,再稍煮为稀薄粥。

【功效】 润肺养胃。

【保健应用】 每日早、晚温食。适用于肺胃阴虚之人。

猪肉粥

【组成】 猪瘦肉、糯米各 100 克,猪肉汤 1.5 升,葱白、味精、精盐、麻油、料酒各少许。

【制法】 先将肉和葱白切成小丁;糯米淘洗干净。然后把炒锅上火,下麻油、猪肉煸炒,加入猪肉汤、糯米、料酒烧开,转小火熬成粥。吃时调入味精、精盐、葱白丁即可。

【功效】 滋阴润燥。

【保健应用】 每日分 1~2 次食用。适用于精亏阴虚之人。

木耳粥

【组成】 黑木耳 5 克,大枣 5 枚,粳米 100 克,冰糖适量。

【制法】 将黑木耳(或银耳)放温水中泡发,择去蒂,除去杂质,撕成瓣状;将粳米淘洗干净;大枣洗净,一同放入锅内,加水适量。将锅置武火上烧开,移文火上炖熟,至黑木耳(或银耳)熟烂、粳米成粥后,加入冰糖汁即成。

【功效】 滋阴润肺。

【保健应用】 每日分 1~2 次食。适用于肺阴不足之人。

珠玉二宝粥

【组成】 生山药、生薏米各 60 克,柿霜饼 24 克。

【制法】 将生山药、薏米、柿霜饼洗净。再把山药、薏米捣粗粒,放入锅内,加水适量,置灶上,用火煮至烂熟。再将柿霜饼切碎,调入煮好的粥内,搅匀溶化即成。

【功效】 滋养脾肺,止咳祛痰。

【保健应用】 每日早、晚食用。适用于脾肺阴虚之人。

天冬枸杞粥

【组成】 天门冬 30 克,枸杞子 15 克,粳米 90 克。

【制法】 将天门冬、枸杞子用温开水浸泡 5 分钟,清水冲洗干净,加水煎取浓汁,待用。把粳米清洗干净,倒入锅内,加入天门冬、枸杞汁,置于火上煮成粥,食之。

【功效】 益肾养阴。

【保健应用】 每日分 2 次服食。适用于肺肾阴虚者。

玉竹冰糖粥

【组成】 鲜玉竹 60 克,冰糖 90 克,粳米 100 克。

【制法】 将鲜玉竹洗净,去掉根须,切碎加水煎,取浓汁去渣,待用。把粳米淘洗干净,与玉竹汁一同入锅,共煮为稀粥,粥成后放入冰糖,稍煮沸即可食用。

【功效】 滋阴生津止渴。

【保健应用】 每日早、晚服食。适用于肺胃阴虚之人。

调补阳衰

人参炖三鞭

【组成】 牛鞭、鹿鞭、黄狗鞭各 1 条,猪瘦肉 500 克,姜汤适量,人参(红参)20 克,红枣 5 个。

【制法】 三鞭用温水泡软,割去残肉,切块,用姜汤煮 10 分钟,去姜汤用清水漂过;猪瘦肉洗净,略出水,切块;人参浸软切片,红枣(去核)洗净,与三鞭、猪瘦肉一齐放入炖盅内,加开水适量,炖盅加盖,文火隔开水炖 4 小时,调味供用,也可加少许酒调服。

【功效】 大补元气,温肾壮阳。

【保健应用】 佐餐食用。适用于肾阳虚衰之人。

香菜爆鳝鱼

【组成】 鳝鱼、香菜各 100 克,植物油 10 毫升,葱、姜、味精、盐各适量。

【制法】 鳝鱼洗净、去内脏、去头、砍段;香菜择洗干净、切段;葱、姜洗净,葱切葱花,姜去皮、切丝;油放烧锅中,加葱花、姜丝煸炒出香味,下鳝鱼爆炒至将熟时,下香菜、盐及味精翻炒至熟,出锅即可。

【功效】 去湿、强筋壮骨、暖胃。

【保健应用】 佐餐食用。适宜于脾虚湿重而引起的脚痛筋痛者。

红烧带鱼

【组成】 带鱼 100 克,植物油 5 毫升,盐、酱油、白糖各适量。

【制法】 带鱼洗净,破肚去内脏,去头牙,砍成菱形块,晾干水分;油放入锅中烧至七成热,先放少许盐于油锅中,放入带鱼炸至两面微黄,再加入酱油和白糖,改为中火再将带鱼煎 15 分钟,起锅即可。

【功效】 补益肝肾,强筋健骨。

【保健应用】 佐餐食用。适用于腰膝酸软无力者。

山药枸杞炖鳝鱼

【组成】 鳝鱼 1 条,淮山、杞子各 50 克,肉苁蓉、巴戟、北芪各 15 克,姜丝、绍酒、盐各适量。

【制法】 将鳝鱼先用滚水氽过,使鳝体内血液凝结。氽水后,方可以剖开鳝肚,取去肠脏,但不要去掉鳝内的血。将洗好的鳝切成段,用姜丝和绍酒拌匀,再放入炖盅中,放入北芪、淮山、杞子、肉苁蓉、巴戟,加入清水,如能饮酒,可加入酒与水各半。隔水炖 4 小时,放少量盐,可以喝汤食鱼。

【功效】 补肾阳,强腰膝。

【保健应用】 佐餐食用。适用于肾阳虚衰,小便清长,腰膝冷痛,阳痿早泄者。

酒炒虾仁

【组成】 白酒 50 毫升,鲜虾仁 150 克,韭菜 200 克,生地 20 克,食盐、生姜、大蒜、味精、醋各适量。

【制法】 韭菜择洗干净切段;生地洗净;生姜去皮洗净切丝;大蒜择洗干净切碎;将所有原料放入锅中炒,烹入白酒,同时加入各调料适量,虾仁炒熟即可。

【功效】 补肾温阳。

【保健应用】 佐餐食用。每日1次,10～15日为一疗程。适用于肾阳虚引起的阳痿、早泄者。

虫草汽锅鸡

【组成】 冬虫夏草2.5克,鸡肉165克,胡椒粉0.5克,味精1.5克,生姜3克,葱白3片,食盐1克。

【制法】 将鸡肉洗净后,砍成2.5厘米见方的块;在沸水锅内先下入生姜、葱、胡椒粉等,待2分钟后,再入鸡肉汆去血水,肉质变色后捞出,沥净水后,放入蒸锅内。虫草去灰渣,挑出较完整的6～7条(中等粗细),用清水漂洗后,分散开摆在鸡肉的面上,加生姜、葱少许,掺入少量清水,盖严盖子,在武火时上笼蒸制约1.5小时,即可取出。将鸡取出后,滗出原汁,加味精、食盐和胡椒粉调味,再倒入汽锅内,盖上盖子,原锅上席即成。

【功效】 肺肾双补,益气补血。

【保健应用】 佐餐食。适用于肺肾气虚引起的咳嗽气喘,腰膝酸软无力,阳痿遗精者。

油爆人参鸡脯

【组成】 人参10克,鸡脯肉200克,冬笋、黄瓜各25克,蛋清1个,精盐、味精、绍酒、水淀粉、葱、生姜、香菜梗、鸡汤、猪油、麻油各适量。

【制法】 (1)将鸡脯切成片;人参洗净,斜刀切成1厘米厚的小片;冬笋、黄瓜切骨排片;葱、姜切丝;香菜梗切长段;将鸡片上加盐、味精后拌匀,下入蛋清、水淀粉,拌匀。

(2)在锅内放猪油,烧至五成热时,下入鸡片,用铁筷子划开,熟时捞出,控净油,用精盐、味精、鸡汤、绍酒兑成汁水。在锅内放底油,旺火,油六成热时,下入葱丝、生姜丝、笋片、人参片煸炒,再下黄瓜片、香菜梗、鸡片,烹上汁水,颠翻几下,淋上麻油即成。

【功效】 补气壮阳,健脾和胃。

【保健应用】 佐餐食鸡肉,每日 1～2 次。适用食欲缺乏,身体虚弱者。

虾仁童子鸡

【组成】 虾仁 15 克,枸杞子 30 克,仔公鸡 1 只,味精、食盐、生姜、葱、水淀粉、清汤各适量。

【制法】 将仔公鸡宰杀后,去毛和内脏,洗净,装入大盆内备用。将枸杞子、虾仁用温水洗净,泡 10 分钟,分放在鸡肉上,加葱段、姜块、清汤适量,上笼蒸至烂熟。将仔公鸡出笼后,拣去葱段和姜块,放入味精、食盐,另用水淀粉勾芡收汁后,浇在鸡的上面即成。

【功效】 温肾壮阳,益气补精。

【保健应用】 佐餐食用。适用于肾阳虚阳痿早泄,腰膝酸软者。

参茸炖鸡肉

【组成】 鸡肉 100 克,人参(高丽参)10 克,鹿茸片 3 克。

【制法】 取鸡胸肉或鸡腿肉洗净,去皮,切粒。把人参切片,与鹿茸片、鸡肉粒一起放入炖盅内,加开水适量,炖盅加盖,文火隔开水炖 3 小时,调味供用。

【功效】 大补元气,温肾壮阳。

【保健应用】 佐膳食用。适用于元气虚弱引起的腰膝冷痛,阳痿早泄,身体羸瘦者。

枸杞炖鸡子

【组成】 雄鸡子 12 粒,枸杞子、韭菜子各 30 克。

【制法】 雄鸡子洗净,挑去筋膜,用开水拖过。枸杞子、韭菜子洗净,与鸡子一齐放入炖盅内,加清水适量,炖盅加盖,文火隔开水炖 2 小时,调味供用,也可加少量酒调服。

【功效】 补肾益精。

【保健应用】 佐餐食用。适用于肾阳衰虚之人。

海狗肾炖鸡

【组成】 海狗肾 30 克,淮山药、枸杞子各 15 克,杜仲、巴戟天各 9 克,生仔鸡 1 只(约 500 克),烧酒、调味品适量。

【制法】 海狗肾切成薄片,小碗盛装,以烧酒浸润,隔晚取用。把仔鸡洗净去毛和内脏,与海狗肾、淮山药、巴戟天、杜仲、枸杞子一起放入大型炖锅内,注下八成滚开水,盖好后放火上炖 4 小时,便可调味食用。

【功效】 温肾壮阳。

【保健应用】 每周食 2 次,连用 1 个月。适用于肾阳虚之人。

肉桂炖鸡肝

【组成】 肉桂 2 克,鸡肝 2 副,姜 3 片,绍酒少许。

【制法】 将鸡肝洗净放入炖盅内,加适量水,并放入姜片及绍酒。将肉桂洗净放入炖盅内,盖上炖盅的盖,隔水炖两小时,调味后可食用,小儿量酌减。

【功效】 补肝肾,温肾阳。

【保健应用】 佐餐食用。适用于肝肾不足,肾阳虚之人。

金樱根炖鸡

【组成】 金樱根 150 克,小母鸡 1 只,米酒少许。

【制法】 将母鸡开膛,去内脏后洗净,将金樱根塞入母鸡腹腔内,将整只鸡放入炖盅内,加米酒少许,加适量的水,隔水炖 3 小时左右,调味后即可食用。

【功效】 补肾壮阳,强身健体。

【保健应用】 佐餐食,每日 1～2 次。适用肾阳虚腰膝发冷,阳痿早泄者。

五味子炖麻雀

【组成】 麻雀 5 只,五味子 3 克,姜、花椒、葱、料酒、盐、胡椒粉各适量。

【制法】 将麻雀拔毛去脏,洗净。五味子洗净,与葱、姜、花椒、料酒同放入砂锅内,放麻雀,加水以浸没麻雀为度。武火烧开,文火炖约 30 分钟,起锅,滤去五味子及调料,调入盐、胡椒粉即可。

【功效】 壮阳益精。

【保健应用】 食肉饮汤。适用于心肾阳虚引起的自汗,心悸,腰膝酸软,阳痿早泄者。

冬虫夏草炖鸡

【组成】 冬虫夏草 12 条,鸡 1 只,火腿 25 克,姜少许,绍酒少许,瘦肉 500 克。

【制法】 将洗净的鸡切成大块,把瘦肉也切成较大的块,同时放入姜、清水、绍酒用文火煲 2 小时。将冬虫夏草先用水浸泡。将煲熟的鸡肉和汤倒入炖盅内,放入冬虫夏草,盖上盅盖,隔水炖 2 小时即可。

【功效】 补肾壮阳,强身健体。

【保健应用】 吃肉喝汤,佐餐食用,每日 1～2 次。适用于肾阳虚体弱者。

芪杞炖乳鸽

【组成】 乳鸽 1 只(去毛、脏),黄芪 30 克,枸杞子 15 克。

【制法】 将上物放炖盅内加水适量,隔水炖熟,加盐调味即可。

【功效】 补肾固精。

【保健应用】 吃肉饮汤。适用于肾虚阳痿滑精或早泄者。

枸杞萝卜羊肉汤

【组成】 胡萝卜 1 千克,羊肉 500 克,生姜 20 克,枸杞子 15 克,食盐、葱、味精、花椒各适量。

【制法】 将胡萝卜洗净,去皮,切块;羊肉去筋膜,洗净,入沸水中汆一下去除血水,切块;生姜洗净切片。将胡萝卜、羊肉、枸杞子、生姜同入砂锅,加适量水炖煮,先武火烧沸,再用文火炖煮至羊肉熟烂后,加入各调料适量即成。

【功效】 强身健体,补肾壮阳。

【保健应用】 佐餐用。每日 1～2 次。适用于肾阳虚引起的腰膝酸软,阳痿遗精者。

蛤蚧羊肺汤

【组成】 羊肺 150 克,蛤蚧 7 克,绍酒 8 毫升,生姜末 10 克,花椒 10 粒,味精 1 克,精盐 2 克。

【制法】 先将羊肺放入水中反复洗净,置于沸水锅煮 30 分钟,再用清水冲净,切成片,待用。把蛤蚧眼去除(有毒不能使用),清洗干净,烘干,研成粉末,待用。将净锅置于中火上,加水适量,放入羊肺,烧开后,撇净浮沫,加绍酒、花椒、生姜末、蛤蚧粉,炖至羊肺熟透,点入精盐、味精,调好口味,即可食用。

【功效】 补肺肾,壮阳。

【保健应用】 每日1次服食,连用3～5天,再改为2～3天1次。适用于肺肾阳虚引起的咳喘者。

仙茅雀肉汤

【组成】 麻雀10只,仙茅15克,芡实60克,红枣5个。

【制法】 将麻雀削净,去内脏、脚爪。仙茅、芡实、红枣(去核)洗净,与雀肉一齐放入锅内,加清水适量,武火煮沸后,文火煲2小时,调味供用。

【功效】 温肾壮阳。

【保健应用】 每日1次服食。适用于肾阳不足之人。

杞鞭壮阳日汤

【组成】 黄牛鞭1千克,枸杞15克,肉苁蓉50克,肥母鸡500克,生姜、花椒、猪油、味精、黄酒、盐各适量。

【制法】 将牛鞭用热水发胀后,顺尿道对剖成两半,刮洗干净后,复用凉水漂洗30分钟;枸杞择去杂质并洗净;肉苁蓉洗刷干净,用适量酒润透、泡软,上笼蒸约2小时,取出切片备用。肥母鸡切成块。将枸杞、肉苁蓉装入纱布袋内并扎口。砂锅内放入清水,将牛鞭下入用大火煮沸,撇去泡沫,再放入生姜、花椒、黄酒、母鸡肉,转置小火上炖,每隔1小时翻动1次,以免粘锅。待牛鞭炖至六成熟时,用干净纱布滤去汤中的姜和花椒,然后将装有枸杞、肉苁蓉的药袋放入汤中,小火炖至八成熟。此时,将牛鞭取出切成3厘米长的段,放回汤中直至炖烂,取出药袋、鸡肉另用,加味精、盐、猪油,调好味即可。

【功效】 补肾壮阳,益精髓。

【保健应用】 每日服食1次。适用于肾亏之人。

萝卜羊肉汤

【组成】 萝卜1千克,羊肉500克,精盐、胡椒粉、葱、姜各适量。

【制法】　将羊肉去筋膜,切成约 3 厘米方块,先入沸水锅内焯一下,除去血水,捞出沥水后放锅内,注入适量清水。萝卜去表皮,冲洗干净,切成菱形片待用。先将羊肉锅置武火上放入葱、姜,烧沸后,改用文火煮约 30 分钟,再放入切好的萝卜同煮至羊肉熟烂,装肉和汤入碗内,用盐、胡椒粉调味即成。

【功效】　助阳补精。

【保健应用】　食肉饮汤,每日 1～2 次。适用于体虚之人。

海虾豆腐汤

【组成】　鲜海虾 30 克,豆腐 200 克,葱、姜末、盐、味精各适量。

【制法】　海虾洗净,去头及硬壳;豆腐切成小块,共放入锅内煮半个小时,后加入葱、姜末、盐、味精调味即可。

【功效】　补肾壮阳。

【保健应用】　佐餐食用。适用于肾阳虚弱引起的阳痿不举,面色无华,腰膝酸软,浑身无力者。

鸽蛋百莲汤

【组成】　鸽蛋 2 个,川百合 20 克,莲子肉 30 克,糖适量。

【制法】　川百合、莲子肉洗净,放入锅内煮炖半小时后,改用小火炖至莲子酥烂时,磕入鸽蛋,再煮几分钟至蛋熟时,加入适量糖,待糖溶化后即可。

【功效】　益肾固精,延年益寿。

【保健应用】　饮汤食蛋、百合和莲子。每日 1 次,连服 10～15 天。适用于肾精不固引起的阳痿早泄,腰膝酸软无力者。

山药奶肉糊

【组成】　山药 100 克,牛奶 200 克,猪瘦肉 200 克。

【制法】　将猪肉和生姜适量,加水煮 2 小时,取猪瘦肉汤 1 碗与山药一起入锅,用文火煮烂,加入牛奶和适量食盐,烧开即可。

【功效】　健脾补肺,固肾益精。

【保健应用】　单食或佐餐食用。适用于脾肾两虚引起的食纳不佳,遗精,腰膝无力者。

虾米粥

【组成】 虾米 30 克,粳米 100 克,食用油、盐、味精各少许。

【制法】 先将虾米用水浸泡 30 分钟,与洗净的粳米同入砂锅煮粥,食用时加入调味品即可。

【功效】 壮阳补肾。

【保健应用】 每日早、晚食用。适用于肾虚腰冷痛之人。

胡桃粥

【组成】 胡桃仁 120 克,粳米 100 克。

【制法】 二味加水,煮成稀粥。

【功效】 补脾益肾。

【保健应用】 加糖食用,每日 1～2 次。适用于肺肾两虚引起的咳喘、大便干结者,或体虚乏力者。

人参麻雀粥

【组成】 麻雀 5 只,人参 3 克,小米 50 克,黄酒、葱、精盐各适量。

【制法】 将人参切碎,隔水炖,取浓汁。将麻雀去毛及内脏,洗净细切,下锅煸炒,然后加入黄酒,稍煮;加水,加入淘洗干净的小米,先用旺火烧开,再改用文火熬煮,待粥熟时兑入人参浓汁,搅匀,加料酒、葱、盐即成。

【功效】 益气壮阳,强筋壮骨。

【保健应用】 每日早餐食用。适用于阳虚型神疲乏力之人。

苁蓉羊肉粥

【组成】 肉苁蓉 15 克,精羊肉、粳米各 100 克,精盐少许,葱白 2 根,生姜 3 片。

【制法】 分别将肉苁蓉、精羊肉洗净后细切,先用砂锅煎肉,苁蓉取汁,去渣,入羊肉、粳米同煮,待煮沸后,再加入精盐、生姜、葱白煮成稀粥。

【功效】 补肾助阳,健脾养胃。

【保健应用】 每日早、晚温食。适用于肾阳衰之腰膝冷痛者。

羊肉淡菜粥

【组成】 干淡菜 45 克,粳米 100 克,羊肉 150 克,料酒 10 毫升,味精 3 克,胡椒粉、酱油各 2 克,精盐、姜丝各 5 克。

【制法】 将干淡菜用热水浸泡软后,剪洗干净,待用。把羊肉洗净,放入沸水锅内氽一下,捞出,清水洗净,切成小块,盛盆内,加料酒、胡椒粉、酱油、姜丝拌匀,腌渍入味,待用。将粳米用清水淘洗干净,入煮锅内,加水适量,置旺火上煮沸,倒入羊肉块、干淡菜等,改用文火熬煮至粥熟时,点入精盐、味精调味,即可供食用。

【功效】 补肾益肝,益血填精,壮阳强心。

【保健应用】 每日早餐食用,10 天为一疗程。适用于肝肾不足、精血亏虚者。

四子麻雀粥

【组成】 麻雀 5 只,覆盆子粉、菟丝子粉、五味子粉、枸杞子粉各 2 克,粳米 60 克,生姜、葱白、食盐各适量,白酒少许。

【制法】 麻雀去毛、内脏,洗净用白酒炒,然后与粳米同煮粥,粥将成加药粉及调味品,煮至粥成。

【功效】 温补肾阳,收敛固精。

【保健应用】 空腹食用,每日 2 次。适用于中老年人肾阳虚者。

牡蛎粥

【组成】 鲜牡蛎肉 60 克,糯米 60 克,猪瘦肉 30 克,料酒、盐、猪油、大蒜末、葱头末、味精、胡椒粉各适量。

【制法】 将牡蛎肉洗净,猪肉切丝。糯米煮至米开花时加入牡蛎肉、猪瘦肉、料酒、盐、猪油一起煮成粥,再加入大蒜末、味精、葱头末、胡椒粉调匀即可。

【功效】 补肾强骨,止汗涩精。

【保健应用】 食粥,每日 1 次。适用于中老年人体虚,早泄滑精者。

羊骨汤面

【组成】 羊脊骨(含尾骨)1 具,面条适量,生姜、辣椒、大料、小茴香、桂皮各适量。

【制法】 将以上全部原料同煮。先用武火,后改文火,熬至汤成浓白。每次取适量做汤面,亦可以此汤加糯米、小枣煮粥。

【功效】 补肾温脾。

【保健应用】 随量服食,每日 1 次。适用于脾肾阳虚腰膝酸软者。

刀豆炒香菇

【组成】 鲜刀豆 250 克,水发香菇 50 克,细盐、味精、素油各适量。

【制法】 将刀豆洗净,切成段;香菇用温水浸泡,洗净,切成丝。将以上两物入烧热的素油锅内,翻炒至熟,加适量清水、细盐、味精即可。

【功效】 温中补肾,补气益胃。

【保健应用】 佐餐,可常食。适用于脾肾阳虚型肺源性心脏病。

参归炖腰子

【组成】 人参 25 克,当归 20 克,猪腰子 2 个,生姜、葱、食盐、味精各适量。

【制法】 将人参洗净,切片,当归洗净,切 1 厘米小节,猪腰洗净切小颗粒,放入砂锅内,锅内加入生姜、葱、食盐,水适量。将砂锅置武火上烧沸,移文火上炖 1 小时即成。食用时,可加味精少许。

【功效】 补益心肾。

【保健应用】 去药渣,吃腰子。适用于心肾虚损引起的自汗,心悸,腰膝酸软者。

狗脊蒸双肾

【组成】 猪肾、羊肾各 2 个,狗脊、枸杞尖各 6 克,绍酒 5 毫升,酱油 3 毫升,姜片 7 克,荷叶 1 张。

【制法】 将猪肾、羊肾对剖开,剔去筋膜,用温开水烫一下,过冷水洗净,切成极薄片,放入洗净的碗内,加绍酒、姜片、酱油拌,腌渍入味,待用;把狗脊拣去残毛,清水洗净,切成片,待用。荷叶洗净,取一角,放入双肾片、狗脊及洗净的枸杞尖包裹,放入蒸笼内蒸熟,即成。

【功效】 温肾阳,益精髓。

【保健应用】 佐餐食用,每日1～2次。适用于肾虚腰膝酸软无力之人。

清炖牛肉

【组成】 黄牛肋条肉500克,青蒜丝5克,植物油20克,葱段15克,姜块7.5克,料酒12毫升,盐、味精、胡椒粉各适量。

【制法】 牛肉洗净,切成小方块,入沸水锅中焯一下捞出并放入清水中漂清;炒锅中放入植物油烧热,下牛肉、葱段、姜块煸透,倒入砂锅内,加清水、料酒,盖严锅盖,煮沸后用文火炖至牛肉酥烂时,加入味精、盐、胡椒粉即可。盛入汤碗时,再撒放青蒜丝即成。

【功效】 强健脾胃,补益气血,强筋健骨。

【保健应用】 佐餐用或服食。适用于虚损羸瘦,腰膝酸软者。

附片归杞炖羊肉

【组成】 净羊肉1千克,龟肉500克,熟附片30克,枸杞20克,当归15克,姜丝、料酒各10毫升,精盐5克,味精2克。

【制法】 将龟肉、羊肉洗净,放入沸水锅内,烫一下,捞出,过冷水洗净,切成小块,待用。把熟附片、枸杞、当归用温水浸软,用凉水洗净,待用。将炖锅刷洗净,置于火上,放入龟肉、羊肉、熟附片、枸杞、当归,锅加盖,旺火烧开,烹入料酒、精盐、姜丝,以文火炖3～4小时,点入味精调味,离火,即可供食用。

【功效】 阴阳双补,固肾壮阳。

【保健应用】 佐餐食肉,每日1～2次。适用于中老年人阳虚精亏之人。

清蒸羊肉

【组成】 羊肉500克,生山药、鲜汤各400克,枸杞、绍酒各15克,姜汁、酱油、五香粉、味精、葱结各适量。

【制法】 将生山药洗净,切成块,盛入蒸碗内;羊肉去净白膜,洗净,切成块,盛入碗内,加绍酒、姜汁、五香粉、酱油搅拌均匀入味。然后一片挨一片地排列整齐放在生山药上,掺入适量鲜汤、味精、葱结和羊肉的汁,倒入蒸碗内置旺火沸水笼内,蒸至1小时30分钟,待烂时,撒入枸杞,5分钟取出上桌即可食用。

【功效】 健脾长肌,温阳强身。

【保健应用】 佐餐食用。适用于食欲缺乏,消化不良,以及虚劳赢瘦,腰膝酸软者。

枸杞附片炖羊肾

【组成】 羊肾4个,羊肉1千克,枸杞20克,熟附片、料酒各25克,姜丝、酱油各10毫升,精盐5克,味精3克。

【制法】 (1)将羊肉洗净,放入沸水锅汆一下,过冷水洗去腥味,切成2厘米见方的小块,待用;羊肾先去油膜,对剖成两半,片去腰臊,用清水洗净,切成腰花状,待用。

(2)炖锅洗净后,置于旺火上,添水适量,烧开后,加入羊肉、腰花和洗净的附片、枸杞等,用旺火烧开,再加入料酒、酱油,去掉浮沫,用小火煨炖至肉熟烂时,放入姜丝、精盐、味精,稍煮片刻,即成。

【功效】 补肾阳,益精气。

【保健应用】 佐餐食用,每日1~2次。适用于肾阳虚之人。

抗衰回春

榛子粥

【组成】 榛子、粳米各50克,蜂蜜20克。

【制法】 将榛子用水浸泡去皮,水磨取其浆汁,与粳米同入锅,加水适量,用大火烧开,再用小火熬煮成稀粥,调入蜂蜜即可。

【功效】 补脾胃,益气力,养肝血。

【保健应用】 每天一剂,分数次食用。可用于老人脾胃气虚引起的饮食减少、泄泻便溏、体倦乏力、消瘦等症的辅助食疗。

猪脾猪肚粥

【组成】 猪脾、猪肚各100克,粳米200克。

【制法】 将猪脾、猪肚分别洗净,切成豆粒大小,与淘洗干净的粳米同入锅,加水适量,用大火烧开后改用小火熬成粥。

【功效】 健脾胃,助消化,补虚损,抗衰老。

【保健应用】 分数次食用。可用于消化不良,病后体弱,胃纳欠佳,小儿瘦弱等症的辅助食疗。

人参粥

【组成】 人参末 3 克,粳米 100 克,冰糖适量。

【制法】 将人参末、淘洗干净的粳米同入锅中,加水适量,用大火烧开后改用小火慢煮至粥成,加入冰糖调味即可。

【功效】 益元气,补五脏,抗衰老。

【保健应用】 秋冬季当早餐食用。可用于元气不足引起的老年体弱、五脏虚衰、久病赢瘦、劳伤亏损、食欲缺乏、慢性腹泻、心慌气短、失眠健忘、性功能减退等症的辅助食疗。

参枣饭

【组成】 党参 25 克,糯米 250 克,红枣、白糖各 50 克。

【制法】 将党参洗净后切片,与洗净的红枣 25 克同入锅中,加水适量,大火煮沸至汤浓稠。另 25 克红枣与糯米同入锅加水适量,煮成饭。将参枣浓稠汤,加白糖调成浓汁浇在饭上即可。

【功效】 健脾益气。

【保健应用】 当正餐食用。可用于体虚气弱,乏力倦怠,心悸失眠,食欲缺乏等症的辅助食疗。

柿饼饭

【组成】 糯米 250 克,柿饼、白糖各 50 克。

【制法】 将柿饼洗净,切成细粒。糯米淘洗干净,与柿饼粒和匀,置于饭盒内,加入 500 毫升清水,上笼蒸 30 分钟左右至熟,取出后加白糖拌匀即可。

【功效】 涩肠润肺,止血和胃。

【保健应用】 可经常食用。适用于补益身体及胃气虚弱等症的辅助食疗。

枸杞糯米饭

【组成】 枸杞子 25 克,糯米 500 克,干贝 5 个,大虾 10 只,火腿肉片 50 克,精盐、姜粉、黄酒、酱油各适量。

【制法】 将枸杞子用凉水浸软;糯米用水浸泡 3 小时左右;大虾洗净后切成段,将泡好的糯米和枸杞子沥去水,与已煮软的干贝、虾段、火腿肉片一同入锅,加入适量的清水和精盐,用大火烧开后加入少量姜粉、黄酒和酱油,小火焖熟即可。

【功效】 养阴,补肝肾。

【保健应用】 日常当正餐食用。可用于精神不振,头晕耳鸣,健忘失眠,记忆力减退,腰膝酸软,肝硬化,肺结核,肾病综合征,糖尿病,溃疡病等症的辅助食疗。

八仙糕

【组成】 人参、山药、茯苓、芡实、莲子肉各 180 克,糯米 1.5 千克,白糖 1.25 千克,蜂蜜 500 克。

【制法】 将人参、山药、茯苓、芡实、莲子肉和糯米分别碾成细末并和匀,再将白糖和蜂蜜隔水炖烊,随即倒入以上细末趁热和匀,摊于笼内,切成条糕状,上笼隔水蒸熟。

【功效】 健脾强胃,调中补虚。

【保健应用】 晨起或饥饿时泡食。适用于脾胃虚弱,精力不济,饮食无味等症的辅助食疗。

益寿饼

【组成】 核桃仁、枸杞子、酸枣酱各 20 克,山楂、蘑菇各 40 克,红枣 100 克,胡萝卜 80 克,蜂蜜 50 克,豆粉 150 克,小米粉、面粉各 150 克,淀粉 25 克,麻油 50 毫升,鲜酵母 15 克。

【制法】 将山楂、红枣、蘑菇、胡萝卜、枸杞子用高压锅煮 30 分钟,脱去皮核,与酸枣酱混匀成馅。将核桃仁置于 150℃烘箱内烤 6 分钟,取出碾为细末。将鲜酵母放入温水内拌匀后,放入面缸内,依次加入面粉、豆粉、小米粉、淀粉搅成软硬适度的面团时发酵 3 小时。在全部馅料、核桃仁末中加入麻油、蜂蜜炒烤熟即可。

【功效】 补益肝肾,防老抗衰。

【保健应用】 日常当早餐食用。适用于体质虚弱的高年老者作辅助食疗。

山药酥

【组成】 山药 250 克,黑芝麻 15 克,白糖 100 克,素油少量。

【制法】 将山药去皮,切成菱形小块,放入六成熟的油锅内,炸至外硬内软、浮起时捞出。将铁锅大火烧热,用油滑锅,放入白糖,加水少量溶化,炼至糖汁成米黄色,推入炸好的山药块,不停地翻炒,使外面包上糖浆,直至全部包牢,然后撒上炒香的黑芝麻即可。

【功效】 补肾精,抗衰老。

【保健应用】 当早点食用。适宜用于未老先衰和老年体弱者的辅助食疗。本品含糖量高,糖尿病患者忌服。

山楂鸡蛋糕

【组成】 琼脂 22 克,白糖 750 克,山楂糕 600 克,鸡蛋清 180 克。

【制法】 (1)将琼脂放在盆内,用清水浸泡 2 小时,洗净去水分,放入锅内,加清水 740 毫升,置中火上烧开,待琼脂溶化后加白糖溶化,然后离火过滤,再倒入锅内用小火保持微沸。将山楂糕切成长条,取长方盘洗净消毒备用。

(2)把鸡蛋清放入干净的蛋糕桶内,抽打成泡沫状,再慢慢地倒入琼脂,边倒边搅,搅匀后分成 2 份,一份保持六成温度,另一份稍凉后倒入备好的长方盘内摊平,放入山楂条排好,再倒入另一份摊平,待完全凉后切成条,再斜切成块。

【功效】 消食化积,健脾散淤。

【保健应用】 早餐食用。可用于消化不良,冠心病等症的辅助食疗。

七仙炒面

【组成】 粳米 2.5 千克,红枣 2 千克,茯苓、芡实、莲子肉、白糖各 500 克。

【制法】 将粳米、茯苓、芡实、莲子肉炒熟磨粉,过筛取细粉。将红枣加水煮汤浓缩,去枣核。将浓缩枣液熬成膏状,再烘干碾成粉,与粳米等粉、白糖混匀,装入瓷罐中贮存。

【功效】 补脾益气,抗衰延年。

【保健应用】 每次 30 克,用蜂蜜调开水冲服。可用于慢性病患者的辅助食疗。糖尿病患者忌食。

鹌鹑烩玉米

【组成】 鹌鹑 3 只,玉米粒 150 克,松子仁 50 克,鸡蛋清 1 个,黄酒、精盐、味精、麻油、胡椒粉、鸡汤、淀粉、猪油、素油各适量。

【制法】 将鹌鹑宰杀,去毛和内脏,洗净;将鹌鹑肉切成玉米粒大小,盛入碗中,加入鸡蛋清、味精、精盐、淀粉拌匀;松子仁下沸水锅煮熟,捞出沥水。炒锅放素油烧至五成熟,下松子仁炸至金黄色捞出。将鸡汤、味精、精盐、麻油、胡椒粉、淀粉放入碗中,调成芡汁待用。炒锅内放猪油烧至四成熟时,投入鹌鹑肉粒,用勺划开,翻炒 2 分钟,捞出沥油。原锅倒入玉米粒、鹌鹑肉粒,烹入黄酒,倾入调匀的芡汁,烧开后加入猪油推匀,撒上熟松子仁即可。

【功效】 补益五脏、利水消肿。

【保健应用】 当菜佐餐。可用于冠心病,高血压病,胆石症,肺结核,水肿等症的辅助食疗。

芝麻茯苓粉

【组成】 黑芝麻 500 克,茯苓 25 克。

【制法】 将黑芝麻洗净、沥干,用小火炒香,与茯苓一同磨成细粉,放入瓷罐收贮。

【功效】 补肝肾,润五脏。

【保健应用】 每天早餐食用,每次 20～30 克,可加适量白糖调服。可用作提高人体免疫功能的辅助食疗。

八宝山药泥

【组成】 山药 500 克,莲子 10 粒,蜜枣、樱桃各 3 枚,松子、瓜子仁各 5 克,核桃仁 25 克,香榧子 4 粒,蜜饯青梅 1 枚,白糖 200 克,细豆沙、水淀粉各 100 克,猪油 60 克,罐头橘子适量。

【制法】 将山药洗净,上笼蒸烂,去皮后压成泥,加入白糖 150 克和猪油拌匀;莲子用沸水浸泡,上笼蒸透;蜜枣去核;青梅切片;核桃仁去衣;香榧子剥壳去衣待用。取大碗一只,碗内抹上猪油,用莲子、蜜枣、樱桃、松子、瓜子仁、核桃仁、香榧子、青梅(即八宝料)摆成图案,放入约 1/3 的山药泥,加入细豆沙和剩下的八宝料,再盖上 2/3 的山药泥抹平,上笼用大火蒸约 1 小时,取出扣入盘中。炒锅加清水 100 毫升、白糖 50 克,烧沸去沫,用水淀粉勾芡,浇在山药泥上,外围用橘子瓣摆成图案即可。

【功效】 滋补肝肾,防老抗衰。

【保健应用】 当点心食用。适用于日常养生保健的辅助食疗。

煮花生米

【组成】 花生米 500 克,精盐、葱段、姜片、花椒、桂皮各适量。

【制法】 将花生米去杂、洗净,放入锅内,加葱段、姜片、花椒、桂皮,注入适量清水,大火烧沸后改用小火炖焖至熟透,加入精盐再烧 10 分钟即可出锅。

【功效】 健脑抗衰。

【保健应用】 佐餐食用。可用于日常养生保健的辅助食疗。

鲳鱼补血汤

【组成】 鲳鱼 500 克,党参、当归、熟地各 15 克,山药 30 克,精盐适量。

【制法】 将党参、当归、熟地、山药洗净,同放入锅,加水适量,大火煮沸后改用小火煎熬 30 分钟,去渣取汁备用。将鲳鱼剖杀后洗净,放砂锅中,加药汁和水适量,先用大火煮沸,再用小火慢炖至鱼肉熟烂,加精盐调味。

【功效】 补气养血,健脾益胃,抗衰延年。

【保健应用】 佐餐食用。可用于气血两虚所引起的头晕眼花、失眠、心悸气短、神疲乏力及年老体弱等症的辅助食疗。外感发热者不宜服用。

当归生姜羊肉汤

【组成】 羊瘦肉 500 克,当归 75 克,姜 750 克,大料、桂皮、精盐各适量。

【制法】 将当归、姜装入纱布袋,用线扎好,与洗净切成块的羊肉同入砂锅,加入大料、桂皮、精盐和清水适量,先用大火烧开,去浮沫,再用小火焖煮至羊肉熟烂,去大料、桂皮和药袋即可。

【功效】 散寒补血,温脾健胃,调经散风,抗老延年。

【保健应用】 分次吃肉喝汤。可用于血虚胃寒,面色苍白,以及肾虚所引起的腰膝冷痛等症的辅助食疗。

冬笋鹅掌汤

【组成】 生鹅掌、冬笋各 500 克,精盐、黄酒、味精、葱、姜、麻油各适量。

【制法】 将鹅掌洗净,斩去爪尖,再斩为 2 段,下开水锅焯水后放入砂锅,烧沸后去浮沫,改小火煨至鹅掌成熟;冬笋切成 3 厘米长的条块,用开水烫后放入鹅掌锅中,继续小火煨至鹅掌熟烂时加葱、姜、黄酒、精盐、味精,煨至入味倒入汤碗内,淋上麻油即成。

【功效】 补益五脏、消食止渴。

【保健应用】 佐餐食用。适用于五脏虚损,脾胃功能低下等症的辅助食疗。

鹅肉补中汤

【组成】 活鹅 1 只,黄芪、党参、山药、红枣各 30 克,精盐适量。

【制法】 将活鹅宰杀,去毛及内脏,洗净;将黄芪、党参、山药、红枣洗净,塞入鹅腹内,用线缝合,放入砂锅中,加清水适量,大火煮沸后改用小火慢炖至鹅肉熟烂,加入精盐调味,去掉鹅腹内的药物即可食用。

【功效】 补益脾胃,润燥止渴。

【保健应用】 日常佐餐食用。可用于脾胃虚弱、中气不足所致的倦怠乏力、食少消瘦等症的辅助食疗。

鳜鱼补养汤

【组成】 鳜鱼 1 条,黄芪、党参各 15 克,山药 30 克,当归 12 克,黄酒、葱、姜、精盐各适量。

【制法】 将鳜鱼剖杀,去鳞、鳃及内脏,洗净备用;黄芪、党参、当归、山药入纱布袋,与鳜鱼一同入锅,再加入黄酒、葱、姜、精盐和清水适量,用大火烧沸后改用小火慢炖约 1 小时,捞出药袋弃去即可。

【功效】 调补气血,健脾益胃。

【保健应用】 佐餐食用。可用于病后气血两虚出现的面色无华、头晕耳鸣、神疲乏力、心悸气短及妇女崩漏等症的辅助食疗。

桂圆花生汤

【组成】 桂圆肉 12 克,花生米 250 克,红枣 15 克,白糖适量。

【制法】 将花生米去杂后洗净,红枣去核后洗净。花生米、红枣、桂圆肉同放锅中,用中火煮沸 25 分钟左右,加入白糖继续煮至花生米熟,盛入碗中即成。

【功效】 健美肌肤,延缓衰老。

【保健应用】 当点心食用。可用作脸色萎黄,身体虚弱者的辅助食疗。

猪肉芪枣归杞汤

【组成】 猪瘦肉 250 克,黄芪 50 克,红枣 25 克,当归、枸杞子各 15 克,精盐适量。

【制法】 将猪瘦肉洗净,切成块,与洗净的黄芪、红枣、当归、枸杞子同入砂锅内,加清水适量,用大火煮沸后,再用小火炖 2 小时,加精盐调味即可。

【功效】 补气养血,抗老延年。

【保健应用】 日常佐餐食用。可用于病后气血两亏、身体虚弱等症的辅助食疗。凡感冒发热者不宜服用。

西瓜鸡汤

【组成】 西瓜 1 个,生鸡脯肉 400 克,熟火腿、冬笋各 50 克,干口蘑 25 克,海米 15 克,黄酒、精盐、味精、葱、姜、鸡汤各适量。

【制法】 (1)将生鸡脯肉、熟火腿和冬笋分别切成豌豆大的丁。将干口蘑、海米用温水泡软,洗净泥沙,也切成同样大小的丁。然后将上述 5 种丁用开水烫过,放入碗内,加黄酒、精盐、味精、葱、姜,上笼蒸熟烂取出。

(2)用小刀在西瓜的 1/5 处沿周围刻成锯齿形,掀开盖,挖去瓜瓤,瓜皮刻上各种花纹,用开水将瓜内层烫片刻,把已蒸好的 5 种丁放入瓜内,加入鸡汤,盖好瓜盖,放在激发盆内,上笼蒸至瓜烂。蒸西瓜原汤倒入锅中,置火上,加鸡汤、精盐、黄酒烧沸,去浮沫,倒入汤盆内即成。

【功效】 解暑除烦、止渴下气、利水消肿、补益虚损。

【保健应用】 日常佐餐食用。适用于夏季酷热时应用,也可用于脾虚、精亏等症的辅助食疗。

雪梨银耳汤

【组成】 雪梨 1 只,水发银耳 30 克,川贝 5 克,白糖适量。

【制法】 将雪梨洗净,去皮、子后切成小块待用;川贝洗净;银耳去蒂、去杂,洗净,撕成小片,与雪梨块、川贝、白糖同入炖盅中,上笼蒸至银耳软糯熟透即成。

【功效】 滋阴清肺,止咳化痰。

【保健应用】 当点心食用。可用于老人干咳无痰,虚劳咳嗽等症的辅助食疗。

益寿鸽蛋汤

【组成】 枸杞、桂圆肉、制黄精各 10 克,冰糖 50 克,鸽蛋 4 个。

【制法】 将枸杞、桂圆肉、制黄精洗净后切碎,放入锅中,置火上,加入清水 750 毫升同煮至沸约 15 分钟,再将鸽蛋磕破后逐个加入锅内,同时将敲碎的冰糖屑下锅中,煮至鸽蛋熟即成。

【功效】 补肝肾,益气血。

【保健应用】 每天 1 次,每次食 2 个鸽蛋并喝汤。可用于气血虚衰,智力减退,年老体弱等症的辅助食疗。凡外感初起者不宜服用。

冰糖银耳樱桃

【组成】 干银耳 30 克,红樱桃脯 20 克,冰糖适量。

【制法】 将干银耳用温水浸泡,待银耳涨发后取出,去掉耳根,洗净放入碗中,上笼蒸约 10 分钟取出。将汤锅置小火上,放入清水和冰糖,烧至溶化后放入红樱桃脯,改用大火烧沸,起锅倒入银耳碗内即可。

【功效】 补气和血。

【保健应用】 当点心食用。可用于中老年人健体的辅助食疗。实证咳嗽者不宜食用。

泥鳅木耳汤

【组成】 泥鳅 200 克,水发黑木耳、笋片各 25 克,精盐、黄酒、葱段、姜片、味精、素油各适量。

【制法】 先用热水洗去泥鳅鱼的黏液,剖腹去内脏,入热油锅内稍煎。另锅中注入适量清水,放入泥鳅、黄酒、精盐、葱段、姜片、黑木耳、笋片,煮至泥鳅熟烂,加入味精调味即可。

【功效】 益气强身,健肤抗衰。

【保健应用】 佐餐食用。可用于营养不良性水肿,急慢性肝炎等症的辅助食疗。

银耳太子参羹

【组成】 干银耳 15 克,太子参 10 克,冰糖适量。

【制法】 将干银耳用清水泡发,去杂质后洗净,与洗净的太子参同入砂锅,加水适量,先用大火煮沸,再用小火炖至银耳熟烂,加冰糖调味即可。

【功效】 益气养阴,润肺抗衰。

【保健应用】 每天分 2 次,温服。可用于肺气虚、肺阴虚所引起的气短乏力、咽干口燥、干咳少痰或痰中带血丝、心悸失眠等症的辅助食疗。

银耳枇杷羹

【组成】 水发银耳 100 克,鲜枇杷 150 克,白糖适量。

【制法】 将枇杷洗净,去皮和子后切成小片待用。水发银耳去蒂,去杂,洗净,放入碗中,置火上烧沸,放入银耳烧沸,再放入枇杷片、白糖,再沸后装入大碗中即成。

【功效】 补气益肾,清热润肺。

【保健应用】 当点心食用。可用于健康人润肤及肺热咳嗽,肺结核患者的辅助食疗。

荸荠木耳羹

【组成】 荸荠 150 克,水发黑木耳 100 克,酱油、白糖、食醋、素油、鲜汤、水淀粉各适量。

【制法】 将黑木耳去杂,洗净,沥水后切成片状;荸荠洗净,去皮后用刀拍碎。炒锅内放素油烧至七成热,将黑木耳片、荸荠下锅煸炒,加入酱油、白糖、鲜汤,烧沸后用水淀粉勾芡,加入食醋调匀,装汤碗即可。

【功效】 润肤明目。

【保健应用】 日常佐餐食用。可用做口干渴,胸中烦热,咽喉肿痛等症的辅助食疗。

银耳橘羹

【组成】 水发银耳 100 克,罐头糖水橘子 200 克,白糖适量。

【制法】 将水发银耳去蒂、洗净,入锅,加水适量,用小火煮透后改用大火炖煮,加入白糖,待银耳软糯时加入罐头橘子,稍煮即成。

【功效】 补气益肾,清热润肺。

【保健应用】 当点心食用。可用于肺热咳嗽,肺燥干咳,痰中带血等症的辅助食疗。

八宝莲子羹

【组成】 熟莲子 50 克,白果、熟栗子、橘饼、苹果、香蕉、橘子、蜜枣各 25 克,白糖、水淀粉各适量。

【制法】 将白果、熟栗子、橘饼、苹果、香蕉、橘子、蜜枣切成与莲子大小相仿的丁,与熟莲子、白糖同入砂锅内,加水适量,置火上煮沸,用水淀粉勾芡,待白果熟后起锅即可。

【功效】 滋补强壮,健脑强身。

【保健应用】 佐餐食用。适用于病后,体虚,年老等气血、津液不足者的辅助食疗。

姜枣桂圆

【组成】 红枣、桂圆肉各 250 克,姜汁、蜂蜜各适量。

【制法】 将红枣洗净,用温水浸泡;桂圆肉洗净。将泡红枣、桂圆肉的水过滤后待用。将红枣、桂圆肉同入锅中,加入适量清水及泡红枣、桂圆肉的过滤水,用中火煎煮至七成熟,加入姜汁及蜂蜜,煮沸调匀即可。

【功效】 抗衰延年。

【保健应用】 日常当点心食用。可用于滋补健体的辅助食疗。

枣杏炖鸡

【组成】 栗子 200 克,甜杏仁 12 克,核桃仁 20 克,红枣 12 克,公鸡 1 只,葱、姜、黄酒、精盐、酱油、味精、白糖、素油、猪油各适量。

【制法】 (1)将甜杏仁、核桃仁放入碗内,用沸水浸泡后去皮,捞出沥干水,放入温油锅中炸至金黄色捞出,待冷后将甜杏仁碾成末待用;栗子切成两瓣放入沸水中,煮至壳与衣可剥掉捞出,剥去壳衣待用;公鸡宰杀后去毛和内脏,洗净,斩成 3 厘米见方的块;姜切丝;葱切段。

(2)锅中加入猪油,烧至六成热,放入鸡块煸炒,加入黄酒、姜丝、葱段、白糖、酱油,煸炒至上色后,再加适量清水、核桃仁、红枣烧沸,加盖,改用小火炖 1 小时左右,加入栗子再焖至鸡肉熟烂。将锅中的栗子捞出放在盆中,再把鸡肉捞出放在栗子上面;将汤用精盐、味精调好味浇在鸡肉上,撒上甜杏仁末即成。

【功效】 补虚温中,益肾壮骨。

【保健应用】 日常佐餐食用。可用于虚弱羸瘦者的辅助食疗。

杏仁鸡

【组成】 母鸡 1 只,甜杏仁 45 克,黄酒、精盐、白糖、胡椒粉、葱、姜各适量。

【制法】 将母鸡宰杀,去毛后洗净,去掉头颈,从脊背处开膛,去内脏后再洗净;葱切段;姜切片;甜杏仁用开水稍泡,剥去红衣。把鸡、杏仁、葱、姜放入大汤钵内,加入清水适量及黄酒、精盐、白糖和胡椒粉,隔水蒸至熟烂后取出,拣去姜、葱,撇去浮油即可。

【功效】 补虚损,润肺平喘,润肠。

【保健应用】 日常佐餐食用。可用于慢性支气管炎,肺结核,便秘等症的辅助食疗。

椰子鸡球

【组成】 椰子 1 个,鸡脯肉 100 克,莲子仁、白果仁各 25 克,鲜牛奶 50 毫升,素油、精盐、姜片、黄酒、鸡汤、藕粉各适量。

【制法】 将鸡脯肉剁烂,调以藕粉、精盐,搓成小圆球;莲子仁、白果仁洗净,下热油锅炒成半熟;鸡汤加入精盐、姜片、黄酒煮汤一碗。将椰子在顶部横锯下约1/5,留作盖,倒出椰汁,放入鸡球、莲子仁、白果仁、鸡汤、牛奶,盖上盖,放砂锅内。将砂锅置锅中,上笼隔水炖至鸡球熟烂即成。

【功效】 强壮补虚,健脾开胃,清心养神。

【保健应用】 日常佐餐食用。可用于肾虚体弱,慢性支气管炎,肺气肿,肺心病等症的辅助食疗。

珍珠银耳

【组成】 水发银耳 50 克,鸡里脊肉 100 克,猪肉 25 克,鸡蛋清 1 个,熟火腿肉 15 克,油菜块 20 克,冬笋 15 克,黄酒、精盐、味精、鸡汤各适量。

【制法】 (1)将水发银耳去蒂,洗净;熟火腿肉、冬笋切成小片;鸡里脊肉、猪肉切成片,用刀背剁成细泥,放入大碗中,加入鸡汤、鸡蛋清、味精、黄酒、精盐,用筷子搅成糊状。用纸卷成牛角筒,将鸡肉泥放入里面,在盘内抹油,将纸筒内的鸡肉泥挤成珍珠状,挨个放在盘内。

(2)锅内放入鸡汤,烧沸后将珍珠形鸡泥放入汤内,汤沸时放入水发银耳、熟火腿片、油菜块、笋片焯片刻,捞在汤碗内。锅内加精盐、黄酒、味精,待汤沸后盛入碗内即可。

【功效】 滋阴补肾。

【保健应用】 佐餐食用。可用于美容养颜及年老体弱,气血不足,脾胃虚弱,四肢乏力,食欲缺乏等症的辅助食疗。

板栗炖鸡

【组成】 鸡 1 只,板栗 500 克,黄酒、精盐、酱油、葱段、素油、姜片各适量。

【制法】 将鸡宰杀,去毛及内脏,剁去头脚,洗净,切成长方块,放大碗内,加适量酱油、黄酒、精盐拌匀;板栗用沸水煮熟后去壳,去皮衣。炒锅放素油烧热,下鸡块炸至金黄,倒入砂锅,放入板栗、酱油、葱段、姜片和清水适量,用大火烧沸后改用小火炖至熟烂即可。

【功效】 补肾虚,益脾气,厚肠胃,强筋骨。

【保健应用】 日常佐餐食用。适用于年老气虚体弱,产后体弱者及肾虚患者,腰腿疼痛,消渴者的辅助食疗。

猴头焖鸡

【组成】 猴头菇150克,鸡腿肉200克,精盐、黄酒、味精、葱段、姜片、鲜汤各适量。

【制法】 将猴头菇洗净,放入沸水锅中烫后加盖焖半小时,待涨发后去老根和杂质,再放入沸水锅中焯片刻,捞出,挤干水分后切成小块;鸡腿肉洗净,切成1.5厘米见方的小块,放入沸水锅中焯后沥水。然后将猴头菇、鸡肉块、黄酒、葱段、姜片、鲜汤同入砂锅中,先用大火烧沸,再改用小火炖30分钟,待肉熟后去葱段、姜片,加入精盐、味精调味即可。

【功效】 滋补身体。

【保健应用】 日常佐餐食用。可用于养精神,助消化,增食欲的辅助食疗。

蚝油鸡球

【组成】 鸡脯肉350克,猪油600毫升(实耗50毫升)、黄酒、精盐、味精、鸡蛋清、鸡汤、鸡油、淀粉、白糖、蚝油、葱花、姜末、青豆各适量。

【制法】 将鸡脯肉洗净,剞花刀后切成菱形块,用黄酒、精盐、鸡蛋清、淀粉上浆。用小碗放入鸡汤、精盐、味精、淀粉调成味汁。炒锅内放猪油烧至温热,下鸡脯肉划细成鸡球状。锅中留底油,下蚝油、白糖适量,再放入葱花、姜末、青豆,用小火稍炒,下鸡球和调味汁,翻炒均匀,淋上鸡油出锅装盘即成。

【功效】 温中益气,补肾生血,抗衰养颜。

【保健应用】 日常佐餐食用。可用于精血不足引起的腰膝酸痛、神经衰弱、须发早白、虚劳羸瘦、泄泻、消渴、尿频、病后虚弱等症的辅助食疗。

核桃仁鸭子

【组成】 老鸭1只,核桃仁100克,荸荠150克,鸡肉茸100克,精盐、黄酒、味精、葱段、姜片、淀粉、鸡蛋清、素油各适量。

【制法】 将核桃仁、荸荠冲洗后剁成末。活鸭宰杀,去毛及内脏,洗净,放入沸水锅中焯水后装入盆内,加入葱段、姜片、精盐、黄酒,上笼蒸熟;取出凉凉后去骨,将鸭肉切成2块,鸡肉茸、鸡蛋清、淀粉、味精、黄酒、精盐调成糊,加入核桃仁末、荸荠末,淋在鸭肉上随即下温油锅炸熟,捞出沥去余油,切成长条块,装入盘内即可。

【功效】 补肾固精,温肺定喘。

【保健应用】 日常佐餐食用。可用于肾虚咳嗽,腰痛,阳痿,大便燥结者的辅助食疗。

陈皮鸭

【组成】 鸭1只,陈皮丝10克,胡椒粉、酱油、黄酒、鸡汤各适量。

【制法】 将鸭宰杀,去毛、内脏和脚爪,洗净后装炖锅里,上笼蒸熟,沥出原汁留用,把鸭胸朝上覆扣在炖锅里。把蒸鸭原汁、鸡清汤烧沸,加入酱油、黄酒、胡椒粉拌匀,倒入炖锅里,将陈皮丝放在鸭的上面,上笼蒸30分钟即成。

【功效】 补虚损,消水肿,行滞气,燥痰湿。

【保健应用】 日常佐餐食用。可用于脾胃虚弱,食欲缺乏,营养不良等症的辅助食疗。

麻油乳鸽

【组成】 乳鸽5只,番茄2个,素油1升(实耗50毫升),葱段25克,姜片10克,酱油75毫升,精盐6克,白糖5克,味精2克,香醋、黄酒、麻油各25毫升,胡椒粉、香菜、鲜汤各适量。

【制法】 将乳鸽宰杀后出尽血,在肛门处开小口,挖出内脏,抽掉食管和气管,用清水洗净,沥水备用。炒锅放素油,烧至八成热,在每只鸽子身上抹些酱油,放入油锅内炸至皮起皱时,连油倒出沥油。热油锅放入葱段、姜片略煸后放入鸽子,烹入黄酒,加入酱油、精盐、白糖、香醋、鲜汤,用大火烧沸后去浮沫,盖上锅盖,用小火烧15分钟左右,烧至鸽子约七成熟时再改用大火,加入味精收汁,撒上胡椒粉少量,淋上麻油出锅,放在盘内,冷却后斩块并装盘;将洗净的番茄切成10片,围在盘四周,鸽子表面放少量香菜即可。

【功效】 滋养肝肾,补益脾胃。

【保健应用】 日常佐餐食用。可用于阳痿,早泄,性冷淡,老年体弱,消渴多饮,妇女血虚经闭,恶疮疥癣等症的辅助食疗;也可用于高脂血症、冠心病及高血压病患者的辅助食疗。

三七炖乳鸽

【组成】 三七2克,乳鸽1只,姜、味精、精盐各适量。

【制法】 将乳鸽宰杀,去毛及内脏,洗净后放入锅中,加入洗净的三七、姜、味精、精盐和清水适量,先用大火烧沸,再用小火炖熟即可。

【功效】 补虚健体。

【保健应用】 佐餐食用。适用于体质虚弱的辅助食疗。

柠檬乳鸽

【组成】 肥嫩乳鸽2只,鲜柠檬1个,黄酒、味精、白糖、酱油、鲜汤、素油各适量。

【制法】 将乳鸽焖死后用开水烫透,去毛和内脏,洗净,鸽身腹腔内外用黄酒、酱油抹匀,腌渍片刻。炒锅放素油烧热,放入乳鸽炸约3分钟捞起。鲜柠檬去皮,去核,切成薄片。锅中放入乳鸽、柠檬片、白糖、味精、酱油、鲜汤、黄酒烧沸,再改为小火炖至鸽肉熟烂,盛入盆中即可。

【功效】 补虚益精,生津止渴。

【保健应用】 日常佐餐食用。适用于虚弱,头目眩晕,耳鸣健忘,腰膝酸软等症的辅助食疗。

脆皮鹌鹑

【组成】 鹌鹑10只,丁香粉4克,香菜、精盐、酱油、胡椒粉、黄酒、葱、姜、辣椒油、蒜末、麻油、白糖、味精、淀粉各适量。

【制法】 将鹌鹑宰杀,去毛,从尾部掏去内脏,洗净沥干,用竹签在鹌鹑腹腔内扎若干孔,但不要刺透,再将丁香粉、精盐、酱油、胡椒粉、黄酒、葱、姜和清水适量混合拌匀,倒入鹌鹑腹腔内浸入味后晾干。用温水、精盐、淀粉拌成浆,给晾干的鹌鹑洗皮。油锅烧热,将热油不断地倒入鹌鹑腹腔内,烫至其内熟、外表皮酥脆时为止,切成块放盘内,浇上辣椒油,撒上香菜,蘸用蒜末、麻油、酱油、白糖、味精等调料调成的味汁食用即可。

【功效】 补益脾胃,滋养肝肾。

【保健应用】 日常佐餐食用。可用于脾肾两虚所引致的身体消瘦、疲劳乏力、不耐寒热等症的辅助食疗。

炖青鱼

【组成】 青鱼 400 克,猪肉 250 克,鸡蛋 1 个,精盐、黄酒、味精、酱油、食醋、葱段、姜片、玉米粉、水淀粉、麻油、素油、鲜汤、香菜各适量。

【制法】 (1)将青鱼洗净,从头部劈开,切成抹刀块,用黄酒、酱油、精盐腌片刻;猪肉洗净,切成片;香菜洗净,切成末;将鸡蛋和水淀粉调成鸡蛋糊;在腌过的鱼上撒层玉米粉,再放入鸡蛋糊中滚过。

(2)炒锅内放素油烧至七成热,下鱼块炸至黄色,捞出沥油。锅内留底油烧热,下猪肉片稍炒,再下葱段、姜片,出香味后下黄酒、酱油、精盐、味精、鲜汤,烧沸后放入炸好的鱼块,用大火烧沸后再改用小火炖 10 分钟左右,加入麻油、食醋,撒上香菜末即可。

【功效】 补养肝肾。

【保健应用】 佐餐食用。可用于肝肾阴虚所引起的体弱、腰膝疲软的辅助食疗。

菊花鲈鱼

【组成】 鲈鱼肉 150 克,菊花 15 克,黄酒 6 克毫升,白糖 1.5 克,素油 500 毫升(实耗 40 毫升),葱花、姜末、精盐各 3 克,味精、淀粉、水淀粉、麻油、鲜汤各适量。

【制法】 将菊花花瓣摘下,并剪去尖端,先用 10％盐水略洗,再用冷开水冲泡,捞出滤水待用。用鲜汤 60 毫升,加淀粉调匀待用。将鲈鱼肉切成小方块,下沸油锅中炸至八成熟,捞出沥油。炒锅内留油少量,下葱花、姜末略爆,烹入黄酒,依次放入鲜汤、精盐、白糖、味精、鱼块颠匀,用水淀粉勾芡,淋入麻油,出锅装盘(菊花花瓣一半放在盘中垫底,另一半围在盘边)。

【功效】 健体强身。

【保健应用】 佐餐食用。可用于体虚乏力者的辅助食疗。

鳝丝炒辣椒

【组成】 鳝鱼丝、鲜辣椒各 250 克,精盐、黄酒、酱油、葱花、素油各适量。

【制法】 将鲜辣椒去蒂和籽后洗净,切丝。炒锅内放素油烧热,下葱花煸香,加入鳝鱼丝煸炒,再加入黄酒、精盐、酱油继续煸炒,待鳝鱼丝入味后,加入辣椒丝,再煸炒片刻即可。

【功效】 润泽肌肤。

【保健应用】 日常佐餐食用。可用于虚损咳嗽,消渴下痢,筋骨软弱,风湿痹痛,化脓性中耳炎等症的辅助食疗。

糖醋鲤鱼

【组成】 活鲤鱼1条,葱、姜、蒜各1克,笋尖5克,面粉、水淀粉各40克,荸荠1个,素油500毫升(实耗50毫升),白糖40克,干黑木耳、酱油、精盐、黄酒、鲜汤、食醋各适量。

【制法】 (1)将干黑木耳用开水涨发;葱、姜、蒜均切成细丝;荸荠、笋尖切成薄片;将鲤鱼剖杀,洗净后抹干,再将鱼两面用刀划成深约1厘米的刀口,用精盐抹在刀口处,稍作腌渍,把面粉向各刀口撒匀,然后再把整条鱼的两面都粘满面粉。

(2)油锅烧热,将鱼下锅,炸透呈金黄色取出沥油。锅中放少量素油,放入葱丝、姜丝、蒜丝,加入食醋、黑木耳及荸荠片、笋片、鲜汤、黄酒、白糖、酱油、水淀粉等,烧成浓汁,快速浇在炸好的鱼上即可。

【功效】 止嗽下气,利尿消肿。

【保健应用】 日常佐餐食用。可用于脑血管疾病,贫血,营养不良,结核病,冠心病,高血压病,肝炎恢复期,肾炎水肿等症的辅助食疗。

苹果沙丁鱼

【组成】 苹果、沙丁鱼各250克,素油、黄酒、葡萄酒、精盐、味精、葱花、姜丝、水淀粉、红糖、五香粉、麻油各适量。

【制法】 将沙丁鱼洗净,去鳃及内脏,清水冲洗后切成小段;苹果洗净,去皮除核后切成片。炒锅放素油烧热,放入葱花、姜丝煸香,放入沙丁鱼段后用急火煸炒,加入黄酒、葡萄酒、红糖、清水适量和苹果片,用大火烧沸后用小火炖煮半小时,待沙丁鱼熟烂后,加入精盐、味精、五香粉,用水淀粉勾芡,淋上麻油即可。

【功效】 健脑强身。

【保健应用】 日常佐餐食用。可用于神疲乏力,记忆衰退,失眠多梦等症的辅助食疗。

枸杞熘里脊

【组成】 猪里脊肉 250 克,水发木耳、水发笋片、豌豆各 25 克,鸡蛋清 1 个,枸杞子 50 克,猪油 50 克,素油 750 毫升,葱、姜、水淀粉、精盐、食醋、味精、黄酒、鲜汤各适量。

【制法】 (1)将枸杞子平均分成 2 份,一份用清水蒸煮,取浓缩汁 25 毫升;另一份用清水洗净,放在小碗上笼蒸半小时取出备用。猪里脊肉洗净,切成片,用鸡蛋清、水淀粉、精盐少量抓匀上浆。炒锅加素油,烧至油温热后,下上浆里脊片划散划透,倒入漏勺中沥油。

(2)炒锅中加入猪油,烧至油热时投入水发木耳、水发笋片、豌豆、葱、姜煸炒,加入精盐、食醋、味精、黄酒、鲜汤及枸杞子浓缩汁和熟枸杞子,随即下里脊片搅匀,用水淀粉勾芡即可。

【功效】 补肝益肾,养血滋阴。

【保健应用】 日常佐餐食用。可用于体虚神疲,血虚眩晕,心悸,阳痿,腰痛等症的辅助食疗。

黄瓜拌猪肝

【组成】 黄瓜 200 克,熟猪肝 250 克,香菜 50 克,海米 25 克,精盐、味精、酱油、食醋、花椒油各适量。

【制法】 将黄瓜洗净,切成 3 厘米长、1 厘米宽、0.4 厘米厚的片,放入盘内;猪肝煮熟,切成同等大小的片,放在黄瓜上;将香菜洗净,切去根须,再切成 2 厘米长的段,撒在猪肝上;海米用开水泡好捞出,放在香菜上。将精盐、味精、酱油、食醋、花椒油倒入小碗内,调成味汁浇在黄瓜猪肝上,拌匀即可。

【功效】 补益肝肾,明目养血,美容养颜。

【保健应用】 日常佐餐食用。可用于脸色萎黄,夜盲症,目赤,水肿,脚气病等症的辅助食疗。

杞参肚片

【组成】 猪肚 250 克,枸杞子,党参、制附片、山药、桂圆肉、干荔枝肉各 10

克,红枣 20 克,鸡清汤 500 毫升,精盐、冰糖、白胡椒、熟猪油各适量。

【制法】 将猪肚洗净,放入锅中,加清水适量,煮 1 小时左右至猪肚熟烂,取出改刀切成长块。枸杞子、党参、制附片、山药、红枣、干荔枝肉、桂圆肉洗净,与猪肚块一同放入大碗内,加精盐、冰糖、白胡椒、熟猪油,上笼隔水蒸炖 30 分钟,加入鸡清汤,继续炖软烂即可。

【功效】 补脾益气,固肾缩尿。

【保健应用】 日常佐餐食用。可用于肾精亏虚所引起的老人遗尿、面色无华、形体消瘦、精神不振、腰膝酸软等症的辅助食疗。

牛肉胶冻

【组成】 鲜牛肉 1 千克,黄酒 250 毫升。

【制法】 将牛肉洗净,切成小块,放入大砂锅中,加清水适量(以高出牛肉 3～4 厘米为度),用中火煎煮,每小时取肉汁 1 次,再加水如初,继续煎煮,共取肉汁 4 次。将 4 次肉汁合并,用小火煎熬,待稠黏时加入黄酒,继续煎熬至肉汁稠黏时离火,凉凉收贮即可。

【功效】 补气健脾,和中止泄。

【保健应用】 日常佐餐食用。可用于脾气虚弱所致的大便溏薄、精神疲倦、虚弱乏力等症的辅助食疗。

姜醋炖牛肚

【组成】 牛肚 1 个,食醋、黄酒、精盐、味精、葱花、姜末、麻油、鲜汤各适量。

【制法】 先将牛肚翻转,将内壁冲洗干净,然后再翻过来,用精盐反复搓擦牛肚外壁,并用清水洗净。将牛肚铺开,在光滑面每隔 0.5 厘米划上刀痕,深度为 2/3,再切成条块,用清水漂清。炒锅内放麻油烧热,放入葱花、姜末炝锅,然后下肚块翻炒,加入食醋、黄酒、精盐、鲜汤,用大火烧沸后再用小火炖至牛肚熟烂,加入味精调味即可。

【功效】 益脾胃,养元气,壮身体。

【保健应用】 日常佐餐食用。可用于头晕眼花,失眠,不耐劳累,体虚多汗,食欲缺乏,便溏等症的辅助食疗。

附片蒸羊肉

【组成】 鲜羊腿肉 500 克,制附片 10 克,黄酒 15 毫升,清汤 150 毫升,葱结、姜块各 6 克,葱花 3 克,猪油 30 克,精盐、味精、胡椒粉各适量。

【制法】 将制附片洗净。羊腿肉洗净后下锅煮熟,捞出切成 2.5 厘米见方的肉块。取大碗一只,放入羊肉块,上放制附片、葱结、姜块、猪油、精盐、黄酒和清汤,上笼蒸约 1 小时,食用时去葱结、姜块,再撒上葱花、味精、胡椒粉调味即可。

【功效】 补阳强心,散寒温中,强身壮骨。

【保健应用】 日常佐餐食用。可用于心肾阳虚所引起的心悸、畏寒、手足不温、腰膝酸软、关节疼痛、小便清长、阳痿以及脾胃虚寒等症的辅助食疗。

山药炖羊肚

【组成】 羊肚 300 克,山药 200 克,精盐、黄酒、味精、葱段、姜片各适量。

【制法】 将羊肚洗净,切成块;山药洗净,切成片,同入锅中,加入精盐、黄酒、葱段、姜片和清水适量,先用大火烧开,再改用小火慢炖至羊肚熟烂,去葱段、姜片,加入味精调味即可。

【功效】 补脾胃,滋肺肾。

【保健应用】 日常佐餐食用。可用于脾胃虚弱或肺肾不足引起的烦渴多饮、胃脘疼痛、尿频等症的辅助食疗。

海参豆腐

【组成】 水发海参 400 克,豆腐 300 克,牛奶 150 毫升,鸡蛋清 3 个,水发香菇片 15 克,油菜心 3 棵,熟火腿片、熟鸡片各 25 克,黄酒、葱姜汁、味精、精盐、鲜汤、猪油、水淀粉各适量。

【制法】 将豆腐加入牛奶、鸡蛋清、味精、精盐搅拌均匀,上笼蒸 20 分钟;水发海参切片,下沸水锅焯水。炒锅内放猪油烧热,下海参片、黄酒、葱姜汁、精盐、味精、鲜汤烧沸,改用小火焖烧入味后,加熟火腿片、水发香菇片、油菜心、熟鸡片炖烧片刻,用水淀粉勾芡,起锅装入汤盘,海参放在盘中间,再将蒸好的豆腐放在海参四周即可。

【功效】 补肾壮阳,滋阴养血。

【保健应用】 佐餐食用。可用于需健美肌肤,保持体形者的辅助食疗。

砂锅豆腐

【组成】 南豆腐 500 克,香菇、冬笋、火腿、熟鸡肉各 50 克,熟猪油 50 克,口蘑 25 克,菜心 100 克,虾子 1 克,精盐 9 克,豌豆苗、葱、姜各 25 克,鲜汤 750 毫升,鸡油 5 克,味精、黄酒各适量。

【制法】 (1)将南豆腐上笼蒸 15 分钟,取出凉凉,切成 3 厘米长、0.6 厘米宽的条状,下沸水锅焯水后取出沥干;菜心去杂,洗净,入沸水锅焯水后捞出,过凉水后改切成小块;豌豆苗拣洗干净;虾子放入碗中,用水浸泡 2 分钟后洗净泥沙;冬笋、火腿切成排骨片;口蘑切成薄片;香菇冲洗干净;熟鸡肉片成斜刀片,均入沸水锅焯水后捞出。

(2)炒锅加猪油烧热,下葱、姜、虾子煸炒出香,加入鲜汤,烧沸后捞出葱、姜不用,加入香菇、冬笋片、火腿片、口蘑片、鸡肉片、菜心、黄酒、精盐,再烧沸下豆腐条略煮,起锅倒入砂锅内,加盖炖至入味,转微火炖 15 分钟后加入味精,调好口味,撒上豌豆苗,淋上鸡油即可。

【功效】 补中益气,和胃理血。

【保健应用】 佐餐食用。可用于病后体虚,脾胃虚弱,气短食少等症的辅助食疗。

银耳珍珠豆腐丸

【组成】 水发银耳、鸡茸各 50 克,豆腐泥 100 克,鸡蛋清 3 克,熟火腿片、小白菜叶、淀粉各 25 克,精盐 3 克,味精 2.5 克,黄酒、葱姜汁各 2.5 毫升,鸡油 15 毫升,鲜汤 1 千克。

【制法】 将水发银耳去根蒂,撕成小片后洗净;豆腐泥、鸡茸同入大碗中,加味精 1 克、鸡蛋清、淀粉、精盐 1 克搅拌上劲,再挤成核桃大小的丸子,入温水锅中焯熟,捞出盛入大汤碗内。汤锅置大火上,加入鲜汤,放入银耳及精盐(2克)、味精(1.5克)、熟火腿片、小白菜叶烧沸,下葱姜汁、黄酒,淋上鸡油,放入豆腐丸,待汤再沸时装汤碗即可。

【功效】 补脾养胃,生津润燥。

【保健应用】 佐餐食用。可用于中气虚弱,泄泻下痢,四肢乏力,食欲缺乏,虚劳羸弱,消渴,干咳痰少,病后虚弱等症的辅助食疗。

醋蛋

【组成】 鸡蛋 1 个,食醋 180 毫升。

【制法】 鸡蛋洗净,放入广口玻璃瓶中,倒入食醋,密封 48 小时,待蛋壳软化、仅剩下薄皮包着涨大的鸡蛋时启封,剥去薄皮,将鸡蛋与醋搅匀,再放置 24 小时后即可。

【功效】 开胃消食,润肠通便。

【保健应用】 每天 1 次,每次 30 克,加温开水 2～3 倍或蜂蜜调匀,在清晨空腹时服用。软蛋皮可 1 次食完。可用于各种便秘的辅助食疗。凡胃溃疡、胃酸过多者及老人慎服。

枸杞麦冬蛋丁

【组成】 麦冬 10 克,枸杞子、花生米、猪瘦肉各 30 克,鸡蛋 5 克,素油、精盐、味精、水淀粉各适量。

【制法】 将花生米入温油锅氽脆后冷却备用;枸杞子洗净,入沸水中略焯水后捞起备用;麦冬洗净入沸水煮熟捞起,切碎为末备用;猪瘦肉切丁备用;鸡蛋磕入涂过油的碗中,隔水蒸熟,冷却后将蛋切成丁块。炒锅放素油烧热,下肉丁炒熟,倒入蛋丁、枸杞子、麦冬末炒匀,加少量精盐及水淀粉勾芡,最后放入味精即可。

【功效】 滋补肝肾。

【保健应用】 佐餐食用。可用于慢性肝火和早期肝硬化等症的辅助食疗。

芙蓉鹌蛋

【组成】 鸡脯肉 150 克,熟火腿末 10 克,鸡蛋 3 个,鸡汤 500 毫升,黄酒 30 毫升,味精 1 克,精盐 2 克,水淀粉 50 克,猪油 2 克,鹌鹑蛋 20 个。

【制法】 将鹌鹑蛋煮熟去蛋壳;鸡蛋去黄留蛋清;鸡脯肉洗净,斩成茸泥,放入碗中,加入黄酒、精盐 1 克、水淀粉 25 克、鸡蛋清和水 30 毫升,搅匀成鸡茸。净锅加入鸡汤,放入鹌鹑蛋、精盐 1 克、味精烧沸,倒入鸡茸推匀,烧沸后用水淀粉 25 克勾芡,放入猪油,盛入大平盘中,撒上熟火腿末即可。

【功效】 补五脏,益中气,补虚损。

【保健应用】 佐餐食用。可用于虚劳,羸瘦等症的辅助食疗。

芡实蒸蛋

【组成】 芡实 15 克,净鸡肉 100 克,虾仁 10 克,净血肠 1/2 条,香菇 5 克,鸡汤 500 毫升,鸡蛋 4 个,柚子汁、净芹菜、精盐、酱油各适量。

【制法】 将芡实用鸡汤以小火煮约 1 小时,煮至约 400 毫升时离火备用;鸡肉切细丁,与虾仁同放入碗中,用柚子汁及少量精盐浸渍备用;香菇切丝,芹菜切 3 厘米长段,血肠切小片,然后将各种原料(除芹菜外)放入大碗中。将鸡蛋磕入煮好的芡实汤中,用竹筷打和,加入精盐和酱油等调味,然后将其约八成的量倒入放好原料的大碗中,留下二成待后加入。将大碗上笼用小火蒸至蛋凝结时再将余下蛋汁浇在上面,并放上芹菜段继续蒸 5~6 分钟即可。

【功效】 温补脾胃。

【保健应用】 佐餐食用。可用于气虚体弱者的辅助食疗。

银耳镶鸽蛋

【组成】 干银耳 6 克,核桃仁 15 克,荸荠粉 60 克,白糖 150 克,鸽蛋 12 个,素油适量。

【制法】 干银耳洗净后加水泡发,然后加清水 90 毫升,上笼蒸 1.5 小时,取出备用。取大碗一只,加少量冷水,磕入鸽蛋,连水同时倒入温水锅中,煮成嫩鸽蛋,投入冷水中。另取碗一只,放入荸荠粉,加清水 30 毫升调成粉浆。核桃仁用温水浸泡半小时,剥皮衣后沥水,下温油锅炸酥,切碎成末状。铝锅内加水 600 毫升,放入蒸银耳的汁,倒入荸荠粉浆,加白糖、核桃仁末,搅匀成核桃糊,盛入汤盘内;将银耳镶在核桃糊的周围;将 12 个鸽蛋用沸水余后再镶在银耳的周围即可。

【功效】 滋阴润肺,补肚益肾,美容抗衰。

【保健应用】 佐餐食用。可用于增强记忆力,预防癌症及吐泻之后津液亏损或病后虚弱,疲乏无力等症的辅助食疗。

银耳茯苓鸽蛋

【组成】 水发银耳 150 克,茯苓 20 克,鸽蛋 20 个,水淀粉、精盐、黄酒、味精、鸡油、猪油、鸡汤各适量。

【制法】 将茯苓碾磨成细粉,水发银耳去杂后洗净;鸽蛋放入冷水锅中煮熟,捞出去壳。锅烧热放入猪油,加入鸡汤、鸽蛋、银耳、茯苓粉、黄酒、精盐、味精,煮至银耳熟烂,用水淀粉勾芡,淋上鸡油出锅即可。

【功效】 滋阴润肤。

【保健应用】 佐餐食用。可用于体虚和气虚两亏,或产后虚弱,阴血不足及健忘,失眠,水肿,小便不利等症的辅助食疗。

益寿长春蛋

【组成】 莲子、百合各 10 克,银耳 5 克,冰糖 30 克,鹌鹑蛋 3 个。

【制法】 将莲子、百合、银耳洗净,泡发后放入锅中,加清水适量,煮至熟烂,再将鹌鹑蛋磕破后逐个加入锅内,同时放入敲碎的冰糖屑,煮至蛋熟即成。

【功效】 健脾开胃,补脑强心,益智安神。

【保健应用】 当点心食用。可用于气血虚衰,智力减退,年老体弱,食欲缺乏,消化不良等症的辅助食疗。

茄汁鲜蘑

【组成】 鲜蘑菇 500 克,罐头番茄酱 1/2 罐,精盐、黄酒、味精、白糖、麻油各适量。

【制法】 将鲜蘑菇去杂后洗净,放入沸水锅中焯水,捞出冲凉挤净水。炒锅置火上,放入麻油和番茄酱炒至浓稠,下蘑菇,加入精盐、黄酒、味精、白糖,如果汤汁较稠,可加上少量清水,用大火烧沸,然后用小火慢烧至茄汁裹附在蘑菇上即可。

【功效】 补气益胃,健肤抗衰。

【保健应用】 佐餐食用。可用作脾胃虚弱,食少纳呆,形体消瘦等症的辅助食疗。

醋熘木耳卷心菜

【组成】 水发黑木耳 50 克,卷心菜 250 克,精盐、味精、酱油、食醋、白糖、水淀粉、麻油、素油各适量。

【制法】 将黑木耳洗净后挤干水分；卷心菜去老叶，洗净后切成大片，沥水。炒锅放素油烧至七成热，放入黑木耳、卷心菜煸炒，加精盐、酱油、白糖、味精，烧沸后用水淀粉勾芡，加入食醋和麻油，起锅装盘。

【功效】 补肾壮骨，美容抗衰。

【保健应用】 佐餐食用。可用作久病体虚，肢体酸软无力，耳聋健忘等症的辅助食疗。

松子腐皮卷

【组成】 松子仁 150 克，豆腐皮 3 张，山药泥 150 克，锅巴 100 克，茶叶、姜汁、精盐、味精、白糖、麻油、素油各适量。

【制法】 (1)将松子仁放入热油锅中稍炸，捞出，剥去外皮；豆腐皮洗净，顺切成两半放盘中，上笼稍蒸，出笼凉凉。炒锅加素油烧热，下出药泥、精盐、味精、姜汁，稍炒后再加入松子仁、麻油炒匀，出锅装入盘中；豆腐皮铺平，抹上松子山药泥卷成卷。

(2)另取锅，放入茶叶、白糖、锅巴，上放豆腐皮卷，盖好盖，用大火烧至冒出烟时，将锅离火，焖 5 分钟后揭开盖，取出豆腐皮卷，切成片，摆在盘中即可。

【功效】 益脑髓，聪耳目，润肌肤，长肌肉。

【保健应用】 佐餐食用。适用于肺虚久咳，燥咳烟干，肾虚精亏，虚赢少气者的辅助食疗。

素炒洋葱丝

【组成】 洋葱 300 克，精盐、黄酒、酱油、白糖、食醋、素油各适量。

【制法】 将洋葱去根，剥去外壳，洗净后切成丝。炒锅置火上，放素油烧热，推入洋葱丝煸炒，烹入黄酒，加入酱油、精盐，煸炒至熟，淋入白糖、食醋，推匀出锅即可。

【功效】 清热化痰，解毒利尿。

【保健应用】 日常佐餐食用。可用于咳嗽痰多，高血压病，冠心病，高脂血症，动脉硬化等症的辅助食疗。

素焖扁豆

【组成】 扁豆 500 克，甜面酱、蒜片、姜末、精盐、素油各适量。

【制法】 将扁豆去老筋,洗净后切段。炒锅放素油烧至七成热,放入扁豆略炒,即加入清水、甜面酱、精盐炒匀,用小火焖烧至软,加入蒜片、姜末,改用大火炒入味即可出锅。

【功效】 降脂降压。

【保健应用】 经常食用。可用于嫩肤明目的辅助食疗。

糖醋嫩藕

【组成】 嫩藕 500 克,精盐、白糖、食醋各适量。

【制法】 将嫩藕洗净后去皮,对切开,再切成片,放入盆内,用沸水连泡 2 次,使之发软,然后沥净水,加入食醋、白糖、精盐调味拌匀,腌渍 3 小时即可。

【功效】 补中益气。

【保健应用】 佐餐食用。可用于脾胃虚弱,暑热烦渴等症的辅助食疗。

芋艿烧双菇

【组成】 芋艿 400 克,水发香菇、鲜蘑菇各 50 克,精盐、黄酒、味精、酱油、白糖、麻油、素油、鲜汤各适量。

【制法】 选取大小均匀的芋艿刮皮后洗净;水发香菇、蘑菇去杂,洗净。炒锅加素油烧至四成热,投入芋艿,焖至酥而不碎,倒入漏勺沥油。锅内留余油少量,放入芋艿、水发香菇、蘑菇,加入精盐、黄酒、味精、酱油、白糖、鲜汤,用大火烧沸后改用小火焖烧 15 分钟,再用大火使汤汁稠浓,淋上麻油即成。

【功效】 补中健脾。

【保健应用】 经常食用。可用作脾胃虚弱,四肢乏力及高血压病,高脂血症,冠心病等症的辅助食疗。

炒双菇

【组成】 水发香菇、鲜蘑菇各 100 克,精盐、黄酒、味精、酱油、白糖、麻油、姜末、素油、水淀粉、鲜汤各适量。

【制法】 将水发香菇、鲜蘑菇去杂后洗净,切成薄片。炒锅加素油烧热后,放入姜末煸香,推入香菇、蘑菇片煸炒,加入黄酒、酱油、白糖继续煸炒入味,然后加鲜汤烧沸,放入精盐、味精,用水淀粉勾芡,淋入麻油推匀,装盘即可。

【功效】 滋补强壮,益气滋阴,嫩肤抗衰。

【保健应用】 日常佐餐食用。可用于高血压病,动脉硬化,食欲缺乏等症的辅助食疗。

炒甘薯叶

【组成】 甘薯嫩叶500克,精盐、黄酒、味精、花生油各适量。

【制法】 将甘薯嫩叶去杂,洗净后沥水。锅内放花生油烧热,放入甘薯嫩叶略炒后,加精盐、黄酒炒至入味,加入味精,推匀出锅即可。

【功效】 补脾胃,消疮肿。

【保健应用】 佐餐食用。可用于脾胃虚弱,饮食不佳,疮肿等症的辅助食疗。

竹笋枸杞头

【组成】 熟竹笋50克,嫩枸杞头500克,精盐、黄酒、味精、白糖、姜末、素油各适量。

【制法】 将枸杞头去杂,洗净,沥干水;熟笋洗净,切成细丝。炒锅内放素油烧至八成热,投入姜末、枸杞头、熟笋丝煸炒,加入精盐、黄酒、味精、白糖,烧沸起锅即可。

【功效】 清肝明目。

【保健应用】 日常佐餐食用。可用作滋肤养颜的辅助食疗。

拔丝葡萄

【组成】 葡萄500克,鸡蛋清3个,芝麻5克,面粉、淀粉、素油、红绿丝各适量。

【制法】 将葡萄去皮,裹上面粉。将鸡蛋清放入汤盘内,用筷子打成糊,加入淀粉调匀。将芝麻去杂后洗净,沥干,放入锅内炒香。炒锅放素油烧热,用筷子夹着葡萄挂上蛋糊,放入油锅内,颠翻数次,撒上芝麻、红绿丝,盛在盘内即可。

【功效】 滋阴生津,补气血,强筋骨,利小便。

【保健应用】 日常佐餐食用。可用作美容养颜的辅助食疗。

百果玫瑰球

【组成】 核桃仁末、红枣肉末、青梅末、橘饼末、莲子肉末、南瓜子仁末各 15 克,猪板油末 30 克,白糖 45 克,淀粉 40 克,鸡蛋清 4 个,素油 1.5 升,玫瑰酱、红米汁各适量。

【制法】 (1)将核桃仁末、红枣肉末、青梅末、橘饼末、莲子肉末、南瓜子仁末、猪板油末、白糖 30 克及玫瑰酱拌匀,撒上淀粉 10 克,搓成 10～12 个丸子,即为百果丸。鸡蛋清放入汤盆内,用筷子搅至细浓起泡沫,加入淀粉 30 克拌匀,再放入红米汁拌成红色。

(2)锅中放入素油,大火烧至三成热,将百果丸一只只放入鸡蛋清糊中滚满,然后投入油锅中,用筷子拨动,待其结壳、膨大时捞出。待锅中油烧至六成热时,倒入百果丸,用漏勺翻炸至淡黄色,捞出装盘,撒上白糖即可。

【功效】 补脾和胃,止咳定喘。

【保健应用】 日常当点心食用。可用于哮喘,慢性支气管炎,肺结核等症的辅助食疗。

桂圆杏仁炖银耳

【组成】 桂圆肉、甜杏仁、银耳各 20 克,冰糖适量。

【制法】 将银耳用冷水浸泡,涨发后捞起,去杂质后洗净,放入炖盅内,加入清水适量,上笼蒸约 1 小时待用。甜杏仁用沸水浸泡 5 分钟,倒入炖盅内,上笼蒸 1 小时取出,再将银耳和桂圆倾入甜杏仁盅内。锅内加沸水,放入冰糖,待溶化后滤净杂质,倾入盅内,上笼蒸 15 分钟即可。

【功效】 滋补强壮。

【保健应用】 当点心食用。适用于老年虚劳等症的辅助食疗。

鲜蘑扁豆

【组成】 鲜蘑菇 250 克,扁豆 200 克,精盐、味精、白糖、黄酒、鲜汤、水淀粉、麻油、素油各适量。

【制法】 将鲜蘑菇洗净,下沸水锅焯水后捞出,切成片;扁豆撕掉老筋,洗净后切成斜段,下沸水锅焯水后捞出,放热油锅中稍加煸炒。鲜汤放砂锅中,用中火煮沸,放入鲜蘑菇片和扁豆,加精盐、味精、白糖、黄酒烧沸,待蘑菇、扁豆熟透时捞出装盘,汤中加水淀粉勾芡,然后浇在蘑菇、扁豆上,淋上麻油即可。

【功效】 补中益气,明目润肤,抗衰抗癌。

【保健应用】 日常佐餐食用。可用作痰湿内停所引起的食欲缺乏、四肢乏力、咳嗽痰多、脾虚水肿等症的辅助食疗。

盐水花菜

【组成】 花菜500克,白醋少许,精盐20克,味精10克,姜2片,葱段2克,花椒5粒。

【制法】 将花菜洗净,切成小朵。炒锅放水适量,烧至水沸放入花菜和白醋,焯透后捞出待用。另取干净锅置火上,倒入清水500毫升,加入精盐、味精、姜片、葱段、花椒,烧至沸去浮沫,倒入大碗内。然后将花菜放入花椒盐水中,浸泡约60分钟即可。

【功效】 补脑髓,利五脏,益气力,壮筋骨。

【保健应用】 日常佐餐食用。可用于防治消化性溃疡等症的辅助食疗。

白扁豆粥

【组成】 鲜白扁豆120克,粳米100克,红糖适量。

【制法】 白扁豆若是干品需先用温水浸泡过夜后洗净,与淘洗干净的粳米同入锅中,加水适量,煮成稀粥,调入红糖即可。

【功效】 健脾止泻,清暑化温。

【保健应用】 夏秋季每天早晚温服。可用于脾胃虚弱,慢性腹泻,妇女赤白带下,吐泻等症的辅助食疗。外感寒邪及疟疾患者忌服。

补虚正气粥

【组成】 人参5克,炙黄芪60克,粳米100克,白糖适量。

【制法】 将炙黄芪、人参切成薄片,用冷水浸泡半小时,入砂锅煎沸,改用小火煎成浓汁,取汁后再加冷水如上法煎取1次,去渣,合并两次煎液,与淘洗干净的粳米同入锅煮成粥,加白糖调味。

【功效】 补正气,疗虚损,健脾胃,抗衰老。

【保健应用】 每天 1 次,宜连用 3～5 天。适用于劳倦内伤,五脏虚衰,年老体弱,久病羸瘦,心慌气短,脱肛等症的辅助食疗。

鲳鱼粥

【组成】 鲳鱼肉 250 克,粳米 100 克,精盐、葱花、姜末、猪油各适量。

【制法】 将鲳鱼肉洗净,放入砂锅,加清水适量,大火烧开后改用小火熬煮,然后捞出鲳鱼,去骨切碎,再与淘洗干净的粳米同入砂锅,加入姜末、葱花、猪油、精盐,酌加清水适量,用大火煮沸,然后改用小火煮熬至稀粥状即可。

【功效】 益胃健脾,益寿延年。

【保健应用】 供早、晚餐食用。可用作脾胃虚弱所引起的食少纳呆、脘腹疼痛、四肢乏力、便溏等症的辅助食疗。平素阳盛和内热而有口舌生疮、渴喜冷饮、便秘、疮疡等症者不宜食用。

核桃仁粥

【组成】 核桃仁、粳米各 50 克。

【制法】 将核桃仁洗净后捣碎,与淘洗干净的粳米同入锅,加水 500 毫升,用大火烧开,再用小火熬煮成稀粥。

【功效】 养脾益胃,补肾固精,消石通淋。

【保健应用】 温热食用,早晚分服。可用于肺肾两虚,气短咳喘,腰膝酸痛,腿脚无力,老年便秘,失眠健忘,泌尿系统结石,小便白浊等症的辅助食疗。凡痰热咳嗽,便溏腹泻者均不宜服用。

红枣粥

【组成】 红枣 15 枚,粳米 100 克。

【制法】 将红枣洗净,用清水浸泡至软,与淘洗干净粳米同入锅中,加水适量,煮成稀粥。

【功效】 补气养血,健脾益胃。

【保健应用】 每天早、晚餐食用。可用于老人胃虚食少,脾虚便溏,气血不足,贫血,慢性肝炎,营养不良,病后体虚,羸瘦衰弱等症的辅助食疗。痰湿较重的肥胖者忌食。

党参茯苓鸡蛋粥

【组成】 党参 30 克,茯苓 15 克,鸡蛋清 1 个,粳米 50 克,精盐适量。

【制法】 将党参、茯苓洗净,放入锅中,加清水煎煮,去渣取汁后与淘洗干净的粳米同入锅,加入适量煮粥,粥将熟时加入鸡蛋清搅匀,加精盐调味。

【功效】 益气、健脾,和胃。

【保健应用】 温热食用,早晚分服。适用于病后体虚,食欲缺乏,日渐消瘦等症的辅助食疗。

山药蛋黄粥

【组成】 生山药 30 克,鸡蛋黄 3 个。

【制法】 将生山药轧成浆,加凉开水调匀后入锅内,置火上,不时以筷搅之,煮沸 2～3 次即成粥样,再调入鸡蛋黄,稍煮即成。

【功效】 健脾和中,固肠止泻。

【保健应用】 每天 3 次,空腹食用。可用于脾气不足而引起的久泄不止、肠滑不固、身体羸弱、乏力少气等症的辅助食疗。凡有邪滞相夹或大肠湿热者不宜服用。

助谢排毒

桑葚蒸鸡蛋

【组成】 桑葚子膏 25 克,鸡蛋 2 个,核桃肉茸 30 克,味精 1 克,熟猪油 15 克,酱油 2 毫升。

【制法】 将鸡蛋打入碗内,加入桑葚子膏、核桃肉茸、味精,用竹筷打散成蛋浆汁,放入蒸笼内,旺火开水蒸约 10 分钟取出,加入熟猪油、酱油即成。

【功效】 滋阴补血,生津润肠。

【保健应用】 每日 1 次,常食之。适用于血虚肠燥便秘者。

醋蛋芝麻蜜

【组成】 红壳鸡蛋 1 个,芝麻 30 克,醋 40 毫升,蜂蜜 30 克。

【制法】 先将芝麻研为细末,再加醋、蜂蜜、鸡蛋清搅拌均匀。

【功效】 润燥补虚通便。

【保健应用】 一剂分 6 次服,每日服 3 次。适用于大便秘结者。

瓜皮煎

【组成】 西瓜皮 60 克,冬瓜皮 30 克。

【制法】 用水煎煮,取汁去渣。

【功效】 清热利湿。

【保健应用】 代茶常饮。适用于湿热内蕴型肾炎、尿道炎小便不利者。

黑鱼冬瓜汤

【组成】 黑鱼 1 条(约 500 克),带皮冬瓜 300 克。

【制法】 将黑鱼去内脏洗净切块,和冬瓜块一同放入锅内,加水适量煮汤,至鱼熟烂即可。

【功效】 益气养阴。

【保健应用】 每日 1 剂,分 2 次吃鱼喝汤。适用于气阴两虚型慢性肾小球肾炎患者。

三瓜姜皮汤

【组成】 西瓜翠衣 10 克,丝瓜 60 克,木瓜 15 克,姜皮 5 克。

【制法】 将上药加水,煎煮 20～30 分钟,去渣取汁。

【功效】 清热利尿,化湿消肿。

【保健应用】 每日 1 剂,分 3 次服。适用于水肿患者。

赤豆冬瓜汤

【组成】 赤小豆 30 克,带皮冬瓜 100 克。

【制法】 将带皮冬瓜切碎,与赤小豆同入锅内,加水适量煮汤,至豆熟即可。

【功效】 清热利湿消肿。

【保健应用】 每日 1 剂,分 2 次服。适用湿热内蕴型急性肾炎患者。

大蒜鳖肉汤

【组成】 大蒜 100 克,鳖肉 500 克,白糖、白酒各适量。

【制法】 将鳖肉洗净,大蒜去外皮,同放入锅内,加白糖、白酒、水,一起炖至熟烂。

【功效】 补肾消肿。

【保健应用】 每日 1 剂,分 2 次服,可连服 10～15 天。适用于肾阴虚型慢性肾炎患者。

柿椒炒嫩玉米

【组成】 嫩玉米粒 300 克,红绿柿椒 50 克,花生油 10 克,盐、白糖、味精各少许。

【制法】 将玉米洗净,红绿柿椒洗净切成小丁。炒锅放入花生油,烧至七成热,下玉米粒和盐,炒 2～3 分钟,加少许水,再炒几分钟,放入柿椒丁翻炒片刻,再加入糖、味精,炒均匀即可。

【功效】 润肠通便。

【保健应用】 佐餐食用。适用于肠燥大便秘结者。

炒双瓜

【组成】 黄瓜 250 克,苦瓜 250 克,生姜皮 10 克。

【制法】 将以上 3 味,洗净切丝,用常法素炒,即可食之。

【功效】 清热解毒,利尿消肿。

【保健应用】 佐餐食,每日 1～2 次。适用于热毒型肾炎、尿道炎小便不利者。

鸡汤煮豌豆苗

【组成】 豌豆苗 20 克,鸡汤、料酒、味精、盐各适量。

【制法】 豌豆苗择洗干净;炒锅置火上,放入鸡汤、料酒、盐,烧开后放入豌豆苗,汤滚两滚,加入味精即出锅。

【功效】 润肠通便。

【保健应用】 佐餐食用。适用于肠燥便秘者。

黄花菜炖粉条

【组成】 干黄花菜、粉条各 100 克,清汤 400 毫升,葱、姜各 10 克,植物油 15 毫升,酱油、精盐、花椒油各适量。

【制法】 将干黄花菜放入清水中浸泡 2 小时回软,择去老梗,换清水泡发透,捞出沥净水,切成 2 厘米长的段;粉条入温水中浸泡回软,切成段;葱、姜切丝;炒锅内加植物油,烧热,加入葱姜丝炒出香味,加入清汤、酱油、精盐、黄花菜炖片刻,加粉条炖熟烂时,淋入花椒油即成。

【功效】 消肿利尿,解热止痛,益气力,健脾胃。

【保健应用】 佐餐食用。适用于中老年体弱小便不利者。

扒白菜心

【组成】 大白菜心 200 克,植物油 5 毫升,葱、姜、料酒、高汤、味精、盐各适量。

【制法】 植物油放净锅内,烧至六成热,放葱、姜煸炒至香。下洗净的大白菜心,烹少许料酒,加适量盐、味精,翻炒均匀,沿锅边加入适量高汤,汤开即起锅装碗。

【功效】 和胃,润燥,通便。

【保健应用】 佐餐用。适用于肠燥便秘者。

干豆腐炒肉丝

【组成】 猪肉 20 克,干豆腐丝 50 克,韭菜 150 克,植物油 8 克,葱、姜、料酒、酱油、味精及盐适量。

【制法】 猪肉洗净,切成丝;韭菜择洗干净;葱洗净切葱花,姜切丝。油放入炒锅加热至八成,加入猪肉丝煸炒一下,再加入干豆腐丝、姜丝,烹料酒、酱油、盐,翻炒均匀后倒入切成段的韭菜,炒至韭菜熟香后加入少许味精即成。

【功效】 养血和胃,润肠通便。

【保健应用】 佐餐食用。适用于肠燥便秘者。

夜来香花煮双皮

【组成】 夜来香花 50 克,冬瓜皮、西瓜皮各 300 克,红枣 25 克,蜂蜜、绵白糖各适量。

【制法】 将夜来香花洗净沥干水分,备用;冬瓜皮、西瓜皮切成小块装入纱布袋内,扎紧袋口。将夜来香花片下入锅内,加适量清水,下入纱布袋和红枣。用旺火烧沸后,转用中火熬煮。至枣烂时,去纱布袋,加入白糖、蜂蜜,调拌均匀后即可食用。

【功效】 健脾利水,消肿散结。

【保健应用】 每日 2 次,吃枣,喝汤。适用于脾虚湿盛水肿者。

拌茄丝

【组成】 紫皮茄子 300 克,蒜瓣 10 克,精盐、味精、甜面酱、麻油各适量。

【制法】 取鲜嫩的紫皮茄子,洗净后带皮切成细丝,入沸水中汆一下,捞出沥水待用;将蒜瓣捣成茸,加入精盐、味精、甜面酱、麻油搅拌备用。将调料加入汆好的茄丝内,拌匀后即可食用。

【功效】 活血通络,防癌抗癌。

【保健应用】 可作凉菜佐餐。适用于一般人。

大蒜蒸鲫鱼

【组成】 大鲫鱼 1 条(约 500 克),松萝茶 15 克,独头蒜 10 个,胆矾 9 克。

【制法】 将鱼去鳞、内脏,洗净,把松萝茶、蒜、胆矾装进鱼肚内扎紧,放入砂锅内,加水适量煮熟。

【功效】 健脾行气,利水消肿。

【保健应用】 每日分 2 次服,食鱼饮汤,可连用一周。适用于慢性肾炎小便不利者。

绿豆糯米酿猪肠

【组成】 猪大肠适量,绿豆、糯米各适量,冬菇 3 只,调味料适量。

【制法】 将绿豆、糯米洗净浸泡;冬菇洗净切细粒;猪大肠洗净。绿豆、糯米、冬菇粒拌匀,调好味,灌入猪大肠内,并留有空隙及少许水,大肠两端用线扎紧,然后放入瓦锅内,加适量清水煮 2 小时,取出稍冷切片,加调味料即可。

【功效】 补中益气,润肠养血。

【保健应用】 佐餐食用。适用于肠癌便血或其他癌症肠燥者。

涮羊肝

【组成】 羊肝 200 克,陈皮 30 克,山楂 50 克,调料适量。

【制法】 用陈皮、山楂煮水,将煮好的水倒入火锅中,酌加调料,用以涮羊肝。

【功效】 补肝和胃。

【保健应用】 涮羊肝食。适用于肝癌消化不良,胃口欠佳者。

鸡汤鱼翅

【组成】 鱼翅 50 克,鸡汤 500 毫升。

【制法】 将鱼翅放入清水中浸泡洗净后放入锅内,加入鸡汤,小火焖煮至鱼翅熟,不加调料即可。

【功效】 益气,开膈,托毒,抗癌。

【保健应用】 佐膳菜肴。适宜防癌以及患有食道癌、胃癌、贲门癌者服食。

核桃枝煮鸡蛋

【组成】 鲜核桃枝适量,鸡蛋 4 个。

【制法】 将鲜核桃枝洗净,切片,用纱布包扎后与鸡蛋同入锅,加水适量,同煮至鸡蛋熟,蛋熟后敲碎壳,再煮片刻即成。

【功效】 消坚散结,解毒抗癌。

【保健应用】 上、下午分服,吃蛋饮汤。2 个月为一疗程。适用于肝癌、子宫颈癌等患者。

鸡腿蒸甲鱼

【组成】 甲鱼 1 只(约 1 千克),鸡脯肉 60 克,鸡腿 240 克,葱段 10 克,姜片

6克,料酒10毫升,精盐、味精、胡椒粉、猪骨汤各适量。

【制法】 (1)将甲鱼放在砧板上,用刀将甲鱼头、颈一起剁下,出净血后,清洗一下,放入开水锅内,焖半小时左右取出,用刀刮去甲鱼身上的黑皮并沿着背甲四周把裙边划开,揭开背甲,掏出内脏及腹内黄油,剁去尾巴和爪上的趾甲,再用清水洗净,切成方块,放在开水锅里汆一下,去净血沫,除掉腥味,捞出再洗一次,放在碗中;鸡腿斩成两截,在开水锅里汆一下,放在甲鱼上面,加入葱段、姜片、料酒、盐、胡椒粉、猪骨汤,上笼蒸2小时,取出,拣去姜、葱。鸡脯肉用刀背砸成鸡泥,用120克冷的猪骨汤调成鸡泥汁。

(2)将蒸甲鱼的汤汁在旺火上烧开,放入1/3的鸡泥汁,用筷子朝一个方向搅动,待汤再烧开时,撇去浮油,捞出鸡肉渣和浮沫,把甲鱼放在漏勺内,在汤里涮一下,盛入大碗内,再将余下的鸡泥汁倒入汤中,仍用上法撇净鸡肉渣和浮沫,即成清汤。然后将清汤倒入盛甲鱼的大碗中,蒸到汤沸,放入味精,调好口味即成。

【功效】 滋阴补肝肾,散结益气血。

【保健应用】 佐膳菜肴。适于宫颈癌等多种癌症患者食用。

清蒸甲鱼

【组成】 甲鱼1只(约500克),生地、地骨皮各10克,水发香菇适量,葱、姜、盐、味精、麻油各适量。

【制法】 甲鱼宰杀,去内脏洗净,置生地、地骨皮于甲鱼腹内。将甲鱼放入碗内,水发香菇排在两旁,撒上葱、姜、盐、味精后,上笼蒸半小时,出笼,覆扣在汤盘内,淋上麻油即可。

【功效】 活血化淤,滋阴补虚。

【保健应用】 去掉地骨皮,食甲鱼肉、香菇等。适用于肝癌体质虚弱者,或手术后、化疗期间的患者。

大蒜鳝鱼煲

【组成】 鳝鱼约500克,大蒜头、姜、三七、调料各适量。

【制法】 将蒜头洗净,拍碎;鳝鱼去肠脏,洗净、切断;姜洗净切成片。起油锅,放入鳝鱼、蒜头、姜片爆过,加清水适量,转用瓦锅,放入三七末,加盖,文火焖1小时,水将干时,放调味料即可。

【功效】 健脾暖胃,消积止痛。

【保健应用】 随量食用或佐餐。适用于胃癌、胰腺癌积淤疼痛者。

归参桂圆炖乌鸡

【组成】 当归身 30 克,人参 10 克,桂圆肉 50 克,乌骨鸡 1 只(约 1 千克),盐、味精、料酒、葱、姜少许,鸡汤、猪油、水淀粉、白糖各适量。

【制法】 乌骨鸡宰好去毛和内脏,入沸水锅内烫一下,捞出用水洗净,放入盆内;当归、人参、桂圆肉洗净放入鸡腹内;葱洗净切段;姜洗净切片。葱、姜放入鸡上,盐、料酒、鸡汤放入蒸鸡盆内,加盖,上笼蒸至鸡熟烂,取出蒸熟的乌骨鸡,拣去葱、姜,鸡切成块放入碗内。锅烧热滗入鸡汤,放入猪油、白糖、味精、水淀粉勾芡,浇在鸡肉上,人参、当归放在乌骨鸡肉上面,即可食用。

【功效】 养心补气血,安神退虚热,大补元气。

【保健应用】 佐膳菜肴。适于晚期鼻咽癌患者食用。

洋葱蘑菇炒鹅血

【组成】 洋葱头 1 个(约 100 克),鲜蘑菇 60 克,熟鹅血 250 克,生姜 2 片,盐适量。

【制法】 将熟鹅血切小方块;洋葱头去衣,洗净,纵切成条;蘑菇洗净;姜洗净,切丝。起油锅,放洋葱、蘑菇略炒,放鹅血、姜丝略炒,加盐调味,炒熟即可。

【功效】 滋阴养胃,解毒益肠。

【保健应用】 随量食用或佐餐。适用于食道癌、胃癌和其他癌症放疗、化疗有胃肠反应者。

荸荠汤

【组成】 荸荠 150 克,冰糖适量。

【制法】 荸荠削皮,洗净,加水适量,与冰糖同煮至荸荠熟。

【功效】 消积除湿解毒。

【保健应用】 每日 1 次,喝汤吃荸荠。适用于肠癌术后或未能手术者。

黄花木耳鸡肉汤

【组成】 黄花菜 30 克,黑木耳 9 克,鸡肉 250 克,淀粉、盐等调味料。

【制法】 先将黄花菜洗净;黑木耳浸泡择洗干净;鸡肉洗净,切成丝,用淀粉、盐等调料拌匀。将黄花菜和木耳放入锅内煮 10 分钟,再加入鸡肉煮至熟烂,调味即可。

【功效】 补益气血,祛湿,抗癌。

【保健应用】 饮汤食料。适用于肠癌属血虚不和,湿郁血淤导致面色萎黄,时有头晕,腹胀,腹痛不适,大便滞下,便下脓血者。

泥鳅黑豆瘦肉汤

【组成】 泥鳅 300 克,黑豆 60 克,猪瘦肉 100 克,精盐、胡椒各适量。

【制法】 泥鳅清水养 2～3 日,以去肠秽;黑豆浸泡洗净;瘦肉切细;用清水适量,将三物文火炖至熟烂,加入盐和胡椒,再炖至入味即成。

【功效】 补中健脾。

【保健应用】 饮汤或佐膳皆可。用于预防癌症,或作肾癌、膀胱癌等癌症患者的食疗。

丝瓜鸭血汤

【组成】 丝瓜 100 克,鸭血块 150 克,料酒 15 毫升,味精、麻油、花生油、姜末、精盐、淀粉各适量,素鲜汤少许。

【制法】 用小刀将丝瓜外皮轻轻刮去,洗净沥干,切成滚刀块;鸭血放入沸水中余一下烫熟,切成片。锅烧热下入花生油,油烧至八成热,将丝瓜过油使其呈翠绿色盛出。锅内加素鲜汤,下鸭血、丝瓜、料酒、精盐、姜末,烧沸至熟,加味精,调好口味,用淀粉勾芡,淋上麻油即可食用。

【功效】 清热解毒,祛淤利湿,补血凉血。

【保健应用】 饮汤,食丝瓜、鸭血。适于膀胱癌患者食用。

丝瓜蛋汤

【组成】 丝瓜 200 克,鸡蛋 1 个,鸡汤 400 毫升,花生油 10 毫升,麻油、精盐、料酒、味精各少许。

【制法】 先将丝瓜刮去外皮,洗净,切成小条块;鸡蛋磕入碗内,用筷子调匀;炒锅加入花生油烧至六成热,倒入丝瓜煸至呈绿色,加鸡汤、精盐、味精,烧沸,淋入蛋液,加入料酒,汤沸后撇去浮沫,加入麻油,盛入碗内即成。

【功效】 祛风化痰,活血解毒,利尿消肿。

【保健应用】 佐餐食用或服食。适用于小便不利水肿者。

瓜皮蚕豆汤

【组成】 冬瓜皮 60 克,蚕豆 60 克。

【制法】 上两料一同放入砂锅内,加水 750 毫升,煎至 250 毫升,去渣取汁。

【功效】 健脾利湿消肿。

【保健应用】 每日分 2 次温服。适用于脾虚引起的小便不利者。

鸭梨粥

【组成】 鸭梨 500 克,西米、冰糖各 60 克。

【制法】 鸭梨去皮、核,切成小块,与西米同入锅内煮粥,粥熟时加冰糖溶化即成。

【功效】 清热除烦利尿。

【保健应用】 食粥,每日 2 次,每次 1 碗。适用小便短赤涩痛者。

瓜皮荸荠粥

【组成】 西瓜皮、荸荠各适量,粳米 100 克。

【制法】 西瓜皮切成块,去翠衣及瓤后,取白色层切丝,荸荠切丝,粳米洗净,一起放入锅内,煮成粥即可。

【功效】 清热利湿消肿。

【保健应用】 食粥,上量每日分 2 次吃完。适用于肾炎水肿患者。

黑芝麻桃松糊

【组成】 黑芝麻、胡桃仁、松子仁各 30 克,蜂蜜适量。

【制法】 将芝麻、胡桃仁、松子仁捣烂,加适量蜂蜜调均匀,用温开水冲服。

【功效】 滋阴润肠。

【保健应用】 每日1次,常服。适用于阴虚肠燥大便秘结者。

夜来香花蒸枣糕

【组成】 夜来香花5朵,生猪板油100克,蜜枣、瓜条各200克,鸡蛋4个,烤蛋糕150克,橘饼、熟芝麻各50克,荸荠10个,网油1张,白糖350克。

【制法】 将夜来香花去梗除萼,洗净沥干水分;蜜枣上笼蒸软,剥去皮,挖出核,鸡蛋去壳打散;蛋糕用开水泡涨;熟芝麻捣烂研碎;网油改刀切成两张,洗干净,沥干水分。夜来香花、蜜枣、瓜条、橘饼、荸荠、猪板油均切成小片或方丁。用一大碗垫上一张网油,把所有原料(网油除外)混合搅拌均匀,装入碗内抹平,将另一张网油盖在碗上,上笼蒸20分钟,取出揭去上边的网油,翻扣在盘内,再揭去网油,撒上白糖即可。

【功效】 补气血,健脾胃,利水消肿。

【保健应用】 食用时用刀划成小方块,随量食用。适用于脾虚水肿者。

玉米发糕

【组成】 玉米面500克,红糖100克,红小枣150克,面肥(老酵母)75克,碱面5克。

【制法】 先将小枣洗净,放入碗内,加水适量,蒸熟,取出凉凉;用面肥将玉米面发好,加碱和红糖搅匀;将纱布洗净,平铺于蒸笼上,把发面倒入纱布上,用手沾水抹平,将小枣均匀地摆在上面,轻按一下,上笼用旺火蒸半个小时即熟,端起扣在案板上,切成菱形小块即可。

【功效】 健胃,通便。

【保健应用】 当主食。适用于胃气虚弱、大便秘结者。

玉米蒸饺

【组成】 细玉米面500克,韭菜300克,虾皮40克,熟猪油、麻油各50克,面酱、精盐、味精、花椒粉各适量,水发粉条200克。

【制法】 韭菜择洗干净、切末,虾皮洗净沥水,水发粉条剁碎,将三者放入盆内,加面酱、盐、味精、花椒粉拌匀,再加入熟猪油和麻油拌匀成馅;玉米面用温水调匀,擀成饺子皮,包馅,捏成饺子,上笼蒸 15 分钟即成。

【功效】 和胃,通便。

【保健应用】 适用于液亏肠燥大便秘结者。

抗瘤防癌

牛髓膏

【组成】 牛骨油 100 克,黄精 350 克,熟地黄 300 克,蜂蜜适量。

【制法】 将黄精洗净切片,加水适量,煎煮 30 分钟,取汁,反复 3 次过滤,浓缩至黏稠,加入蜂蜜拌匀,制成黄精膏。将地黄洗净切片,加水适量,煎煮 30 分钟,取汁反复 3 次过滤,汁至黏稠,加入蜂蜜拌匀制成地黄膏。将制成的黄精膏和地黄膏合并,用牛骨油搅拌,调匀,用小火加热至沸,凉冷成膏。

【功效】 滋补肝肾,养阴润燥,填髓。

【保健应用】 可早、晚空腹服 15 克,或放入粥内服用。适用于癌症患者放、化疗期间出现五心烦热,腰酸腿软,形体消瘦者。

三鲜茅根饮

【组成】 鲜茅根、鲜淡竹叶各 20 克,鲜藕 150 克。

【制法】 鲜茅根、鲜淡竹叶洗净,下入锅内,加水煎汁,去药渣,留取汁液,放在杯内。鲜藕去皮,洗净切段,捣碎,用干净白布绞汁,放在茅根、竹叶汁内,混合即成。

【功效】 清热利水,凉血止血,清心除烦。

【保健应用】 代茶频饮。适于前列腺癌、肾癌、膀胱癌患者食疗。

白果橄榄冰糖水

【组成】 白果 20 枚,鲜橄榄 10 枚,冰糖适量。

【制法】 白果去外壳,浸泡后去内皮、心,橄榄去核,同放砂锅内,加清水 750 毫升,小火煎至 250 毫升,去渣取汁。

【功效】 清肺化痰。

【保健应用】 代茶频饮。适用于肺癌咳嗽有痰者。

雪梨马蹄糕

【组成】 人参、桂圆肉各 30 克,雪梨 1 个,马蹄(荸荠)5 个,甘蔗汁 100 毫升,鲜牛奶 200 毫升,姜汁少许,蜜糖适量。

【制法】 将人参洗净,隔水炖取参汁;雪梨去皮,洗净,取肉;桂圆肉、马蹄去皮洗净。把参渣、雪梨肉、桂圆肉、马蹄放搅拌机内,搅拌成泥状,去渣取汁。把全部汁液(包括姜汁、参汁、甘蔗汁、鲜牛奶)倒进瓦盅内拌匀,隔水炖,浓缩成糊状,加蜜糖少许调匀即可。

【功效】 滋阴润燥,补气养胃。

【保健应用】 随量食用。适用于晚期食道癌、胃癌体虚食少和其他癌症手术后,化疗、放疗期间及治疗后胃阴不足,胃呆食少者。

番薯粥

【组成】 番薯 250 克,粳米 150 克。

【制法】 将番薯洗净,切成小块。米淘洗干净,与番薯同放入锅中,加适量水煮沸后,改为文火煮至熟透,加入适量白糖搅匀至糖全部溶化后即成。

【功效】 健脾养胃,益气通便。

【保健应用】 随量食用。适宜肠癌和乳腺癌患者食用,健康人多食可防肠癌。也是美容、延年益寿佳品。

甘薯粟米粥

【组成】 甘薯 100 克,粟米 100 克。

【制法】 先将甘薯洗干净,去外皮,切成细丁。粟米淘洗干净入锅中,加适量水,放入甘薯丁,先旺火煮沸后,改用小火煮熬至粥成即可。

【功效】 健胃和中,补脾养血。

【保健应用】 随意食用。适用于子宫颈癌、卵巢癌患者。

二、防病治病篇

气血亏虚

鹌蛋莲杞汤

【组成】 鹌鹑蛋4个,莲肉、枸杞、龙眼肉各10克,黑枣4枚,冰糖适量。

【制法】 鹌鹑蛋煮熟去壳,莲肉、枸杞、龙眼肉、黑枣均洗净沥干。清水400毫升,烧开后,放入鹌鹑蛋、冰糖及各药,煮熟。分2次服用。

【功效】 适用于血虚心悸、失眠、健忘、脾虚食欲缺乏、泻痢。

归芪羊肉粥

【组成】 羊肉300克,当归、黄芪、白芍,熟地各10克,粳米100克,生姜、精盐、味精、麻油各适量。

【制法】 先将羊肉切片,当归、黄芪、白芍、熟地分别洗净与50克羊肉,同放于锅中,注入清水2000毫升,煎至1000毫升,去渣留汁于锅中,粳米淘净,再将羊肉250克和姜丝放入,慢熬成粥,下精盐、味精,淋麻油,调匀。分2次空腹服用。

【功效】 适用于虚损羸弱、形容枯槁、气血不足者。

鲍鱼芦笋汤

【组成】 鲍鱼150克,芦笋100克,鸡骨汤500毫升,豌豆苗10克,精盐、味精、麻油各适量。

【制法】 鲍鱼、芦笋加鸡骨汤烧开后,加入豌豆苗和精盐,煮熟,下味精,淋麻油。分1～2次趁热服用。

【功效】 适用于血虚体弱、头晕目眩、夜卧不宁者。

金针茯苓牛心汤

【组成】 牛心 150 克,金针菜 20 克,茯苓 30 克,姜、精盐、味精、麻油各适量。

【制法】 牛心切片,金针菜、茯苓洗净,沥干。同放于砂锅中,加水 500 毫升,烧开后,撇去浮沫,加入姜丝和精盐,煮至熟透,下味精,淋麻油。分 1～2 次食渣喝汤。

【功效】 适用于血虚体弱、精神恍惚、夜卧不宁、健忘者。

牛心红枣汤

【组成】 牛心 200 克,红枣 10 枚,黄酒、姜、精盐、味精、麻油各适量。

【制法】 牛心切片,红枣去核,同放于砂锅中,加水 400 毫升,烧开后,加入黄酒、姜片和精盐,小火煮至熟透,下味精,淋麻油。分 1～2 次趁热服用。

【功效】 适用血虚体弱、夜卧不宁、心悸、健忘者。

阿胶蒸鸡肉

【组成】 阿胶 20 克,鸡肉 150 克,龙眼肉 15 克,红枣 5 枚,生姜、黄酒、精盐、味精、麻油各适量。

【制法】 阿胶捣碎,鸡肉切块,龙眼肉、红枣去核,同放于大瓷碗中,加入姜片、黄酒、精盐和清水 400 毫升,盖好,隔水蒸至酥烂,下味精,淋麻油。分 2 次趁热服用。

【功效】 适用血虚眩晕、心悸、崩漏、月经过多、妊娠下血、肺结核咯血者。

牛骨髓炒米粉茶

【组成】 牛骨 1 千克,粳米 60 克,糯米 140 克。

【制法】 牛骨放于砂锅中,用小火熬出骨髓油。粳米、糯米同炒熟,研粉,放于锅中翻炒,加热均匀,慢慢加入热牛髓油,边加边炒,以粉吃足油而不见油为度,即成。每日服 3 次,每次 10～15 克,滚开水冲服(或加盐、糖调味)。

【功效】 适用于平素体弱、气血不足、未老先衰者。

牛骨髓地黄汤

【组成】 熟地片 250 克,牛骨髓 150 克,蜂蜜适量。

【制法】 熟地片加清水 500 毫升,煎至 250 毫升,去渣,再将牛骨髓洗净切段放入,煮熟,下蜂蜜,调匀。分 1~2 次服。

【功效】 适用气血两亏、腰膝酸软、头晕目眩、耳鸣者。

羊肉糯米粥

【组成】 羊肉 200 克,糯米 100 克,生姜、葱白、精盐、麻油各适量。

【制法】 羊肉洗净切块,糯米淘净,同放砂锅中,注入清水 1000 毫升,烧开后,小火慢熬至粥将成时,再将生姜、葱白洗净切碎放入,继续熬至粥成,下精盐,淋麻油。分 2 次早晚空腹趁热服用。

【功效】 适用于中老年人阳气不足、气血亏损、畏寒肢冷、腰膝酸软者。

猪脊骨炖莲藕

【组成】 猪脊骨 500 克,莲藕 250 克,精盐、味精各适量。

【制法】 猪脊骨剁成小块,莲藕切块,同放于砂锅中,注入清水 800 毫升,烧开后,撇去浮沫,小火炖至酥烂,下精盐、味精,调匀。分 2 次趁热食肉和藕,喝汤。

【功效】 适用于气血虚弱、面色苍白、腰膝酸软、四肢无力、慢性腰痛、陈旧性腰肌损伤者。

猪肾核桃参芪汤

【组成】 猪肾 1 对,党参、黄芪各 20 克,炙甘草 10 克,核桃肉 50 克,生姜、精盐、味精、麻油各适量。

【制法】 党参、黄芪、炙甘草水煎 2 次,每次用水 300 毫升,煎半小时,2 次混合,去渣留汁于锅中。再将猪肾 1 对剖开,除去臊腺,洗净切片,核桃肉洗净,连同姜丝、精盐放入锅中,继续煮至熟透,下味精,淋麻油。分 2 次趁热食猪肾和核桃肉,喝汤。

【功效】 适用于气血亏虚、腰膝酸软、四肢无力、阳痿、妇女阴冷者。

汽锅乌鸡

【组成】 乌骨鸡1只(重约750克),冬虫夏草、黄精、熟地各5克,党参10克,玉兰片60克,香菇丝30克,生姜、黄酒、精盐、味精、胡椒粉、麻油各适量。

【制法】 乌骨鸡洗净切块,汽锅洗净,先放入鸡块,依次将洗净、润软的冬虫夏草、黄精、熟地、党参、玉兰片、香菇丝均匀摆在鸡块上面,加入姜片、黄酒、精盐和清水500毫升,然后把汽锅放于蒸锅之上,用布将两锅之间的缝隙堵严。蒸2～3小时,出笼后,拣出黄精、熟地和党参,下味精、胡椒粉,淋麻油,调匀。分1～2次趁热服用。

【功效】 适用于气血两亏、头晕目眩、健忘、耳鸣、阳痿、遗精、盗汗者。

十全大补鸡

【组成】 母鸡1只(重约1200克),当归、党参、熟地、茯苓、黄芪各10克,炒白术、白芍、川芎、肉桂、炙甘草各5克,香菇10克,红枣10枚,葱、姜、黄酒、精盐、味精各适量。

【制法】 母鸡洗净切块,当归、党参、熟地、茯苓、黄芪、炒白术、白芍、川芎、肉桂、炙甘草分别洗净,同装于纱布袋内,与鸡肉同放于砂锅中,注入清水700毫升,烧开后,撇去浮沫,加入香菇丝、红枣(去核)、葱段、姜片、黄酒和精盐,小火炖至酥烂,拣出药纱袋,下味精,调匀。分2～3次趁热食鸡肉和红枣、香菇,喝汤。

【功效】 适用于气血两虚、面色萎黄、食欲缺乏、精神倦怠、腰膝酸软者。

荷花糯米粥

【组成】 糯米100克,荷花100克,冰糖适量。

【制法】 糯米加1000毫升水大火烧开,小火慢熬至粥将成时,再将荷花洗净切片和冰糖一起放入至花熟糖溶。分2次空腹服用。

【功效】 适用于气血亏虚、未老先衰、神疲乏力者。

荷花拌火腿

【组成】 荷花5朵,火腿肉200克,麻油、精盐、味精各适量。

【制法】 荷花剥成瓣,切成丝,泡在清水中,火腿肉也切成同样粗细的丝,分别放滚开水烫熟,捞出沥干,装于盘中,加入麻油、精盐、味精,拌匀,腌渍入味。单食或佐餐。

【功效】 适用于气血亏虚、肌肤枯燥无华者。

参芪酱肘

【组成】 猪肘1个(重约1.5千克),黄芪、党参各30克,当归、熟地各15克,肉桂、砂仁各5克,大料、花椒、精盐、白糖、黄酒、酱油各适量。

【制法】 黄芪、党参、当归、熟地、肉桂、砂仁、大料、花椒共装于纱布袋内,与猪肘同放于砂锅中,注入1000毫升清水,烧开后,撇去浮沫,炖至熟透时,拣出药纱袋,下精盐、白糖、黄酒和酱油,继续炖至肉酥汁浓,取出,用刀划破成小块。分2~3次趁热单食或佐餐。

【功效】 适用于久病缠绵、气血两虚、倦怠神疲、面色无华、气短懒言、自汗、盗汗者。

驴肉枣药汤

【组成】 驴肉250克,红枣10枚,山药30克,生姜、精盐、味精、麻油各适量。

【制法】 驴肉洗净切块,放于砂锅中,注入500毫升清水,烧开后,再将红枣去核,山药切片,和姜片、精盐一起放入,转用小火炖至酥烂,下味精,淋麻油。分1~2次趁热服。

【功效】 适用于气血两虚、体倦乏力、食欲缺乏者。

阿胶参枣汤

【组成】 阿胶15克,红参10克,红枣10枚。

【制法】 阿胶、红参、红枣同放于大瓷碗中,注入300毫升清水,盖好,隔水蒸1小时即可。分2次食参喝汤。

【功效】 适用于气血两虚、头晕心慌、出血过多引起的贫血者。

参杞狗肉

【组成】 党参、枸杞各10克,菟丝子、牛膝各10克,砂仁、橘皮各5克,狗肉 1000 克,姜、葱、黄酒、酱油、白糖、精盐、味精各适量。

【制法】 党参、枸杞、菟丝子、牛膝、砂仁、橘皮水煎 2 次,每次用水 400 毫升,煎半小时,2 次混合,去渣留汁。狗肉刮洗干净,切块,开水氽过,沥干与姜、葱同炒干水分,加入黄酒、酱油、白糖、精盐、姜块和葱结,加盖,焖至入味,然后,放入药汁(不足可加适量清水),焖至狗肉酥烂,拣出姜块、葱结,下味精,调匀。分多次单食或佐餐。

【功效】 适用于气血两亏、形寒肢冷、腰膝或小腹冷痛、阳痿、月经不调、五更泻者。

参芪兔肉汤

【组成】 兔肉 200 克,山药 30 克,红枣 10 枚,党参、黄芪、枸杞各 15 克,精盐、麻油、生姜各适量。

【功效】 兔肉洗净切块,生姜洗净拍裂,山药、红枣洗净沥干,党参、黄芪、枸杞洗净,同装纱布袋中。一起放于砂锅里,注入 500 毫升清水,小火炖至兔肉酥烂,取出药纱布袋,下精盐,淋麻油,调匀。分 1～2 次趁热食肉喝汤。

【功效】 适用于气血亏虚、头晕目眩、心慌气短、四肢无力者。

山药炸兔肉

【组成】 兔肉 250 克,山药、淀粉各 100 克,山药粉、淀粉、黄酒、精盐、味精、酱油各适量。

【制法】 兔肉切成小块,加黄酒、精盐、味精、酱油,拌匀,腌渍入味。山药粉与淀粉加水混合成粉糊,将兔肉块裹上,油炸至呈金黄色捞出。单食或佐餐。

【功效】 适用于气血不足、脾胃虚弱、面黄肌瘦、食欲缺乏者。

红枣煨肘

【组成】 猪肘肉 1 千克,清汤 1000 毫升,去核红枣 200 克,冰糖块、酱油、黄酒、葱、姜、精盐、味精各适量。

【制法】 清汤和猪肘肉共烧开,撇去浮沫,加入去核红枣、冰糖、酱油、黄酒、葱、姜和精盐,转用小火煨 2～3 小时直至猪肘肉酥烂,拣出葱结、姜块,下味精,调匀。单食或佐餐。

【功效】 适用于血气亏虚、脾运不健、食欲缺乏、消瘦乏力、血小板减少等症者。

八珍全鸭

【组成】 老公鸭1只(重约1.5千克),党参、茯苓、当归、熟地各10克,炒白术、白芍、川芎、炙甘草各5克,猪骨汤1000毫升,姜、葱、黄酒、精盐、味精各适量。

【制法】 老公鸭洗净,沥干,党参、茯苓、当归、熟地、炒白术、白芍、川芎、炙甘草,装纱布袋内,填入鸭腹腔,放于砂锅中,腹面向上,然后把姜拍裂,葱打成结,摆在上面,注入猪骨汤,加入黄酒和精盐,烧开后,撇去浮沫,小火炖至酥烂。拣出姜块、葱结和药纱袋,将鸭翻扣于汤盘中,滗出原汁,下味精,调匀。分4~5次趁热食鸭肉喝汤。

【功效】 适用于气血两虚、食少便溏、四肢乏力、面色萎黄、神经衰弱者。

鲜虾沙姜汤

【组成】 鲜河虾100克,沙姜10克,白酒、精盐、味精、麻油各适量。

【制法】 鲜河虾、沙姜同放于砂锅中,注入白酒和清水150毫升,烧开后,小火煮至熟透,下精盐、味精,淋麻油。分1~2次趁热食虾喝汤。

【功效】 适用于气血两虚、手足抽搐者。

杞参茶

【组成】 枸杞20克,党参15克。

【制法】 枸杞、党参分别洗净,水煎2次,每次用水300毫升,煎半小时,2次混合,去渣留汁,代茶饮。

【功效】 适用于气血两亏、肝肾不足、腰膝酸软、头昏目眩者。

枸杞地麻酒

【组成】 枸杞50克,生地片30克,火麻仁50克,白酒500毫升。

【制法】 枸杞、生地片、火麻仁同浸于白酒中,密封15日。每日早晚各服1次,每次15~20毫升。

【功效】 适用于气血亏虚、容颜憔悴、神疲力乏者。

荔枝炒鸡球

【组成】 净鸡肉 300 克,香菇 30 克,荔枝肉 20 克,鸡蛋清、水淀粉、清汤、麻油、胡椒粉、葱、姜、黄酒各适量。

【制法】 净鸡肉洗净,切成球状,放于碗中,用鸡蛋清和水淀粉混合拌匀。另将清汤、水淀粉、麻油、胡椒粉调成芡汁。先将鸡球翻炒至熟,倒出,炒锅中再下少许油,倒入葱、姜、香菇、荔枝肉、熟鸡球和黄酒,炒匀,勾薄芡。单食或佐餐。

【功效】 适用于气血亏虚、体倦力乏者。

龙眼红枣汤

【组成】 龙眼肉 30 克,红枣 5 枚,红糖各适量。

【制法】 龙眼肉、红枣加 300 毫升清水烧开后,加入红糖,小火煮 10 分钟。每日早晚各服 1 次。

【功效】 适用于气血不足、心悸失眠、久病体虚者。

龙眼鸽蛋汤

【组成】 龙眼肉 30 克,枸杞 15 克,鸽蛋 2 个,冰糖适量。

【制法】 龙眼肉、枸杞分别洗净,加水烧开后,再将鸽蛋打入,煮熟后,下冰糖,继续煮至糖化。分 1～2 次趁热服用。

【功效】 适用于气血虚弱、智力减退、年老体衰者。

龙眼酒

【组成】 龙眼肉 250 克,白酒 1000 毫升。

【制法】 龙眼肉浸白酒,密封 1 个月。早晚各饮 1 次,每次 20～30 毫升。

【功效】 适用于气血亏虚、脾胃不健、夜卧不宁者。

樱桃膏

【组成】 鲜樱桃 1 千克,白糖适量。

【制法】 鲜樱桃洗净,加 200 毫升清水,煮烂,去渣,加入白糖,拌匀,加热浓缩成膏。早晚各服 1 次,每次 1～2 匙。

【功效】 适用于气血两亏、身体虚弱、面色无华、体倦力乏者。

番木瓜酒

【组成】 成熟番木瓜 500 克,白酒 1000 毫升。

【制法】 成熟番木瓜洗净,切片,晒干水分,浸白酒,密封 15 日后饮酒。每日服 2 次,每次 15～20 毫升。

【功效】 适用于气血两虚、肌肉酸痛、关节活动不便者。

姜醋炒章鱼

【组成】 章鱼 250 克,生姜、精盐、醋各适量。

【制法】 章鱼润软,洗净切碎。炒锅下油,先投入姜片爆香,再放章鱼,炒匀后,加盐和清水少许,加盖焖熟,揭盖放醋炒匀。分 2 次趁热单食或佐餐。

【功效】 适用于气血两亏、面色苍白、体倦力乏者。

姜醋拌章鱼

【组成】 章鱼 100 克,姜、酱油、麻油、盐、味精各适量。

【制法】 章鱼润软,洗净,放于砂锅中,注入清水 150 毫升,小火煮至熟透,取出切丝,装于碗中,加入姜丝、酱油、麻油、盐、味精等,拌匀,腌渍入味。分 1～2 次服。

【功效】 适用于病后体弱、老年人气血两亏者。

松子柏仁蒸鳜鱼

【组成】 鳜鱼 1 条(重约 300 克),松子仁、柏子仁各 15 克,姜、精盐、味精、麻油各适量。

【制法】 鳜鱼洗净,松子仁、柏子仁分别洗净,捣碎,装纱布袋内,扎紧袋口,纳入鱼腹腔中,用大瓷碗装盛,加入姜丝、精盐和清水 300 毫升,盖好,隔水蒸熟,拣出药纱袋,下味精,淋麻油,调匀。分 1～2 次热食鱼喝汤。

【功效】 适用于气血亏虚、烦躁失眠者。

清蒸鲋鱼

【组成】 鲋鱼 500 克(1 条),熟火腿片 25 克,香菇片 25 克,猪板油丁 50 克,鸡清汤 100 毫升,精盐、葱、姜、黄酒、味精、醋各适量。

【制法】 鲋鱼去鳃不刮鳞,剖腹,去内脏及腹中黑膜,洗净,放开水锅中汆一下,取出沥净血水。放于长盘中,在鱼身和鱼腹中均匀撒上精盐,在鱼身上铺熟火腿片和香菇片,撒上猪板油丁,加入葱段、姜片、黄酒和鸡清汤 50 毫升,上笼用大火蒸 20 分钟。拣出猪板油丁、葱、姜。将鱼汤滗入炒锅中,加入余下的鸡清汤 50 毫升和味精,烧开浇到鱼身上。分 1～2 次 1 日服完。另用小碟分装姜末和醋,蘸食。

【功效】 适用于病后体弱、气血不足、食欲缺乏、四肢乏力者。

参芪红烧鲋鱼

【组成】 党参、黄芪各 20 克,鱼块 500 克,酱油、精盐、白糖、黄酒,猪肉丁、葱、姜、玉兰片、香菇片各适量。

【制法】 党参、黄芪水煎 2 次,每次用水 100 毫升,煎半小时,去渣留药汁 100 毫升。用油将鱼块煎至金黄色,加酱油、精盐、白糖、黄酒、熟肥猪肉丁、葱段、姜片、玉兰片、香菇片,再倒入药汁淹没鱼块(不足者可酌加清水),烧开后,转用中火再烧 15 分钟,收稠汤汁,起锅装盘。分 2～3 次趁热服,单食或佐餐。

【功效】 适用于气血两亏、脾胃虚弱、食少口渴、自汗、盗汗、久泻脱肛、子宫脱垂、贫血、崩漏者。

酒酿蒸鲋鱼

【组成】 鲋鱼 1 千克,酒酿 50 毫升,黄酒、精盐、葱、姜、味精、网油各适量。

【制法】 鲋鱼剖成两片,除去内脏,刮尽腹中黑膜,洗净后用黄酒、精盐擦遍鱼全身。网油洗净,平摊在砧板上,将鱼放在网油上,鱼身上再放上酒酿,加味精,用网油包紧,放在长盘中,上面再放上葱结、姜片。放蒸笼中蒸熟,拣出葱、姜即成。分 2 次趁热服,或用于佐餐。

【功效】 适用于气血不足、脾胃虚弱、食欲缺乏、体倦乏力者。

感　冒

香菜饴糖汤

【组成】　香菜 30 克,饴糖 15 克,米汤 300 毫升。

【制法】　香菜、饴糖、米汤共煮糖溶。分 1～2 次趁热服。

【功效】　适用于伤风感冒、咳嗽痰多泡沫者。

枣姜葱苏汤

【组成】　红枣 50 克,生姜、紫苏叶各 10 克。

【制法】　红枣、生姜、紫苏叶共煎 2 次,每次用水 300 毫升,煎 20 分钟,2 次混合,取汁,代茶饮。

【功效】　适用于风寒感冒者。

橄榄葱姜饮

【组成】　橄榄 50 克,葱白、生姜、紫苏叶各 10 克。

【制法】　橄榄、葱白、生姜、紫苏叶分别洗净,共煎 2 次,每次用水 400 毫升,煎 20 分钟,2 次混合,去渣。分 2 次服。

【功效】　适用于伤风感冒、鼻流清涕、喷嚏、胸胀满、呕吐者。

金橘莲藕汤

【组成】　金橘 5 个,莲藕 100 克,糖、酒均适量。

【制法】　金橘洗净切成圆薄片,莲藕切片,加 400 毫升清水煮开,下糖、酒,调匀。分 1～2 次趁热服。

【功效】　适用于一切感冒、咳嗽痰多者。

姜酒草鱼汤

【组成】　草鱼肉 200 克,生姜 15 克,米酒 50 毫升,精盐、味精、麻油各适量。

【制法】 将草鱼肉洗净切片,生姜洗净切丝和米酒一起放入 400 毫升烧开的清水中,煮至熟透,下精盐、味精、淋麻油,调匀。分 2 次趁热食鱼,喝汤。

【功效】 适用于风寒感冒、头痛、畏寒者。

嫩姜鲢鱼片

【组成】 鲢鱼肉 200 克,嫩姜 20 克,淀粉、精盐、黄酒、味精各适量。

【制法】 鲢鱼肉洗净切成薄片,嫩姜洗净切成末,同放于碗中,加入淀粉和精盐,拌匀,腌渍入味。起锅下油,倒入腌好的鲢鱼肉片,翻炒均匀,加入黄酒和味精,加盖片刻,炒至熟透。单食或佐餐。

【功效】 适用于伤风鼻塞初起、胃寒肢冷、胃脘急痛或冷痛、食欲缺乏、口淡尿频者。

黄酒葱豉汤

【组成】 淡豆豉 15 克,连须葱白 30 克,黄酒 50 毫升。

【制法】 淡豆豉加水 150 毫升,煮 10 分钟,加入洗净的连须葱白,共煮 5 分钟,去渣,兑入黄酒。分 1~2 次趁热服,取微出汗。

【功效】 适用于风寒感冒、头痛鼻塞者。

醋泡大蒜

【组成】 紫皮大蒜 200 克,醋 500 毫升。

【制法】 紫皮大蒜剥瓣去膜,放冷开水浸泡一夜,沥干,加醋,密封浸泡 50 日。每日食 2~3 瓣醋泡大蒜,并饮用稀释 3 倍的醋浸汁。

【功效】 适用于伤风感冒、恶寒发热,并可预防感冒者。

辣椒花椒汤

【组成】 红辣椒 15 克,花椒 5 克,鲜姜 2 片,精盐适量。

【制法】 红辣椒洗净拍裂,与花椒、姜片同放入砂锅中,注入清水 200 毫升,煎至 150 毫升,去渣,加入精盐,调匀。分 1~2 次趁热服,微出汗。

【功效】 适用于风寒感冒者。

炒米生姜粥

【组成】 粳米 50 克,生姜 30 克,精盐适量。

【制法】 粳米淘净,炒至焦黄时,注入 700 毫升清水,烧开后,再将生姜洗净、切薄片放入,小火慢熬成粥,下精盐,调匀。分 1～2 次趁热空腹服。

【功效】 适用于外感风寒、鼻塞流涕、咳嗽痰稀、胃寒呕吐、腹胀、食欲缺乏者。

神仙粥

【组成】 糯米 100 克,姜片 10 克,葱白 7 根,醋 20 毫升。

【制法】 糯米加入 1000 毫升清水,烧开后,加入姜片,小火慢熬至粥将成时,再放葱白(切段),略熬片刻,下醋调匀。分 2 次趁热空腹服。

【功效】 适用于风寒感冒、头痛、发热、怕冷、鼻塞流涕、咳嗽喷嚏、食欲缺乏者。

葱白粥

【组成】 粳米 150 克,葱白 5 根,精盐、味精、麻油各适量。

【制法】 粳米加水 800 毫升,烧开后,小火慢熬至粥将成时,再将葱白洗净切碎和精盐一起放入,熬至粥成,下味精,淋麻油,拌匀。分 1～2 次趁热空腹服。

【功效】 适用于痢疾初起、腹痛、胃纳差、感冒初起、畏寒者。

葱豉茶

【组成】 淡豆豉 10 克,葱白、生姜各 10 克。

【制法】 淡豆豉加水 300 毫升,煎 15 分钟,再加入葱白和生姜拍裂同煎 10 分钟,去渣取汁。代茶饮。

【功效】 适用于伤寒头痛、壮热者。

葱白五合茶

【组成】 连须葱白 3 根,生姜 5 克,核桃仁 15 克,茶叶、红糖适量。

【制法】 连须葱白、生姜、核桃仁洗净捣烂,装于大茶杯中,加入茶叶和红糖,冲入滚开水 250 毫升,盖好,温浸 5 分钟。分 2～3 次趁热服,盖被微出汗。

【功效】 适用于外感风寒、头痛鼻塞、身体困倦、身痛者。

葱姜红糖饮

【组成】 葱白 50 克,生姜 20 克,红糖适量。

【制法】 葱白、生姜加水 400 毫升,烧开后,加入红糖,煮至糖溶。分 2 次趁热服。

【功效】 适用于风寒感冒者。

香菜粥

【组成】 粳米 100 克,香菜 20 克,熟牛肉丝 50 克,姜丝、橘皮末、精盐、味精、麻油各适量。

【制法】 粳米加水 1000 毫升慢熬至粥将成时,再将香菜洗净切段,和熟牛肉丝、姜丝、橘皮末、精盐一起放入,继续烧开,下味精,淋麻油,调匀。

【功效】 适用于风寒感冒、头痛、鼻塞者。

白菜葱姜饮

【组成】 大白菜 100 克,葱、姜各 20 克。

【制法】 大白菜、葱、姜加水 400 毫升,煎至 300 毫升,去渣取汁。分 1～2 次趁热服。

【功效】 适用于伤风感冒、气管炎、咳嗽者。

芥菜豆腐汤

【组成】 水豆腐 2 块,芥菜 250 克,橄榄 4 枚,生姜、精盐、味精、麻油各适量。

【制法】 水豆腐注入 500 毫升清水,小火煮至呈蜂窝眼状时,再将芥菜洗净切段,生姜切丝连同橄榄一起放入,继续同煮至菜熟,下精盐、味精,淋麻油。每日早晚各服 1 次,趁热食菜喝汤。

【功效】 适用于风寒感冒、鼻塞、畏寒无汗、不思食者。

芥菜牛肉汤

【组成】　牛肉 100 克,芥菜 250 克,姜丝、酱油、淀粉、味精、麻油各适量。

【制法】　牛肉洗净切薄片,装于碗中,加入姜丝、酱油、淀粉、味精拌匀,腌渍入味,芥菜洗净切碎,加清水 400 毫升,同煮至熟透,下味精,淋麻油。分 1～2 次趁热服用。

【功效】　适用于夏天感冒风寒、恶寒头痛、周身骨痛、咳嗽痰白者。

冰糖蒸清明菜

【组成】　鲜清明菜、冰糖各 50 克。

【制法】　鲜清明菜、冰糖加水 200 毫升,装于碗中,隔水蒸熟,取汁。分 1～2 次趁热服用。

【功效】　适用于风寒感冒、咳嗽多痰者。

紫苏杏仁粥

【组成】　杏仁 20 克,粳米 100 克,紫苏叶 20 克。

【制法】　杏仁(去皮)、粳米加水 1000 毫升,大火烧开,小火慢熬至粥将成时,再加入紫苏叶熬至粥成。空腹服用。

【功效】　适用于感冒咳嗽痰多、胸脘作痛者。

苏叶辛夷茶

【组成】　紫苏叶 10 克,辛夷 5 克。

【制法】　紫苏叶、辛夷放于大茶杯中,注入 150 毫升开水,加盖,温浸 20 分钟。代茶饮。

【功效】　适用于感冒头痛者。

葛根葱白汤

【组成】　葛根、葱白各 15 克。

【制法】　葛根、葱白加水煎 2 次,每次用水 250 毫升,煎 20 分钟,2 次混合。分 2 次服用。

【功效】 适用于感冒发热、头痛项强、口渴者。

银菊粟米粥

【组成】 银花、菊花各 10 克,粟米 100 克。

【制法】 银花、菊花焙干研末,粟米淘净,放于砂锅中,注入 800 毫升清水,小火慢熬至粥成时,将药末缓缓调入,稍煮即可。

【功效】 适用预防中暑、风热感冒、头痛目赤、咽喉肿痛、高血压、冠心病、肥胖症、小儿热疖者。

白菜萝卜饮

【组成】 白菜心 250 克,萝卜 60 克,红糖适量。

【制法】 白菜心切段,萝卜切片,加清水 400 毫升,煮熟后,下红糖,继续煮至糖溶。分 1～2 次食菜,喝汤。

【功效】 适用于风热感冒、咳嗽、咽痛者。

芥菜银花绿豆汤

【组成】 绿豆 50 克,芥菜 150 克,金银花 50 克,红糖适量。

【制法】 绿豆注入清水 600 毫升,大火烧至豆瓣开裂时,再将芥菜洗净切段,和金银花、红糖一起放入,小火煮 20 分钟,去渣取汁。分 2 次服。

【功效】 适用于外感风热、目赤肿痛、小便不利者。

茼蒿冰糖饮

【组成】 茼蒿 150 克,冰糖适量。

【制法】 茼蒿去须根,加水 300 毫升,煮熟去渣留汁,加入冰糖。1～2 次服。

【功效】 适用于风热感冒、咳嗽痰浓者。

茼蒿菊花脑汤

【组成】 茼蒿、菊花脑(菊花嫩苗)各 150 克。

【制法】 茼蒿、菊花脑加水 400 毫升,煎 20 分钟,取汁。分 2～3 次服。

【功效】 适用于外感风热、烦热头痛、睡眠不安者。

花椰菜鲜梨汁

【组成】 花椰菜 200 克,鲜梨适量。

【制法】 花椰菜切碎,鲜梨去皮核切成小块一同绞汁。分 1～2 次,1 日服完。

【功效】 适用于防治感冒、劳累过度、疲劳烦渴者。

金银花粥

【组成】 金银花(干品)20 克,粳米 50 克,红糖适量。

【制法】 金银花(干品)洗净,水煎 2 次,每次用水 500 毫升,煎半小时,2 次混合,去渣。再将粳米淘净放入,熬至粥将成时,下红糖,熬至糖溶粥成。分 1～2 次空腹服。

【功效】 适用于热毒疮疡、风热感冒者。

银菊二花粥

【组成】 金银花、菊花各 10 克,粳米 100 克,白糖适量。

【制法】 金银花、菊花洗净焙干,共研末,粳米加水熬成粥,下银花,菊花末及白糖,调匀。分 2 次服。

【功效】 适用于风热感冒、头痛目赤、咽喉肿痛、冠心病、高血压、小儿热疖者。

银花蜂蜜饮

【组成】 金银花 30 克,蜂蜜适量。

【制法】 金银花水煎 2 次,每次用水 300 毫升,煎半小时,2 次混合,取汁调入蜂蜜。分 3 次 1 日服完。

【功效】 适用于风热感冒、咳嗽痰多、咽喉疼痛、大便干燥者。

银花芦根汤

【组成】 金银花、芦根各 30 克,薄荷、白糖适量。

【制法】 金银花、芦根加水 500 毫升烧开后,再放薄荷,烧开。取汁分 2 次冲入白糖调匀服。

【功效】 适用于风热感冒、咳嗽痰稠者。

菊花蜂蜜饮

【组成】 菊花 50 克,蜂蜜适量。

【制法】 菊花加水 1000 毫升,烧开后,倒出保温 30 分钟,过滤,待凉至 50℃时,加入蜂蜜,搅匀。代茶饮。

【功效】 适用于感冒风热、头痛、大便秘结者。

番茄甘蔗汁

【组成】 鲜番茄汁 200 毫升,鲜甘蔗汁 20 毫升。

【制法】 将鲜番茄汁、鲜甘蔗汁两者混合调匀。分 1～2 次服。

【功效】 适用于风热感冒、口干舌燥者。

柿桑菊花茶

【组成】 干柿叶、桑叶各 20 克,菊花 10 克。

【制法】 干柿叶(切碎)、桑叶、菊花、分别洗净,注入 300 毫升滚开水,温浸 15 分钟。代茶饮,饮完可再浸泡 1～2 次。

【功效】 适用于风热感冒、咳嗽吐血者。

薄荷糖

【组成】 红糖 500 克,薄荷粉 30 克。

【制法】 红糖放于铝锅内,加少许清水,小火熬稠,加入薄荷粉调匀,继续熬至拉起丝状不粘手时,停火,即倒于涂有熟油的搪瓷盘内稍冷,切成小方块。可随时食用。

【功效】 适用于风热感冒、头痛发热、鼻塞流浓涕、咳嗽痰稠者。

大海蜂蜜饮

【组成】 胖大海 5 枚,蜂蜜适量。

【制法】 胖大海洗净,放于大茶杯中,加 150 毫升滚开水,盖好,温浸 20 分钟,待其膨胀后,除去皮核,加入蜂蜜,调匀。分 1～2 次服。

【功效】 适用于外感风热、头痛、牙痛、目赤红肿、大便燥结者。

太子参薄荷茶

【组成】 太子参 6 克,绿茶 6 克,姜片、薄荷叶 3 克。

【制法】 太子参加水 250 毫升,烧开后,倒入大茶杯中,加入绿茶、姜片和薄荷,盖好,温浸 15 分钟。代茶饮。

【功效】 适用于感冒风热者。

山楂桑菊茶

【组成】 山楂 20 克,桑叶、菊花、决明子各 10 克。

【制法】 山楂、桑叶、菊花、决明子分别洗净,水煎 2 次,每次用水 400 毫升,煎半小时,2 次混合。分 2 次服。

【功效】 适用于风热感冒、高血压、高脂血症、头晕目眩者。

红枣银菊汤

【组成】 红枣 30 克,金银花、菊花各 15 克。

【制法】 红枣、金银花、菊花水煎 2 次,每次用水 300 毫升,煎 20 分钟,2 次混合,取汁。代茶饮。

【功效】 适用于风热感冒者。

马兰银花饮

【组成】 马兰嫩茎叶 50 克,金银花 20 克,甘草 10 克。

【制法】 马兰嫩茎叶、金银花、甘草洗净,水煎 2 次,每次用水 500 毫升,煎半小时,2 次混合,去渣取汁。代茶饮。

【功效】 适用于预防流感、白喉者。

苦菜野菊花汤

【组成】 苦菜 50 克,野菊花 15 克。

【制法】 苦菜、野菊花水煎 2 次,每次用水 400 毫升,煎半小时,2 次混合,去渣取汁。分 2～3 次服。

【功效】 适用于流行性感冒、上呼吸道感染、急性咽炎、扁桃体炎者。

狗肝菜鸭蛋汤

【组成】 狗肝菜 150 克,豆豉 10 克,鸭蛋 1 个,精盐、麻油各适量。

【制法】 狗肝菜洗净切段,注入 300 毫升清水,大火烧开,加入豆豉,转用小火煮 5 分钟,再打入鸭蛋,煮至熟透,下精盐,淋麻油。食蛋喝汤,1 次服完。

【制法】 适用于感冒高热、斑疹不透者。

鸭跖竹叶饮

【组成】 鸭跖草 60 克,淡竹叶 30 克。

【制法】 鸭跖草、淡竹叶同煎 2 次,每次用水 500 毫升,煎半小时,2 次混合,取汁。代茶饮。

【功效】 适用于流感、高热烦渴或原因不明的高热者。

绿豆茶

【组成】 茶叶 5 克,绿豆 30 克,红糖适量。

【制法】 茶叶装于纱袋中,绿豆洗净捣碎,加清水 300 毫升,煎至 150 毫升,去茶叶,加红糖,煎至溶化。分 1～2 次食豆喝汤。

【功效】 适用于流行性感冒者。

葱蒜饮

【组成】 葱白 250 克,大蒜 120 克。

【制法】 葱白、大蒜洗净拍裂,加水 800 毫升,煮熟,去渣。每日服 3 次,每次 100～150 毫升。

【功效】 适用于防治流感者。

支气管炎

生姜桔梗红糖汤

【组成】 鲜生姜 20 克,桔梗 20 克,红糖 30 克。

【制法】 先将鲜生姜洗净,切片,桔梗洗净,切段,桔梗段与生姜片同入砂锅,加水适量,大火煮沸后,改用小火煨煮 30 分钟,用洁净纱布过滤,去渣留汁,加入红糖,继续煨煮至沸即成。早晚 2 次分服。

【功效】 对风寒型急性支气管炎者尤为适宜。

银花桑杏茶

【组成】 金银花 30 克,桑叶 30 克,杏仁 15 克。

【制法】 先将桑叶洗净,切碎,装入纱布袋中,扎紧袋口,备用。杏仁拣杂后,放入清水中浸泡片刻,与洗净的金银花同入砂锅,放入桑叶袋,加水适量,先用大火煮沸,再以小火煎煮 30 分钟,待杏仁熟烂,取出药袋,即成。早晚 2 次分服,代茶饮,频频饮用,当日饮完。

【功效】 对风热型急性支气管炎者尤为适宜。

鱼腥草枇杷蜜饮

【组成】 干鱼腥草 20 克,桑白皮 30 克,枇杷叶 30 克,蜂蜜 30 克。

【制法】 先将干鱼腥草拣杂、洗净,放入砂锅,加清水浸泡 30 分钟。将桑白皮、枇杷叶切碎,装入纱布袋中,扎紧袋口,一并放入砂锅,加水适量,先用大火煮沸,改用中火煎煮 30 分钟,取出药袋,趁温热调入蜂蜜,拌和均匀即成。早晚 2 次分服。

【功效】 对风热型急性支气管炎者尤为适宜。

冰糖蒸雪梨

【组成】 大雪梨 1 个(约 250 克),冰糖 30 克。

【制法】 先将雪梨外表面用温开水反复刷洗干净,在靠梨柄 1/4 处横剖切开,将梨核挖去,将敲碎的冰糖纳入其中,用牙签将梨帽盖上并插紧,放入蒸碗中,隔水蒸熟即成。早晚 2 次分服。

【功效】 对燥热型急性支气管炎者尤为适宜。

川贝炖雪梨

【组成】 川贝母粉 5 克,雪梨 1 个(约 250 克),冰糖 20 克。

【功效】 先将雪梨外表面用温开水反复刷洗干净,去除梨柄、梨核仁,将梨切成 1 厘米见方的雪梨丁,放入炖杯,加川贝母粉,再加水适量,先以大火煮沸,改用小火煨炖 30 分钟,即成。煨炖时也可加冰糖 20 克。早晚 2 次分服。

【功效】 对燥热型急性支气管炎者尤为适宜。

百合甜杏粥

【组成】 鲜百合 60 克,甜杏仁 15 克,粳米 100 克,绵白糖 20 克。

【制法】 先将鲜百合拣杂后掰成瓣,洗净。甜杏仁、粳米淘净后,同入砂锅,加水适量,先用大火煮沸,加鲜百合,改用小火煨煮 1 小时,待百合酥烂、杏仁熟透、粥稠黏状时调入绵白糖,拌匀即成。早晚 2 次分服。

【功效】 对燥热型急性支气管炎者尤为适宜。

罗汉果柿饼羹

【组成】 罗汉果 1 个,柿饼 2 个,冰糖 30 克。

【制法】 先将罗汉果洗净,晒干或烘干,研成粗粉。柿饼洗净后,切碎,放入大碗中,加适量温开水,研磨成泥糊状,边加水边调入砂锅,用小火煨煮,加罗汉果粉及冰糖,小火煨煮 10 分钟,拌匀成羹。早晚 2 次分服。

【功效】 对燥热型急性支气管炎者尤为适宜。

冰糖蒸金橘

【组成】 鲜金橘 10 个,冰糖适量。

【制法】 鲜金橘剖开两半,去核,放于大瓷碗中,加入冰糖和清水,上锅隔水蒸熟。分 1~2 次食橘,喝汤。

【功效】 适用于老年咳嗽、风寒咳嗽者。

桑杏饮

【组成】 桑叶 15 克,杏仁、贝母各 10 克,雪梨 1 个,冰糖适量。

【制法】 将桑叶、杏仁、贝母、雪梨分别洗净,杏仁、贝母捣碎,雪梨连皮切成小块,同放于砂锅中,加水 600 毫升,煎至 300 毫升,去渣留汁,下冰糖煮至溶化。分 2 次服。

【功效】 适用于风热型急性支气管炎者。

葱根荆栀豆豉粥

【组成】 葱根、淡豆豉各 15 克,生石膏粉 30 克,荆芥、山栀各 5 克,麻黄 3 克,葱白、姜末各 5 克,粳米 100 克,精盐、麻油各适量。

【制法】 将各药分别洗净,水煎 2 次,每次用水 600 毫升,煎 20 分钟,2 次混合,去渣留汁,加入粳米,用小火慢熬成粥,下葱、姜、精盐和麻油,调匀。分 2 次趁热空腹服。

【功效】 适用于急性支气管炎、风热咳嗽者。

冰糖蒸川贝母

【组成】 冰糖 30 克,川贝母 10 克。

【制法】 冰糖、川贝母捣成细末,同放于大瓷碗中,加水 200 毫升,盖好,隔水蒸 1 小时。分 1～2 次连渣服。

【功效】 适用于肺热咳嗽、干咳无痰者。

松子核桃膏

【组成】 松子仁、核桃仁各 100 克,蜂蜜 500 克。

【制法】 松子仁、核桃仁各洗净沥干,共捣成膏状,装于瓷碗中,加入蜂蜜,调匀,隔水蒸熟。每日服 2～3 次,每次 1～2 匙,温水送服。

【功效】 适用于肺燥咳嗽、病后体弱消瘦者。

花生百合羹

【组成】 花生仁 50 克,百合 30 克,冰糖 20 克。

【制法】　花生仁、百合、加水 400 毫升,小火炖 1 小时,至花生仁酥烂时,下冰糖 20 克溶化。分 1～2 次食花生仁、百合,喝汤,连服 3～5 日。

【功效】　适用于秋燥久咳不止、声音嘶哑者。

橘枣饮

【组成】　橘 1 个,红枣 5 枚,竹叶 5 克,冰糖适量。

【制法】　橘去外皮,捣碎,红枣洗净去核,竹叶 5 克洗净沥干,加水 400 毫升,烧开后,加入冰糖,转用小火煮至糖溶。分 1～2 次服用。

【功效】　适用于秋燥干咳、口鼻干燥、咽喉痒痛、大便燥结者。

棠梨冰糖饮

【组成】　鲜棠梨 100 克,冰糖适量。

【制法】　鲜棠梨剖开去核,洗净,加水 400 毫升,煎至 250 毫升,去渣,加入冰糖,继续熬化。分 1～2 次服。

【功效】　适用于肺热咳嗽、干咳少痰者。

冰糖蒸草莓

【组成】　鲜草莓 60 克,冰糖适量。

【制法】　鲜草莓、冰糖同放于大瓷碗中,加水 300 毫升,盖好,隔水蒸熟。分 1～2 次服。

【功效】　适用于干咳无痰、日久不愈者。

柚肉黄芪汤

【组成】　柚肉 100 克,猪瘦肉片 200 克,黄芪片 10 克,精盐、味精各适量。

【制法】　柚肉、猪瘦肉片、黄芪片加水 500 毫升,煮至熟透,拣出黄芪,下精盐、味精,调匀。分 2 次趁热食柚和猪瘦肉,喝汤。

【功效】　适用于肺燥咳嗽者。

蔗梨粥

【组成】　甘蔗 1 千克,梨 4 个,粳米 100 克,冰糖适量。

【制法】 甘蔗去皮,洗净劈开切段,加水煮半小时,去渣留汁于锅中,再将梨去皮心,洗净切块。粳米淘净一起放入,慢熬至粥将成时,下冰糖,熬至糖溶成粥。分2～3次空腹服。

【功效】 适用于热病后津伤口渴、肺燥干咳、心烦、胸闷、食欲缺乏、大便秘结者。

甘蔗四汁饮

【组成】 甘蔗汁50毫升,梨汁30毫升,荸荠汁、莲藕汁各15毫升。

【制法】 甘蔗汁、梨汁、荸荠汁、莲藕汁同放于大瓷碗中,盖好,隔水蒸熟,分1～2次服。

【功效】 适用于秋燥干咳少痰、咽干、大便燥结者。

甘蔗鲜梨饮

【组成】 甘蔗500克,梨2个。

【制法】 甘蔗削去皮,洗净切成小段,梨去皮心,剖成4块,加水600毫升,煮半小时,去渣取汁。代茶饮。

【功效】 适用于肺热干咳、心烦、胸闷、食欲缺乏、大便秘结者。

南杏桑白皮猪肺汤

【组成】 猪肺250克,南杏、桑白皮各15克,姜、精盐、味精、麻油各适量。

【制法】 猪肺排除血丝气泡,洗净切块,放铁锅中干炒片刻,至猪肺表面颜色转为咖啡色,然后用清水洗净,与南杏、桑白皮同放于砂锅中,注入清水600毫升,烧开后,撇去浮沫,加入姜丝和精盐,小火炖至酥烂,拣出桑白皮,下味精,淋麻油。分2次趁热食猪肺和南杏,喝汤。

【功效】 适用于燥热咳嗽、老年人干咳、大便燥结、肺结核咳嗽者。

茼蒿蜂蜜饮

【组成】 茼蒿250克,蜂蜜适量。

【制法】 茼蒿加水400毫升,小火煮熟,取汁,调入蜂蜜。分2次服。

【功效】 适用于肺热咳嗽,痰黏稠、不易咯出,便秘者。

256

山茶红枣汤

【组成】 山茶花 10 朵,红花 15 克,红枣 120 克,白及 30 克。

【制法】 山茶花、红花、红枣、白及同煎 2 次,每次用水 400 毫升,煎半小时,2 次混合,去渣留枣和汁。分 2 次食枣,喝汤。

【功效】 适用于肺热咳嗽、吐血者。

扶桑冰糖饮

【组成】 鲜扶桑花 30 克,冰糖适量。

【制法】 鲜扶桑花洗净,放于砂锅中,加入清水 400 毫升,煎至 200 毫升,去渣留汁于锅中,加入冰糖,煎至糖溶。分 1～2 次服用。

【功效】 适用于肺热咳嗽者。

昙花蜂蜜饮

【组成】 鲜昙花 5 朵,蜂蜜适量。

【制法】 鲜昙花加水 200 毫升煎至 100 毫升,加入蜂蜜,调匀。食花喝汤,1 次服完,每日 2 次。

【功效】 适用于肺热咳嗽、痰中带血者。

百合冬瓜汤

【组成】 百合 50 克,冬瓜 100 克,鸡蛋 1 个,猪油、精盐、味精各适量。

【制法】 百合、冬瓜加水 400 毫升,煮熟后,再将鸡蛋清放入打散,下入猪油、精盐和味精,调匀。分 1～2 次趁热服用。

【功效】 适用于肺热咳嗽、大便秘结、小便短赤。

芦笋汤

【组成】 鲜芦笋 50 克。

【制法】 鲜芦笋洗净切段,加入清水 400 毫升,煎至 150 毫升。连渣带汤 1 次服完,每日服 2 次。

【功效】 适用于肺热咳嗽、心烦口渴者。

冬瓜银耳汤

【组成】 冬瓜 250 克,银耳 10 克,精盐、味精、麻油各适量。

【制法】 冬瓜削去外皮,洗净切片。银耳水发,去蒂,洗净撕碎,加水 400 毫升,大火烧开,小火炖至酥烂。下精盐、味精、淋麻油。

【功效】 适用于肺热咳嗽、烦渴音哑、小便不利、水肿、便秘者。

猪肺三汁汤

【组成】 猪肺 300 克,鲜梨汁、鲜藕汁、鲜萝卜汁各 100 毫升,冰糖适量。

【制法】 猪肺挑除血丝气泡,洗净切块,加水 600 毫升,小火炖至酥烂后,拣出猪肺,加入冰糖,加热使糖溶化,兑入鲜梨汁、鲜藕汁、鲜萝卜汁,烧开。分 2～3 次服。

【功效】 适用于肺热咯血、咽干口渴、烦躁不安者。

猪肺梨贝汤

【组成】 猪肺 250 克,川贝 10 克,雪梨 2 个,冰糖适量。

【制法】 猪肺洗净切块,川贝、雪梨削皮去心,洗净切块,注入清水 500 毫升,烧开后,撇去浮沫,加入冰糖,小火炖至酥烂。分 1～2 次趁热食猪肺和梨,喝汤。

【功效】 适用于身体虚弱、急性气管炎、咳嗽、百日咳者。

莲肉百合麦冬汤

【组成】 百合 50 克,麦冬 20 克,莲肉 50 克,白糖适量。

【制法】 百合、麦冬洗净,水煎 2 次,每次用水 400 毫升,煎半小时,2 次混合,去渣,再将莲肉洗净放入,煮至酥烂时,加入白糖,煮至糖溶。分 1～2 次服。

【功效】 适用于热病后期、余热未清、心烦口渴、心悸不眠、肺热咳嗽、痰中带血者。

罗汉果猪瘦肉汤

【组成】 罗汉果 1 个,党参、山药、龙眼肉、莲肉各 10 克,红枣 5 枚,猪瘦肉片 150 克,银耳 5 克。

【制法】 罗汉果(捣碎)、党参、山药、龙眼肉、莲肉、红枣(洗净沥干),猪瘦肉片、银耳(水发去蒂)加水 500 毫升,烧开后,小火再煮 10 分钟。临睡前趁热服用。

【功效】 适用于失眠日久、形体消瘦、神疲力乏、肺热咳嗽、大便秘结者。

罗汉果橄榄茶

【组成】 罗汉果 1 个,橄榄 4 枚。

【制法】 罗汉果(捣碎)、橄榄(洗净)装大茶杯内,注入滚开水 300 毫升,盖好,浸半小时。代茶饮。

【功效】 适用于肺热咳嗽、咽喉疼痛者。

罗汉果蒸川贝

【组成】 罗汉果 1 个,川贝母 10 克。

【制法】 罗汉果(敲破),川贝母(捣碎),同放入瓷碗中,加水 200 毫升,盖好,隔水蒸熟。分 1～2 次服。

【功效】 适用于肺热咳嗽、气喘、痰多者。

糖汁蜜橘

【组成】 蜜橘 200 克,白糖适量。

【制法】 蜜橘洗净,剥皮分瓣去核,放于盘中。橘皮切成丝,放于砂锅中,加入白糖及适量清水,烧开后,盖焖出味,拣出橘皮丝,将糖汁浇在橘瓣上,分 1～2 次服。

【功效】 适用于肺热咳嗽、痰多、食欲缺乏者。

川贝蒸梨

【组成】 大鸭梨 1 个,川贝粉 5 克,冰糖适量。

【制法】 大鸭梨洗净,从蒂处切开,挖去梨核,放入川贝粉和冰糖,盖好(梨蒂盖),放于碗中,加水 100 毫升,隔水蒸熟。每日食 1 个。

【功效】 适用于肺热咳嗽、痰稠、咽干、便结者。

荸荠茅根茶

【组成】　荸荠 250 克,茅根 100 克,甘草 15 克,红糖适量。

【制法】　荸荠洗净,削去外皮,切片,茅根、甘草分别洗净切片,同放于锅中,加水 1000 毫升,中火煎半小时,去渣留汁于锅中,加入红糖,加热使糖溶化。代茶饮,1 日服完。

【功效】　适用于肺热咳嗽、痰多、大便秘结、小便短赤者。

无花果炖冰糖

【组成】　无花果 250 克,冰糖适量。

【制法】　无花果洗净切片,水 300 毫升,烧开后,加入冰糖,小火煮至糖溶。分 2 次服用。

【功效】　适用于肺热咳嗽、声音嘶哑、毛发不荣、大便干燥、小便短少者。

橘皮粥

【组成】　鲜橘皮 30 克,粳米 100 克。

【制法】　先将鲜橘皮反复洗净外表皮,入锅,加水煎煮 15 分钟,去渣取汁。粳米淘净后,放入砂锅,加入鲜橘皮汁,加水适量,先用大火煮沸,改用小火煨煮成稠粥。早晚 2 次服用。

【功效】　适用于各型慢性支气管炎者。

萝卜籽茶

【组成】　萝卜籽 20 克。

【制法】　将萝卜籽淘净,晾干,放入有盖杯中,用沸水冲泡,加盖,焖 15 分钟即可饮用。代茶频频饮服,一般可冲泡 3～5 次。

【功效】　适用于各型慢性支气管炎者。

鱼腥草猪肺汤

【组成】　新鲜鱼腥草 50 克,猪肺 300 克,精盐少许。

【制法】　先将猪肺灌洗干净,切成小块,漂去泡沫,放入锅中,加水适量煲汤,加精盐少许。猪肺熟烂后放入洗净的鱼腥草,再煨煮 3 分钟,即成。佐餐食用,当日吃完。

【功效】 对痰热阻肺型慢性支气管炎者尤为适宜。

猪胆汁蜜饮

【组成】 新鲜猪胆 2 个,蜂蜜 10 克。

【制法】 先将猪胆用凉开水清洗干净,再将猪胆切开取汁,装入瓶中备用。每次取胆汁 3 毫升,与蜂蜜 5 克拌和均匀,每日 2 次,温开水送服。

【功效】 对痰热阻肺型慢性支气管炎者尤为适宜。

桑白皮枇杷饮

【制法】 桑白皮 25 克,枇杷叶 15 克。

【制法】 桑白皮洗净,切段,晒干。枇杷叶刷去毛,洗净,切碎,晒干后蜜炙。将桑白皮、枇杷叶放入砂锅,加水适量,煎煮 30 分钟,去渣取汁,即成。早晚 2 次分服。

【功效】 对痰热阻肺型慢性支气管炎者尤为适宜。

麻黄蒸萝卜

【组成】 白萝卜 250 克,麻黄 5 克,蜂蜜 30 克。

【功效】 白萝卜洗净,切片,放入大瓷碗内,倒入蜂蜜及麻黄,隔水蒸 30 分钟即成。每日 1 次,趁热饮服。

【功效】 对风寒犯肺型慢性支气管炎者尤为适宜。

苏子生姜枣

【组成】 紫苏子 15 克,生姜 10 克,红枣 50 克。

【制法】 生姜洗净,切片,与洗净的紫苏子、红枣同入砂锅,加水适量,先用大火煮沸,改用小火煨煮至汁尽,取出红枣即成。早晚 2 次分服。

【功效】 对风寒犯肺型慢性支气管炎者尤为适宜。

沙参猪肺汤

【组成】 沙参、玉竹各 15 克,猪肺 1 个,精盐、味精、生姜各适量。

【制法】 将沙参、玉竹洗净,晾干,切片后用洁净纱布袋装入,扎紧袋口,猪肺放入清水中漂洗 1 小时,洗净后取出,切成小块,放入砂锅,加水适量,先用大火煮沸,撇去浮沫,加沙参、玉竹袋,改用小火煨煮至猪肺熟烂,加精盐、味精、生姜末,拌和均匀即成。佐餐当菜,当日吃完。

【功效】 对阴虚燥热型慢性支气管炎者尤为适宜。

百合杏仁羹

【组成】 百合 100 克,杏仁 10 克,蜂蜜 30 克。

【制法】 将百合掰开,拣杂后洗净,与杏仁同入砂锅,加水适量,中火煨煮至酥烂,离火加入蜂蜜,调和成羹即成。早晚 2 次分服,当点心食用。

【功效】 对阴虚燥热型慢性支气管炎者尤为适宜。

冰糖燕窝粥

【组成】 燕窝 10 克,粳米 100 克,冰糖 20 克。

【功效】 先将燕窝放入温开水中浸泡片刻,待燕窝浸软后,择去绒毛、污物,再投入沸水中涨发,备用。粳米淘净后,与涨发的燕窝及水同入砂锅,先用大火煮沸,改用小火煨煮成稠粥,调入冰糖,溶化后即成。早晚 2 次分服。

【功效】 对阴虚燥热型慢性支气管炎者尤为适宜。

蜜炙核仁酥

【组成】 核桃仁、蜂蜜各 500 克,麻油 250 毫升,核桃粉 10 克。

【制法】 将麻油烧至八成热,入核桃仁炸至酥黄,改用小火,再入蜂蜜搅拌,使之均匀,随后入核桃粉拌匀,离火放凉,装瓶。每日早晚各服 1 次,每次 20 克,蒸热服用。

【功效】 适用于老年慢性支气管炎者。

双仁蜜饯

【组成】 杏仁 250 克,核桃仁 250 克,蜂蜜 500 克。

【制法】 杏仁温水浸泡,去皮尖,放于锅中,加水适量,小火煮 1 小时后,放入核桃仁,待汤汁快尽时,加入蜂蜜,拌匀煮沸,冷却后装瓶。每日服 2~3 次,每次 10～20 克。

【功效】 适用于老年慢性支气管炎者。

杏仁鲫鱼汤

【组成】 鲫鱼 1 条(重约 300 克),甜杏仁 20 克,红糖适量。

【制法】 鲫鱼刮鳞、去鳃、剖腹、去内脏,洗净,加水 500 毫升,大火烧开后,转用小火煮至酥烂时,拣出鱼渣,加入甜杏仁和红糖,加热煮 20 分钟。分 1～2 次趁热服用。

【功效】 适用于咳嗽多痰、慢性支气管炎者。

冰糖蒸甜橙

【组成】 甜橙 1 个,冰糖适量。

【制法】 甜橙洗净,带皮切成 4 瓣,放于大瓷碗中,加入冰糖和清水 200 毫升,盖好,隔水蒸熟。每日早晚各服 1 次,连皮食橙,喝汤。

【功效】 适用于慢性支气管炎者。

雪梨三鲜汁

【组成】 雪梨 3 个,萝卜 250 克,莲藕 250 克,蜂蜜适量。

【制法】 雪梨去皮、核,洗净,萝卜洗净切碎,莲藕洗净切片,共捣碎绞汁,加入蜂蜜,调匀。分 2～3 次服用。

【功效】 适用于慢性气管炎者。热咳者生汁服,寒咳者将汁蒸熟加姜汁 3～5 滴同服。

荸荠百梨汤

【组成】 荸荠 100 克,百合 20 克,雪梨 2 个,冰糖适量。

【制法】 荸荠去皮、洗净、捣烂,百合洗净,雪梨去皮、核,洗净切碎,加水 500 毫升,大火烧开后,加入冰糖,转用小火再煮 10 分钟。分 1～2 次食渣,喝汤。

【功效】 适用于慢性支气管炎、咳嗽、咽干、大便燥结者。

蜜饯柚肉

【组成】 柚肉 500 克,蜂蜜 250 克,白糖适量。

【制法】 柚肉切碎,放入瓷罐中,加入白糖,严封罐口,浸泡一夜。次日将柚肉倒入铝锅中,小火熬至浓稠时,下蜂蜜拌匀,凉凉后,装于瓷罐中。每日服3次,每次5～10克,温开水冲服。

【功效】 适用于慢性支气管炎、咳嗽痰多、胸闷食少者。

蚌粉杏贝汤

【组成】 蚌壳粉5克,杏仁、川贝母、厚朴各10克,莱菔子20克。

【制法】 杏仁、川贝母、厚朴、莱菔子同煎2次,每次用水250毫升,煎半小时,2次混合,去渣留汁。分2次服,每次冲服蚌粉5克。

【功效】 适用于慢性支气管炎、咳嗽痰多者。

苦菜红枣膏

【组成】 苦菜500克,红枣30枚。

【制法】 苦菜洗净切碎,加水600毫升,小火熬至苦菜酥烂,去渣,加入红枣,继续加热,熬至红枣酥烂,再去渣过滤留汁,浓缩成膏。每日早晚各服1匙及红枣1枚。

【功效】 适用于慢性气管炎者。

松叶扁柏蜂蜜汤

【组成】 鲜松叶、鲜扁柏各150克,蜂蜜适量。

【制法】 鲜松叶、鲜扁柏水煎2次,每次用水600毫升,煎半小时,2次混合,去渣留汁,继续加热浓缩至200毫升,加入蜂蜜,调匀。每日服3次,每次100毫升,连服10日为一疗程。

【功效】 适用于慢性气管炎者。

高血压

醋浸花生仁

【组成】 花生仁100克,米醋300毫升。

【制法】 花生仁浸于米醋中,5 日后食用。每日清晨嚼食花生米 10～15 粒。

【功效】 适用于高血压病者。

山楂麦冬饮

【组成】 山楂、麦冬各 20 克。

【制法】 山楂、麦冬一同放入锅中,加水 500 毫升,煎至 250 毫升。分 2 次服用。

【功效】 适用于动脉硬化性高血压、暑热烦渴、咽干舌燥、肉食积滞不化、胃部不适者。

荸荠灵芝饮

【组成】 灵芝 30 克,荸荠 300 克,白糖适量。

【制法】 灵芝去柄切碎,水煎 2 次,每次用水 300 毫升,煎半小时,2 次混合,去渣留汁于锅中,再将荸荠去皮洗净,切片放入,继续加热煮熟,下白糖,调溶。分 1～2 次食荸荠,喝汤。

【功效】 适用于高血压、头晕脑胀、夜卧不宁者。

凉薯汁

【组成】 凉薯 500 克。

【制法】 凉薯去皮洗净,捣烂绞汁。每日服 2～3 次,每次 30 毫升。

【功效】 适用于高血压、头昏目赤、颜面潮红、便秘者。

香蕉玉米须汤

【组成】 玉米须、西瓜皮各 30 克,香蕉 3 个。

【制法】 玉米须、西瓜皮加水 500 毫升,煎半小时,去渣留汁,再将香蕉去皮切段放入,继续煎至蕉熟。分 2 次食香蕉,喝汤。

【功效】 适用于原发性高血压者。

红枣芹菜根汤

【组成】 红枣、芹菜根各 50 克。

【制法】 红枣去核,芹菜根洗净,加水 500 毫升,煎至 300 毫升。分 1～2 次食枣,喝汤。

【功效】 适用于高血压、血清胆固醇升高、冠心病者。

枣菊汤

【组成】 红枣 50 克,菊花 30 克。

【制法】 红枣、菊花水煎 2 次,每次用水 300 毫升,煎 20 分钟,2 次混合,取汁。代茶饮。

【功效】 适用于高血压、血清胆固醇过高者。

凉薯葛根饮

【组成】 凉薯、生葛根各 250 克。

【制法】 凉薯、生葛根去皮洗净,切成薄片,加水 600 毫升,煮至熟透。分 2～3 次食薯,喝汤。

【功效】 适用于高血压伴有兴奋、感冒发热、头痛烦渴、下痢、饮酒过量、烦躁、口渴及肩背屈伸不便者。

蘑菇汤

【组成】 蘑菇 300 克。

【制法】 蘑菇加清水 1500 毫升,小火煮 2 小时。分 2～3 次服。

【功效】 适用于高血压、高脂血、动脉硬化者。

海带决明饮

【组成】 海带 100 克,决明子 50 克。

【制法】 海带洗净切成小块,决明子洗净,用清水 400 毫升煮半小时。分 1～2 次食海带,喝汤。

【功效】 适用于高血压、眩晕耳鸣、头痛面红、急躁易怒、口苦面赤者。

海带菠菜汤

【组成】 海带 50 克,菠菜 200 克,精盐、味精、麻油各适量。

【制法】 海带洗净切丝加水 300 毫升,煮 15 分钟,然后再将菠菜洗净切段,并放入水中,同煮 10 分钟,加入精盐、味精,淋麻油。分 1～2 次趁热食菜,喝汤。

【功效】 适用于高血压、高脂血症。

紫菜决明饮

【组成】 紫菜 50 克,决明子 20 克。

【制法】 紫菜洗净切碎,将决明子洗净沥干,水煎 2 次,每次用水 500 毫升,煎半小时,去渣取汁。分 2～3 次服用。

【功效】 适用于高血压、头晕脑涨、易兴奋者。

牛骨粉芹菜饮

【组成】 芹菜(连叶)50 克,牛骨粉 5 克。

【制法】 芹菜(连叶),加水煮熟,去渣取汁,冲牛骨粉食。每日服 2 次。

【功效】 适用于高血压病者。

苹果西芹茼蒿汁

【组成】 苹果 200 克,西芹、茼蒿各 100 克。

【制法】 苹果、西芹、茼蒿共绞汁。分 1～2 次服完。

【功效】 适用于高血压、头晕脑涨、暑热疲倦、口角炎、口腔炎者。

杞菜糯米粥

【组成】 枸杞菜 100 克,糯米 50 克,白糖适量。

【制法】 枸杞菜加水 500 毫升,煮至 300 毫升,去渣留汁于锅中,再将糯米放入,注入清水 300 毫升,小火慢熬成粥,下白糖,调匀。分 1～2 次空腹服用。

【功效】 适用于肝肾亏虚、视力减退、动脉硬化、高血压者。

玉米须茶

【组成】 玉米须 30 克,冰糖适量。

【制法】 玉米须加清水 500 毫升,烧开后,去渣留汁,加入冰糖,溶化。代茶饮。

　　【功效】　适用于肾炎引起的水肿、高血压者。

玉米须香蕉皮汤

　　【组成】　玉米汤、香蕉皮各 30 克,栀子 10 克。

　　【制法】　玉米汤、香蕉皮、栀子,同煎两次,每次用水 400 毫升,煎半小时,两次混合,去渣取汁。分 2～3 次服用,连服 10 日为一疗程。

　　【功效】　适用于高血压者。

白菜香菇

　　【组成】　白菜 200 克,香菇 20 克,精盐适量。

　　【制法】　白菜洗净切段,香菇去柄切片。炒锅置旺火上,下油,烧至八成热,倒入大白菜和香菇,翻炒几下,加盐,炒至熟。单食或佐餐。

　　【功效】　适用于脑血管病、高血压、慢性肾炎、咽干口渴、大小便不畅者。

水芹鲜汁

　　【组成】　鲜水芹 500 克。

　　【制法】　鲜水芹除去须根,洗净切碎,压榨绞汁。每日服 2 次,每次 50 毫升。

　　【功效】　适用于高血压、头晕脑涨、尿血者。

芹菜红枣汤

　　【组成】　鲜芹菜茎 500 克,红枣 30 克。

　　【制法】　鲜芹菜茎、红枣加清水 500 毫升,煎半小时。分 2 次食枣,喝汤。

　　【功效】　适用于高血压、冠心病、胆固醇过高者。

芹菜豆腐干炒肉丝

　　【组成】　芹菜 200 克,猪肉、豆腐干、精盐、素油各适量。

　　【制法】　芹菜去须根和叶片,把嫩茎理好,拍扁,切段。猪瘦肉和豆腐干均洗净切丝。炒锅置旺火上,下油,烧至七成热,投入芹菜和少许精盐,炒至半熟铲出,再下油,投入猪肉丝拌炒片刻,加入精盐和豆腐干丝,和炒均匀,略加水焖,再放进芹菜,炒熟。用于佐餐。

【功效】 适用于高血压、动脉硬化、糖尿病者。

芹菜拌豆腐

【组成】 水豆腐1块,芹菜150克,精盐、味精、麻油各适量。

【制法】 水豆腐切成小方丁,用开水略烫,捞出装入盘中。芹菜去根、叶,洗净切碎,用开水余熟,放凉后撒在水豆腐上,加入精盐、味精,淋麻油,拌匀。单食或佐餐。

【功效】 适用于高血压病者。

芹菜拌海蜇皮

【组成】 芹菜300克,小虾米3克,海蜇皮、精盐、醋、味精、麻油各适量。

【制法】 芹菜除去根、叶,洗净切成小段,放开水锅中烫一下,沥干。小虾米用开水泡好,海蜇皮漂洗干净,切成细丝,同放于大碗中,加入精盐、醋、味精和麻油,拌匀,腌渍入味。单食或佐餐。

【功效】 适用于高血压、头痛眩晕、小便涩痛、咳嗽痰多、目赤、牙痛者。

车前蘸菜汤

【组成】 鲜车前草、鲜蘸菜各100克。

【制法】 鲜车前草、鲜蘸菜洗净切段,注入清水800毫升,煎至400毫升,去渣取汁。代茶饮。

【功效】 适用于高血压病者。

芹菜汁

【组成】 鲜芹菜250克,白糖适量。

【制法】 鲜芹菜放入开水中烫2分钟后捞出,切碎捣烂,榨取汁水,调白糖服。每日服2次,每次1小杯。

【功效】 适用于高血压、糖尿病、咳嗽痰喘、血尿、崩漏、带下者。

茼蒿菊花饮

【组成】 茼蒿 250 克,菊花 15 克。

【制法】 茼蒿、菊花加水 300 毫升,煎 20 分钟,取汁。代茶饮。

【功效】 适用于高血压、头晕脑涨、心烦易怒、肝火亢盛型者。

葵花子芹菜汤

【组成】 葵花子 50 克,鲜芹菜 100 克。

【制法】 葵花子、鲜芹菜分别洗净,加水 200 毫升,小火煮至熟透。分 1～2 次嗑食瓜子,喝汤。

【功效】 适用于高血压、动脉硬化、防癌者。

葵花子仁白糖饮

【组成】 葵花子仁 10 克,白糖适量。

【制法】 葵花子仁研碎,冲白糖水服。

【功效】 适用于高血压、动脉硬化者。

菊花酒酿

【组成】 菊花 10 克,酒酿适量。

【制法】 菊花洗净切碎,与酒酿一起放于铝锅中,拌匀,小火烧开。每日服 2 次。

【功效】 适用于肝热型高血压、眩晕者。

蒜蘸酱油

【组成】 蒜、酱油各适量。

【制法】 将蒜剥瓣去膜,早晚蘸酱油食。连服 1～2 周。

【功效】 可降低血压。

蜂蜜决明汤

【组成】 决明子 20 克,蜂蜜 50 克。

【制法】 决明子洗净,研末,注入清水 200 毫升,煎取 100 毫升。分 2 次连渣冲蜂蜜服用。

【功效】 适用于高血压、便秘者。

一味皮蛋汤

【组成】 皮蛋 1 个,精盐、味精、葱末、麻油各适量。

【制法】 清水 150 毫升,烧开后,将皮蛋去壳,洗净,切成小丁,和精盐一起放入,再烧开,下味精、葱末、淋麻油。1 次趁热服完,每日服 2～3 次。

【功效】 适用于高血压、头晕脑涨、食欲缺乏者。

槐花万寿菊

【组成】 万寿菊 15 克,菊花、槐花各 10 克。

【制法】 万寿菊、菊花、槐花用滚开水 300 毫升冲泡,温浸半小时。代茶饮。

【功效】 适用于高血压、头晕脑涨者。

灵芝黄豆散

【组成】 灵芝 50 克,黄豆 180 克。

【制法】 灵芝焙干,黄豆洗净炒熟,共研末,混合均匀。每日服 2 次,每次10～15 克,温开水送服。

【功效】 适用于高血压病者。

低 血 压

羊奶粥

【组成】 粳米 100 克,羊奶 450 毫升,白糖适量。

【制法】 粳米淘净,注入清水 1000 毫升,小火熬至半熟时,去米汤,加入羊奶 450 毫升,白糖适量,熬至粥成。早晚空腹服用。

【功效】 适用于病后体弱、结核病、神经衰弱、低血压者。

牛奶粥

【组成】　粳米 100 克,牛奶 500 毫升,白糖适量。

【制法】　粳米加水 800 毫升,小火熬至半熟时,倒出米汤,加入牛奶和白糖,继续同熬至粥成。分 1～2 次空腹服用。

【功效】　适用于低血压、病后体弱、神经衰弱者。

肉桂升压茶

【组成】　肉桂、桂枝各 5 克,炙甘草 5 克。

【制法】　肉桂、桂枝各洗净切薄片,和炙甘草同放于大茶杯中,注入滚开水 200 毫升,加盖焖浸 15 分钟。代茶饮,连服 10～20 日。

【功效】　适用于低血压病、体质虚弱、消瘦、怕冷、食欲缺乏者。

菠萝鹌鹑

【组成】　鹌鹑 4 只,菠萝肉 150 克,鸡蛋清 2 个,精盐、味精、黄酒、葱、姜、酱油、白糖、醋、素油各适量。

【制法】　鹌鹑刮净切块,加入鸡蛋清、精盐、味精、黄酒拌匀,腌渍入味,用油炸至金黄色,捞出沥油。原锅留少许油,投入菠萝肉,稍炒,随即放入鹌鹑块同炒,加入葱、姜、酱油、黄酒、白糖、醋和适量清水,加盖焖熟,用淀粉勾芡。单食或佐餐。

【功效】　适用于低血压病者。

归芪枣蛋

【组成】　当归、黄芪各 30 克,红枣 30 枚,鸡蛋 3 个。

【制法】　将各药和红枣、蛋分别洗净,共放于砂锅中,加清水 900 毫升,煎至 450 毫升。每天食枣 10 枚,鸡蛋 1 个,喝汤,分 3 天服完。

【功效】　适用于低血压病者。

参枣二地蒸蜜

【组成】　红枣 30 枚,沙参 15 克,生熟地 10 克,蜂蜜 100 克。

【组成】 将各药分别洗净,同放于大瓷碗中,加入蜂蜜和水 500 毫升盖好,上锅隔水蒸 2 小时。分 3 次趁温食枣 10 枚,喝汤,连服 10 日。

【功效】 适用于低血压病者。

黄芪天麻炖鸡

【组成】 黄芪 15 克,天麻 10 克,仔母鸡 1 只(重 800 克),葱、姜、精盐、黄酒各适量。

【制法】 将鸡剖净,除去内脏,砍去鸡爪,黄芪、天麻洗净切片,装于鸡腹腔,同放于砂锅中,加入葱、姜、精盐、黄酒和清水 600 毫升,先用大火烧开,再转用小火炖至酥烂。分 1～2 次趁热食鸡肉、喝汤。

【功效】 适用于低血压眩晕者。

便　秘

芝麻白糖粉

【组成】 黑芝麻 500 克,绵白糖 100 克。

【制法】 先将黑芝麻去除杂质,晒干,炒熟,研成细末,调入绵白糖,拌匀,装入瓶罐内,备用。每日 2 次,每次 15 克,或早晚各嚼食 15 克。

【功效】 适用于各型习惯性便秘者。

芝麻补肾糕

【组成】 黑芝麻 500 克,首乌 30 克,桑葚 30 克,麻仁 10 克,糯米粉 700 克,粳米粉 300 克,白糖 30 克。

【制法】 将黑芝麻拣净,放入锅内,用微火炒香。首乌、桑葚、麻仁洗净后,放入锅内,加清水适量,用大火烧沸后,改用小火煎煮 20 分钟,去渣留汁。随后,把糯米粉、粳米粉、白糖放入盆内,加首乌、桑葚、麻仁汁及清水适量,揉成面团,做成糕,在每块糕上撒布黑芝麻,上笼蒸 30 分钟,即成。每日 1 次,做早餐食用,每次服食量控制在 100 克左右。

【功效】 适用于各型习惯性便秘者。

芝麻火麻仁粉

【组成】 芝麻 150 克,火麻仁 150 克。

【制法】 将芝麻、火麻仁拣去杂质,晒干或烘干,研成细末,充分混合均匀,过筛,装入可密封防潮的瓶中,备用。每日 2 次,每次 10 克,温开水送服。

【功效】 适用于各型习惯性便秘者。

核桃仁嚼食方

【组成】 核桃仁 30 克。

【制法】 将核桃仁拣净,备用。每晚临睡前放入口中,细细嚼食咽下。

【功效】 适用于各型习惯性便秘者。

松子仁粥

【组成】 松子仁 50 克,粳米 100 克,白糖或蜂蜜适量。

【制法】 将松子仁拣去杂质,洗净后晒干,微火炒香,与淘净的粳米同入砂锅,加水适量,煮沸后改用小火煨煮成稠粥,即成。早晚 2 次分服,服食时也可加适量白糖或蜂蜜。

【功效】 适用于各型习惯性便秘者。

蜂蜜盐水饮

【组成】 蜂蜜 30 克,精盐 1 克。

【制法】 将蜂蜜、精盐放入杯中,用温开水冲泡,调匀即成。清晨起床后顿服。

【功效】 适用于各型习惯性便秘者。

生首乌蜂蜜羹

【组成】 生首乌 400 克,蜂蜜 100 克。

【制法】 将生首乌洗净,切成薄片,晒干或烘干,研末,调入蜂蜜,拌和均匀即成。每晚睡前或晨起空腹时用温开水送服 20 克。

【功效】 适用于各型习惯性便秘者。

松子糕

【组成】　松子仁 50 克,糯米粉 800 克,粳米粉 400 克,白糖 300 克,豆沙 300 克,猪油 100 克,红瓜丝 15 克,麦叶汁 30 毫升,水淀粉、植物油各适量。

【制法】　先将糯米粉、粳米粉放入盆中,混合均匀,加水搅拌揉合,在笼屉内刷一层植物油防粘,并均匀铺上一层搓好的米粉,将豆沙馅均匀地分放在粘层上,再将猪油丁放在豆沙馅间隙中。把过筛的水淀粉均匀撒在馅层上,上笼蒸熟。将麦叶汁加少量水淀粉,搅打成糊状,摊布在糕面上,再放上白糖、松子仁及红瓜丝,上笼复蒸,蒸后取下,用刀纵横剖成 24 块(4 块约合 100 克),即为松子糕。每日 2 次,每次 4 块,用浓米汤或温开水送服。

【功效】　对脾胃虚弱型习惯性便秘者尤为适宜。

苁蓉炖羊肉

【组成】　肉苁蓉 15 克,新鲜精羊肉 250 克,料酒、葱、姜、盐、味精、胡椒粉各适量。

【功效】　先将肉苁蓉拣杂,洗净,切成片,将精羊肉洗净,放清水中浸泡 30 分钟,入沸水锅焯片刻,取出后,切成羊肉片,放入砂锅,加水适量,大火煮沸,撇去浮沫,烹入料酒,加苁蓉片、葱花、姜末,改用小火炖 1 小时,加精盐、味精、胡椒粉适量,小火炖煮至沸,即成。佐餐当菜,当日吃完。

【功效】　对阳虚型习惯性便秘者尤为适宜。

清炒番薯叶

【组成】　番薯叶 250 克,精盐适量。

【制法】　番薯叶洗净沥干,炒锅置旺火上,下油,烧至八成热,放入番薯叶,翻炒几下,加精盐炒至熟。一次食完,早晚空腹服食。

【功效】　适用于大便燥结、习惯性便秘者。

三籽润便茶

【组成】　紫苏籽 15 克,萝卜籽 20 克,牵牛籽 10 克。

【制法】　将紫苏籽、萝卜籽、牵牛籽同放入有盖杯中,用沸水冲泡,加盖,焖

15 分钟即可饮用。代茶,频频饮用,一般可冲泡 3～5 次。

【功效】 对气滞型习惯性便秘者尤为适宜。

猪油菠菜饭

【组成】 菠菜 200 克,粳米 250 克,猪油、精盐、味精各适量。

【制法】 菠菜除去细须根、洗净、切段,粳米淘净沥干,再将锅置于火上,下猪油,烧至七成热,放入菠菜煸炒片刻,加精盐、味精和适量清水,烧开,随即放入粳米,用锅铲顺锅底轻轻搅动,随着锅中水逐步减少,翻搅速度加快,同时减少火力,勿使粘锅。待米、水融合后,将饭抹平,用筷子戳几个气眼,用盖盖紧,小火焖 10 分钟即可。分 1～2 次趁热食用。

【功效】 适用于肠胃积热、大便燥结、便血、衄血、胸脘烦闷、口干者。

菠菜根蜂蜜汤

【组成】 菠菜红根 250 克,蜂蜜适量。

【制法】 菠菜红根洗净切段,加水 400 毫升煮至熟烂,加蜂蜜调匀。每日服 2 次,食根喝汤。

【功效】 适用于大便秘结者。

藤菜鲜汁

【组成】 藤菜 250 克。

【制法】 藤菜捣烂绞汁。分 2 次用温开水兑服。

【功效】 适用于便秘发热、紫斑紫癜者。

茭白芹菜汤

【组成】 茭白 100 克,芹菜 50 克,精盐、味精、麻油各适量。

【制法】 茭白洗净切片,芹菜去叶及须根,洗净拍扁切段,水 300 毫升,煮熟,下精盐、味精,淋麻油。每日服一剂,连服 3～5 日,趁温食菜、喝汤。

【功效】 适用于大便秘结、心胸烦热、高血压病者。

鲜藕地蜜膏

【组成】 鲜藕汁、生地汁各 100 毫升,蜂蜜 200 克。

【制法】 鲜藕汁、生地汁、蜂蜜同放于砂锅中,用小火慢熬成膏。每日服 3 次。每次 1～2 匙,用温开水送服。

【功效】 适用于虚热烦渴、大便秘结、小便涩痛者。

猪胆蜂蜜饮

【组成】 猪胆 1 个,蜂蜜适量。

【制法】 猪胆 1 个取汁与蜂蜜同放瓷碗中,拌匀,上锅蒸熟。分 2～3 次,用温开水调服。

【功效】 适用于温病高热、大便燥结者。

蜜汁鲜桃

【组成】 鲜桃 300 克,白糖 100 克,糖桂花 2 克。

【制法】 鲜桃用开水略烫,去皮核,切月牙块,装于瓷碗中,加入白糖,盖好,隔水蒸至酥烂,取出熟桃块,留糖水于碗中,锅置中火上,倒入碗中的糖水,熬至糖汁起泡时,加入糖桂花和蒸熟的桃块。略炖一会儿,勾薄芡,装盘。分 2～3 次服。

【功效】 适用于肠燥便秘者。

苹果柠檬汁

【组成】 柠檬 1 个,苹果 500 克,蜂蜜适量。

【制法】 柠檬捣烂绞汁,装于碗中。再将苹果洗净,切成小块,加适量冷开水,绞汁。加入柠檬汁和蜂蜜混合均匀服用。每日服 2～3 次、每次 30～50 毫升。

【功效】 适用于肠胃不适、气滞便秘、面容枯燥无华者。

番薯黑米粥

【组成】 番薯 250 克,黑米 100 克,白糖适量。

【制法】 番薯切粒,黑米加清水 1000 毫升,大火烧开,转用小火慢熬成粥,加入白糖,调匀。分 2～3 次空腹服用。

【功效】 适用于年老年体弱、便秘者。

胡萝卜蜂蜜饮

【组成】 胡萝卜 500 克,蜂蜜适量。

【制法】 胡萝卜捣烂绞汁,煮沸,分 2～3 次调蜂蜜服。

【功效】 适用于便秘者。

核桃熟地炖猪肠

【组成】 猪大肠 500 克,核桃仁(去黑膜)、熟地片各 20 克,红枣 5 枚,姜、黄酒、精盐各适量。

【制法】 猪大肠洗净切块,核桃仁,熟地片,红枣,加清水 700 毫升,大火烧开后,撇去浮沫,加入姜片,黄酒和精盐,小火炖至酥烂,拣出熟地,分 2 次趁热服用。

【功效】 适用于老年人病后津液不足、肠燥便秘、习惯性便秘者。

冰糖蒸香蕉

【组成】 香蕉 2 个,冰糖适量。

【制法】 香蕉去皮,冰糖捣碎,放入大瓷碗中,加水 250 毫升,隔水蒸熟,分 1～2 次食蕉、喝汤。

【功效】 适用于体虚便秘者。

首乌蜂蜜饮

【组成】 何首乌 50 克,蜂蜜适量。

【制法】 何首乌水煎 2 次,每次用水 300 毫升,煎半小时,二汁混合,去渣取汁。分 2 次调蜂蜜服。

【功效】 适用于妇女产后便秘、老年性便秘者。

猪血菠菜汤

【组成】　猪血 200 克,菠菜 250 克,油、盐、味精各适量。

【制法】　猪血切成小方块,菠菜洗净切块。水 500 毫升,烧开后,下猪血块、油和盐。再烧开后下菠菜煮至熟,加味精调匀。分 1～2 次服用。

【功效】　适用于痔疮便秘、肠道干燥引起的习惯性便秘者。

芝麻桑葚首乌汤

【组成】　黑芝麻 30 克,桑葚、何首乌各 20 克。

【制法】　黑芝麻、桑葚、何首乌分别洗净,水煎 2 次。每次用水 400 毫升,煎半小时。去渣,二汁混合,分 2 次服用。

【功效】　适用于老年性便秘者。

高脂血症

黑芝麻粥

【组成】　黑芝麻 60 克,桑葚 60 克,白砂糖 10 克,粳米 50 克。

【制法】　将黑芝麻、桑葚一同研碎后放入锅中,加粳米和适量水,用旺火煮沸,再改用文火熬成稀糊状,调入白砂糖即成。每日 1 剂,分 2 次服用。

【功效】　用于治疗高脂血、高血压等症。

山楂陈皮红糖饮

【组成】　鲜山楂 30 克,陈皮 15 克,红糖 20 克。

【制法】　先将鲜山楂拣杂,洗净,切碎,与洗净切碎的陈皮同放入纱布袋中,扎口,放入砂锅,加足量清水,中火煎煮 40 分钟,取出药袋,滤尽药汁,调入红糖,拌和均匀即成。早晚 2 次分服。

【功效】　对中老年脾弱湿盛、气血淤滞型高脂血症者尤为适宜。

香菇茶

【组成】 香菇(干品)5 个。

【制法】 先将香菇洗净,切成细丝状,放入杯中,用刚煮沸的水浸泡,加盖,焖 15 分钟即可饮用。代茶,频频饮服,一般可连续冲泡 3～5 次。

【功效】 对中老年阴虚阳亢、肝火炽盛型高脂血症者尤为适宜。

荷叶红枣粥

【组成】 荷叶细末 15 克,粟米 100 克,红枣 15 枚,红糖 15 克。

【制法】 先将红枣、粟米洗净,放入砂锅,加水适量,大火煮沸后,改用小火煨煮 30 分钟,调入荷叶细末,继续用小火煮至粟米酥烂,加入红糖,拌匀即成。早晚 2 次分服。

【功效】 适用于各型高脂血症者。

绿豆大黄饮

【组成】 绿豆 100 克,生大黄 6 克,蜂蜜 20 克。

【制法】 先将绿豆拣杂,洗净,放入砂锅,加清水适量,浸泡 30 分钟。将生大黄拣杂,加水煎约 2 分钟,取汁 100 毫升。绿豆砂锅置火上,大火煮沸,改用小火煨煮 1 小时,待绿豆酥烂,将生大黄汁、蜂蜜加入绿豆汤中,拌和均匀,即成。早晚 2 次分服,当日吃完。

【功效】 对高脂血症伴有便秘者尤为适宜。

红花绿茶饮

【组成】 红花 5 克,绿茶 5 克。

【制法】 先将红花拣杂,与绿茶同放入有盖杯中,用沸水冲泡,加盖焖 15 分钟即成。代茶,频频饮服,一般可连续冲泡 3～5 次。

【功效】 对高脂血症伴有肥胖、冠心病者尤为适宜。

麦麸山楂糕

【组成】 麦麸 50 克,山楂 30 克,茯苓粉 50 克,粟米粉 100 克,糯米粉 50

克,红糖 20 克。

【制法】 先将麦麸、山楂拣去杂质,山楂切碎,去核,晒干或烘干,共研为细末,与茯苓粉、粟米粉、糯米粉、红糖一起拌和均匀,加水适量,用竹筷搅和成粗粉样粒状,分装入 8 个粉糕模具内,轻轻摇实,放入笼屉,用大火蒸 30 分钟,粉糕蒸熟取出即成。早晚 2 次分服,或当点心,随餐食用。

【功效】 对高脂血症伴有肥胖、冠心病者尤为适宜。

大蒜萝卜汁

【组成】 大蒜头 60 克,萝卜 120 克。

【制法】 先将大蒜头剥去外包皮,洗净切碎,剁成大蒜泥汁。将萝卜除去根、须洗净,连皮切碎,捣烂取汁,用洁净纱布过滤,将萝卜汁与大蒜泥汁充分拌和均匀,或可加少许红糖调味,即成。早晚 2 次分服。

【功效】 对中老年湿热内蕴、气血淤滞型高脂血症者尤为适宜。

何首乌粉

【组成】 何首乌 1 千克。

【制法】 将何首乌拣去杂质,洗净,晒干或烘干,研成细粉,瓶装,备用。每日 2 次,每次 6 克,用温开水冲服,连服 2 个月为一疗程。

【功效】 对中老年肝肾阴虚型高脂血症尤为适宜。

苑子白菊花茶

【组成】 沙苑子 30 克,白菊花 10 克。

【制法】 将沙苑子、白菊花拣杂后,同放入砂锅,加水煎煮成 300 毫升。分6 次,代茶饮,温服。当日服食完。

【功效】 对肝肾两虚型高脂血症者尤为适宜。

凉拌平菇鸡汤

【组成】 平菇 200 克,鸡汤 50 毫升,姜汁、酱油、麻油、味精各适量。

【制法】 鸡汤、姜汁、酱油、麻油、味精同放于碗中,搅匀成调味汁。平菇洗净切片,放入开水锅中氽熟,沥干,装于盘中,浇上调味汁,拌匀。分 1～2 次服用。

【功效】 适用于高脂血症、高血压、肝血不足者。

竹荪莼菜汤

【组成】 干竹荪 30 克,莼菜 100 克,猪瘦肉片 50 克,姜丝、精盐、味精、麻油各适量。

【制法】 锅中注入水 300 毫升,投入猪瘦肉片,烧开后,再将竹荪和莼菜放入,煮至熟透,下姜丝、精盐、味精,淋麻油。分 1～2 次趁热服用。

【功效】 适用于高脂血症、肺结核者。

豆浆粳米粥

【组成】 粳米 50 克,浓豆浆 300 毫升。

【制法】 粳米加水 500 毫升,烧开后,加入浓豆浆,小火慢熬成粥,每日清晨空腹服 1～2 碗,或下午增服 1 碗。

【功效】 适用于高脂血症、动脉硬化、心脑血管病、营养不良者。

首乌鲤鱼汤

【组成】 鲤鱼 1 条,何首乌 30 克,姜、油、盐各适量。

【制法】 何首乌加水 500 毫升,煮 1 小时,去渣留汁,随即将鲤鱼洗净切块,生姜洗净切丝,放入锅中,煮至熟透,下油、盐调匀。分 1～2 次趁热食鱼喝汤。

【功效】 适用于高脂血症、体虚贫血、须发早白、头晕、失眠、腰膝酸痛、心绞痛者。

首乌归地汤

【组成】 制首乌 30 克,当归、生地各 15 克。

【制法】 制首乌、当归、生地水煎 2 次,每次用水 400 毫升,煎半小时二汁混合,代茶饮。

【功效】 适用于高脂血症、气血亏虚、青少年白发者。

柿叶绿茶干

【组成】 柿叶 10 克,绿茶 5 克。

【制法】 柿叶洗净切碎,与绿茶同放入滚开水(150 毫升),温浸 5 分钟,代茶饮。

【功效】 适用于高脂血症、高血压之烦热口渴者。

山楂虫茶

【组成】 山楂 30 克,虫茶 10 克。

【制法】 山楂洗净,加水 400 毫升,煎至 200 毫升,去渣取汁,倒入茶壶中,加入虫茶温浸 15 分钟,代茶饮。

【功效】 适用于高脂血症、高血压、消化不良、食欲缺乏者。

葵花子山楂汤

【组成】 葵花子仁、山楂各 50 克,红糖适量。

【制法】 葵花子仁、山楂分别洗净加水 500 毫升,烧开后,加入红糖煮至糖溶。分 1～2 次食渣喝汤。

【功效】 适用于高脂血症、高血压、妇女痛经者。

山楂消脂饮

【组成】 山楂 50 克,荷叶 15 克,鲜槐花 20 克,决明子 10 克,白糖适量。

【制法】 山楂洗净,切成薄片,荷叶洗净剪成小块,鲜槐花、决明子分别洗净沥干,水煎 2 次,每次用水 500 毫升,煎半小时,二汁混合,去渣,加入白糖,调匀。分 3 次服用。

【功效】 适用于高脂血症、高血压者。

山楂猪排汤

【组成】 山楂 30 克,猪排骨 500 克,芹菜叶 5 克。

【制法】 山楂洗净,猪排骨洗净砍成小块,加水 400 毫升,小火炖至酥烂,加入芹菜叶和盐,再炖片刻。分 1～2 次趁热食肉喝汤。

【功效】　适用于高脂血症、高血压、食欲缺乏者。

玉米木耳粥

【组成】　玉米粒 150 克,黑木耳 10 克,盐适量。

【制法】　玉米粒用压力锅加水 300 毫升煮至将烂时,改用普通锅,放入木耳(冷水泡发)同煮为粥,下盐,调匀。每日早晚空腹服用。

【功效】　适用于高脂血症、冠心病者。

玉米山楂散

【组成】　玉米 200 克,山楂 100 克。

【制法】　玉米、山楂洗净焙干,共研细末。每日服 3 次,每次 10～15 克。用温开水送服。

【功效】　适用于高脂血症、高血压者。

荷叶山楂饮

【组成】　荷叶、山楂各 30 克。

【制法】　荷叶、山楂加清水 800 毫升,煎至 400 毫升,分 2～3 次服用。连服 7～10 日。

【功效】　适用于高脂血症者。

糖　尿　病

猪胰粉

【组成】　猪胰 1 个。

【制法】　将猪胰清洗干净,用小火焙干,或切片烘干,研成细末,装入可密封防潮的瓶中,冷藏备用。每日 3 次,每次 5 克,温开水送服。

【功效】　适用于各型糖尿病患者。

青皮南瓜粉

【组成】 青皮南瓜 1 千克。

【制法】 将青皮南瓜洗净,去蒂及瓤、子,连皮切成薄片,晒干或烘干,研成细粉,装入可密封防潮的瓶中,冷藏备用。每日 2 次,每次 5 克,温开水送服。

【功效】 适用于各型糖尿病患者。

山药葛根糊

【组成】 淮山药 200 克,葛根 200 克,天花粉 100 克,罗汉果 10 克。

【制法】 先将淮山药、葛根、天花粉分别洗净后切成片,晒干或烘干,研成细粉,过筛后混合均匀,瓶装备用。每日 2 次,每次取 50 克,用罗汉果煎水取汁,趁热冲调成糊状食服,亦可用沸水调成糊状食用。

【功效】 适用于各型糖尿病患者。

荔枝核葛根羹

【组成】 荔枝核 15 克,葛根 10 克,山药 60 克。

【制法】 将荔枝核、葛根、山药分别洗净,晒干或烘干,敲碎或切碎,共研成细末,用温开水调匀,呈稀糊状,小火上制成黏稠羹。早晨空腹服用。

【功效】 适用于各型糖尿病患者。

麦冬黄连茶

【组成】 麦冬 15 克,黄连 2 克。

【制法】 先将麦冬、黄连拣洗干净,晾干,切成饮片,同放入有盖杯中,用沸水冲泡,加盖焖 15 分钟,即可代茶,频频饮用,一般可连续冲泡 3～5 次。

【功效】 适用于阴虚燥热型糖尿病患者。

地骨皮玉米须茶

【组成】 地骨皮 20 克,玉米须 30 克。

【制法】 先将地骨皮洗净,切成片,将玉米须拣洗干净,晾干,切成段,与地骨皮片同入砂锅,加水适量,煎成稠汁,约 300 毫升。每日 2 次,每次 150 毫升,用沸水冲后,频频饮用。

【功效】 适用于阴虚燥热型糖尿病患者。

黄精玉竹茶

【组成】 黄精 20 克,玉竹 20 克。

【制法】 将黄精、玉竹分别拣洗干净,晾干或晒干,切成片,同放入砂锅,加水煎煮成稠汁约 300 毫升。代茶冲服,频频饮用,当日服完。

【功效】 适用于气阴两虚型糖尿病患者。

山药饼

【组成】 怀山药 50 克,面粉 100 克,鸡蛋 1 个,葱、姜、盐、芝麻油、植物油各适量。

【制法】 将怀山药洗净,晒干或烘干,研成细末,与面粉拌匀。鸡蛋磕入碗中,用筷搅打成泥糊,搅拌入山药面粉中,加葱花、姜末、精盐、芝麻油少许,和成面团,在加植物油的平底锅上,小火煎成薄饼。早晚 2 次随餐服食,或当点心,上下午分服。

【功效】 适用于气阴两虚型糖尿病患者。

番薯叶冬瓜汤

【组成】 番薯叶 150 克,冬瓜(连皮)200 克。

【制法】 番薯叶、冬瓜加水 500 毫升,煮至冬瓜熟烂。分 1～2 次服用。

【功效】 适用于各型糖尿病患者。

雍菜玉米须汤

【组成】 雍菜梗 100 克,玉米须 50 克。

【制法】 雍菜梗,玉米须,加水 400 毫升,小火煮熟,分 2 次服用。

【功效】 适用于糖尿病、高血压患者。

红枣炖兔肉

【组成】 兔肉 500 克,红枣 100 克,茶油 1 升(实耗 50 毫升),姜丝、黄酒、酱油、精盐、白糖、蒜段、味精、胡椒粉、麻油各适量。

【制法】 兔肉洗净切块,红枣去核,茶油1升(实耗50毫升)。油锅烧至八成热,下兔肉入锅炸熟,倒出沥油。原锅留少许余油,继续加热,投入姜丝、兔肉、黄酒、酱油、精盐、白糖同翻炒入味,再投入红枣和适量清水,加盖,小火焖至熟烂,下蒜段稍焖,勾芡加尾油,调味精,出锅,撒胡椒粉,淋麻油。分1～2次趁热服。单食或佐餐。

【功效】 适用于糖尿病身体羸瘦、皮肤枯燥无华、阴虚失眠、过敏性紫癜者。

莜麦山药粥

【组成】 莜麦米50克,山药50克,精盐、味精、麻油各适量。

【制法】 莜麦米,淘净加清水800毫升,烧开,再将山药去皮,洗净,切成小丁放入,慢熬成粥,下精盐、味精,淋麻油。分1～2次趁热食肉、喝汤。

【功效】 适用于糖尿病患者。

竹芪炖兔

【组成】 玉竹30克,黄芪20克,兔肉500克,姜片、黄酒、精盐、味精、麻油各适量。

【制法】 玉竹、黄芪,水煎2次,每次用水300毫升,煎半小时,2次混合,去渣留汁于锅中,再将兔肉洗净切块,和姜片、黄酒一起放入,炖至酥烂。下精盐、味精,淋麻油。分2次趁热食兔肉,喝汤。

【功效】 适用于血虚体弱型糖尿病患者。

山药百合猪胰汤

【组成】 猪胰1个,山药50克,百合20克,精盐、麻油各适量。

【制法】 猪胰切片,山药、百合,加清水400毫升,烧开后,小火煮30分钟,下精盐,淋麻油。每日1～2次趁热食渣、喝汤。

【功效】 适用于糖尿病、咳嗽痰少、食欲缺乏患者。

黄精玉竹猪胰汤

【组成】 猪胰1个,黄精30克,玉竹15克。

【制法】 猪胰、黄精、玉竹加清水 400 毫升,小火煮 1 小时,拣出黄精、玉竹。分 1～2 次趁热食猪胰、喝汤。

【功效】 适用于糖尿病、心脏病、心力衰竭患者。

猪脊骨汤

【组成】 猪脊骨 500 克,红枣、莲肉各 30 克,炙甘草 15 克,云木香 5 克。

【制法】 猪脊骨洗净敲碎,红枣、莲肉、炙甘草、云木香洗净沥干,同放于砂锅中,注入清水 1000 毫升,烧开后,撇去浮沫,小火炖至骨质酥烂,去渣取汁。分 2～3 次服用。

【功效】 适用于糖尿病患者。

醋蒸白毛鸡

【组成】 白毛鸡(2 龄以上。男性患者用母鸡,女性患者用公鸡)1 只,醋 250 毫升。

【制法】 白毛鸡洗净,砍去脚爪,放于大瓷碗中,腹面向上,醋倒入腹腔内,不放盐,盖好,上锅隔水蒸至酥烂。早晨空腹服,一次吃不完次晨加热再吃,1～3 次食完。

【功效】 适用于糖尿病患者。

玉竹杞鹑汤

【组成】 玉竹 30 克,枸杞 15 克,龙眼肉 10 克,鹌鹑块、姜片、精盐、味精、麻油各适量。

【制法】 玉竹洗净切片,枸杞、龙眼肉分别洗净沥干。锅置旺火上,注入清水 500 毫升,烧开后,将各药及鹌鹑块、姜片、精盐放入,小火炖至酥烂,下味精,淋麻油。分 2 次趁热食肉和药、喝汤。

【功效】 适用于糖尿病日久体弱、腰膝酸软、健忘、失眠者。

鲍鱼萝卜汤

【组成】 鲍鱼 30 克,萝卜 250 克,精盐、味精、麻油各适量。

【制法】 鲍鱼,水发透,洗净,切块,加水 400 毫升,烧开后,再将萝卜洗净切块放入,小火炖至酥烂,下精盐、味精,淋麻油,调匀。分 1～2 次趁热服用。

【功效】 适用于糖尿病肾阴不足、腰膝酸软、头晕、倦怠乏力者。

羊奶山药羹

【组成】 鲜羊奶 250 毫升,山药粉 50 克。

【制法】 鲜羊奶,烧开后,加入山药粉,调匀,煮熟。趁热服用。

【功效】 适用于糖尿病患者。

桑葚杞药汤

【组成】 桑葚 50 克,枸杞、山药各 20 克。

【制法】 桑葚、枸杞、山药分别洗净,水煎 2 次,每次用水 400 毫升,煎半小时,2 次混合,去渣取汁,分 2～3 次服用。

【功效】 适用于糖尿病患者。

蚂蚁参芪散

【组成】 蚂蚁 100 克,人参、黄芪各 20 克,天花粉 100 克,丹皮、玄参各 10 克。

【制法】 蚂蚁、人参、黄芪、天花粉、丹皮、玄参,分别洗净焙干,共研末。每日服 3 次,每次 5～10 克,温开水送服。3 个月为一疗程。

【功效】 适用于糖尿病患者。

蚂蚁豆腐汤

【组成】 水豆腐 2 块(约 300 克),香菇 50 克,干蚂蚁 30 克。

【制法】 水豆腐 2 块,加水 400 毫升,烧开后,再将香菇去柄切片,和干蚂蚁一起放入,小火煮至熟透,调味。单食或佐餐。

【功效】 适用于糖尿病、慢性肝炎、产妇缺乳者。

大麦绿豆

【组成】 大麦、绿豆各 200 克,糯米 100 克。

【制法】 大麦、绿豆、糯米,分别洗净沥干,用小火炒熟,共研成细粉每日服

3 次,每次 50～100 克,用温开水送服。

　　【功效】　适用于多食易饥型糖尿病患者。

痢　疾

马齿苋苡仁粥

　　【组成】　新鲜马齿苋 100 克,苡仁 60 克,粳米 60 克。

　　【制法】　先将新鲜马齿苋去杂、洗净,切成小段。苡仁、粳米淘净,同入砂锅,加水适量,先用大火煮沸,加入马齿苋小段,改用小火煨煮成稠黏粥。早晚 2 次分服。

　　【功效】　适用于各型细菌性痢疾者。

蒜泥苋菜

　　【组成】　蒜头 50 克,苋菜 200 克,植物油、精盐、味精、香醋各适量。

　　【制法】　先将蒜头瓣去外皮,切碎,捣烂成蒜泥。苋菜须去杂,反复洗净后,切成段,用植物油大火急炒片刻,加精盐、味精,继续翻炒 1～2 分钟,加蒜泥、香醋,拌匀即成,或起锅装盘,加蒜泥、香醋拌和均匀即可食用。随餐当菜,当日吃完。

　　【功效】　适用于各型细菌性痢疾患者。

地锦草红糖饮

　　【组成】　新鲜地锦 200 克(或干品 100 克),红糖 20 克。

　　【制法】　将新鲜地锦拣去杂质,洗净,切碎,放入砂锅,加水浸泡片刻,煎煮 30 分钟,用洁净纱布滤汁去渣,趁热调入红糖,拌和均匀即可饮用。早晚 2 次分服。

　　【功效】　适用于各型细菌性痢疾患者。

马齿苋槟榔茶

　　【组成】　马齿苋 50 克,槟榔 10 克。

【制法】 将马齿苋洗净,与槟榔同入砂锅,加水煎煮 30 分钟,去渣取汁,即成。早晚 2 次分服,代茶,频频饮用。

【功效】 适用于各型细菌性痢疾患者。

大蒜茯苓粥

【组成】 蒜头 30 克,茯苓 20 克,粳米 100 克。

【制法】 先将蒜头瓣去外皮,切碎,捣烂成泥糊。茯苓洗净后,晒干或烘干,研成细末,盛入碗中。粳米淘净后,放入砂锅,加水适量,先用大火煮沸,调入茯苓粉,拌和均匀,改用小火煨煮成稠粥,粥将成时,加蒜头泥糊,搅拌均匀,即可服食。早晚 2 次分服,随餐当粥。

【功效】 适用于寒湿型细菌性痢疾患者。

扁豆芡实糕

【组成】 白扁豆 200 克,芡实 200 克,山药 200 克,莲子 200 克,糯米粉 100 克,粳米粉 100 克,红糖 100 克,白糖 100 克。

【制法】 先将白扁豆、芡实、山药、莲子分别洗净,晒干或烘干,共研成细粉,与糯米粉、粳米粉、红糖、白糖混合在一起,加水揉搓成 32 个粉团,用模具压成糕点,上笼,旺火蒸 30 分钟,凉凉后即成。当点心,每日 2 次,每次 4 块。

【功效】 适用于脾肾两虚型细菌性痢疾患者。

扁豆莲芡山药羹

【组成】 白扁豆 30 克,莲子 30 克,芡实 30 克,山药 200 克,红糖 20 克。

【制法】 先将白扁豆、莲子、芡实拣杂后洗净,晒干或烘干,共研成细粉。山药洗净后,去除外表皮,剖成细条,切成 1 厘米见方的小丁块,放入砂锅,加水适量,大火煮沸,调入白扁豆、莲子、芡实细粉,充分拌和均匀,改用小火煮成羹状,调拌入红糖,搅均匀,即可食用。当点心,随意服食,或早晚 2 次分服。

【功效】 适用于脾肾两虚型细菌性痢疾患者。

肺部疾病

紫皮大蒜粥

【组成】 紫皮蒜头 30 克,粳米 100 克,白及 6 克。

【制法】 先将白及洗净,晒干或烘干,研成细末。将紫皮蒜头掰瓣后去外皮,洗净,放入洁净纱布袋中,扎口,在沸水中煮 1 分钟,捞出纱布袋,盛入碗中。粳米淘净,放入砂锅,加煮蒜头的沸水,小火煮成稠粥,即成。早晚 2 次分服,每次食粥时调入 3 克白及粉末,同时嚼食紫皮蒜头。

【功效】 适用于各型肺结核患者。

银耳海参饮

【组成】 银耳 15 克,海参 150 克,清汤、黄酒(料酒)、精盐、味精各适量。

【制法】 将银耳、海参放入温水中泡发,洗净。银耳撕开,海参切成条状,同放入沸水锅中,焯烫片刻,捞出后盛入碗中。锅中加清汤适量,加黄酒拌匀,投入银耳、海参,先用大火煮沸,再改用小火煨煮 10 分钟,分盛在 2 只大碗中。另用清汤适量,加料酒(黄酒)、精盐、味精,调和成汤汁,入锅,小火煮沸,撇去浮沫,倒入盛有银耳、海参的碗内,即成。每日 2 次,每次 1 碗,当点心食用。

【功效】 适用于各型肺结核患者。

冰糖百合

【组成】 百合 150 克,青梅 30 克,桂花 3 克,冰糖 150 克,白糖 100 克。

【制法】 先将拣杂后的百合洗净,放入蒸碗内,加清水少许,入笼屉,大火蒸透,取出,沥去水。锅置火上,加清水适量,放入冰糖、桂花,小火煮,待冰糖溶化后调入白糖,煮至汁浓,加百合,再加洗净后切开的青梅,继续煮至百合、青梅漂浮时,即可饮用。当点心,随意服食,2 日内服完。

【功效】 适用于各型肺结核患者。

虫草炖鲤鱼

【组成】 冬虫夏草 10 克,鲤鱼肉 250 克,植物油、料酒、葱花、姜末、糖、酱油、精盐、味精、胡椒粉各适量。

【制法】 先将冬虫夏草拣杂,洗净,切成小段。将鲤鱼肉放入清水中浸泡片刻,洗净,切成 2 厘米厚的鲤鱼肉段,入沸水锅中焯一下,取出,沥去水分,盛入碗中。锅置火上,加植物油,大火烧至八成热时下鲤鱼段,煸煎片刻,烹入料酒,加葱花、姜末,翻炒出香,加清水或高汤。用大火煮沸后放入虫草小段,加糖及酱油少许,改用小火炖 40 分钟,待鲤鱼肉熟烂如酥,加精盐、味精、胡椒粉等作料,再煮至沸,即可食用。佐餐当菜,随意服食。

【功效】 适用于阴阳两虚型肺结核患者。

蛤蟆油炖银耳

【组成】 蛤蟆油 15 克,银耳 30 克。

【制法】 先将蛤蟆油、银耳分别放入冷水中浸发 2 小时,拣洗干净后同放入大蒸碗中,加清水适量,隔水炖 1 小时,待汁稠黏,即可食用。早晚 2 次分服,服食时可加冰糖适量,小火再化即成。

【功效】 适用于各型肺结核患者。

马兰根炖猪肺

【组成】 猪肺,马兰根(100 克),姜片、精盐、味精、麻油各适量。

【制法】 先将猪肺挑除血丝气泡,洗净切块,加水 600 毫升,大火烧开,撇去浮沫,再将马兰根洗净、切段,和姜片、精盐一起放入,转用小火炖至酥烂,下味精,淋麻油。分 2 次趁热服。

【功效】 适用于肺结核、肺热咳嗽者。

藕汁蜂蜜饮

【组成】 鲜藕汁 150 毫升,蜂蜜 30 克。

【制法】 鲜藕汁、蜂蜜调匀,一次服完,每日服 2 次。

【功效】 适用于肺结核咳嗽、痰中带血、咽喉干痛、皮肤干燥、毛发干枯者。

花椰菜汁蜂蜜饮

【组成】 花椰菜 500 克,蜂蜜 100 克。

【制法】 花椰菜,洗净切碎。捣烂绞汁,加入蜂蜜,煮熟。每日服 3 次,每次 50 毫升。

【功效】 适用于咳嗽、肺结核者。

牛肺蒸川贝

【组成】 牛肺 300 克,川贝母粉 15 克,白糖 30 克。

【制法】 牛肺洗净剖开,把川贝母粉和白糖撒于肺叶内外,装于大瓷碗中盖好,隔水蒸熟。分 1～2 次趁热服用。

【功效】 适用于肺结核咳嗽者。

松麦金杞膏

【组成】 松子仁、金樱肉、枸杞各 200 克,麦冬 250 克。

【制法】 松子仁、金樱肉、枸杞、麦冬分别洗净,水煎 2 次,每次用水 800 毫升,煎半小时,2 次混合,去渣,继续加热浓缩,下蜂蜜收膏。每日早晚各服 1～2 匙,温开水冲服。

【功效】 适用于肺结核潮热、咳嗽、盗汗、心神恍惚、食欲缺乏、遗精、滑精者。

冰糖蒸甜瓜

【组成】 甜瓜 250 克,冰糖适量。

【制法】 甜瓜,不去皮核,洗净切片,放于大瓷碗中,加入冰糖和清水 300 毫升,盖好,隔水蒸熟。分 1～2 次食瓜、喝汤。

【功效】 适用于肺结核咳嗽、咽干口渴者。

鲜柿番茄浸醋

【组成】 鲜柿 500 克,番茄 250 克,醋 250 毫升。

【制法】 鲜柿、番茄分别洗净,沥干切片,同浸泡于醋中,密封埋地下 1 个月取出。每日服 2 次,每次食柿、番茄各 2 片,饮醋 20 毫升。

【功效】 适用于肺结核者。

胃部疾病

牛肉香菇粥

【组成】 熟牛肉 100 克,香菇适量,糯米 100 克,葱、姜、盐、味精各适量。

【制法】 先将香菇用温水浸泡,然后将牛肉切成薄片,接着将香菇、牛肉、糯米一同加水煮粥,待粥将熟时加入葱、姜、盐、味精,续煮即成。每日 1 剂,早晚空腹分食,连食半个月。

【功效】 适用于和胃调中、理气止痛、慢性胃炎、反胃呕吐等患者。

生姜杨梅山楂饮

【组成】 生姜 15 克,鲜杨梅 30 克,山楂 80 克,精盐、白糖适量。

【制法】 先将生姜洗净,切成片,与洗净的杨梅、山楂同放入碗中,加精盐、白糖适量,调拌均匀,浸渍 1 小时,并用沸水浸泡 15 分钟即可服食。早中晚 3 次分服,同时嚼食生姜、杨梅、山楂。

【功效】 适用于饮食停滞型慢性胃炎者。

青陈皮粉

【组成】 青柑皮 100 克,陈皮 100 克。

【制法】 将青柑皮、陈皮洗净后晒干或烘干,共研成细粉,瓶装备用。每日 2 次,每次 6 克,温开水送服。

【功效】 适用于肝气犯胃型慢性胃炎者。

蜜饯鲜橘皮

【组成】 新鲜橘皮 500 克,蜂蜜 250 克。

【制法】 将新鲜橘皮反复洗净,沥水,切成细条状,浸渍于蜂蜜中,腌渍 7 日后即可食用。每日 3 次,每次 10 克,当蜜饯嚼食。

【功效】 适用于肝气犯胃型慢性胃炎者。

干姜葱白红糖饮

【组成】 干姜 15 克,葱白 10 克,红糖 20 克。

【制法】 将干姜洗净,切片,鲜葱白洗净,切成小段,干姜先放入砂锅,加水适量,煎煮 15 分钟,加葱白段及红糖,继续共煮 5 分钟,用洁净纱布过滤,去渣取汁即成。早晚 2 次分服。

【功效】 适用于脾胃虚寒型慢性胃炎者。

蒲公英淡盐水

【组成】 鲜蒲公英 500 克,精盐 2 克。

【制法】 春夏季蒲公英开花前或刚开花时连根挖取,除去根部泥土,连根洗净,精盐用 200 毫升温开水溶化。将蒲公英捣烂,取汁,加入淡盐水中,混合均匀即成。早晚 2 次温服。

【功效】 适用于胃中郁热型慢性胃炎者。

黄连米汤蜂蜜饮

【组成】 黄连 3 克,稠米汤 500 毫升,蜂蜜 30 克。

【制法】 先将黄连洗净,晒干或烘干,研成粗末,放入杯中,用煮沸的稠米汤冲泡,加盖,焖 3 分钟,加入蜂蜜,调和均匀即成。早晚 2 次分服。

【功效】 适用于胃中郁热型慢性胃炎者。

五汁饮

【组成】 梨汁 70 毫升,荸荠汁 70 毫升,芦根汁 50 毫升,鲜藕汁 60 毫升,甘蔗汁 60 毫升。

【制法】 合并 5 种汁液,早中晚 3 次分服。

【功效】 适用于脾胃阴虚型慢性胃炎者。

麦冬石斛乌梅饮

【组成】 麦冬 30 克,石斛 30 克,乌梅 30 克。

【制法】 将麦冬、石斛、乌梅同入锅中,加水适量,小火煎煮 30 分钟,去渣取汁。早中晚 3 次分服。

【功效】 适用于脾胃阴虚型慢性胃炎者。

党参炒糯茶

【组成】 党参 20 克,炒糯米 30 克。

【制法】 党参、炒糯米加水 300 毫升,同煎至 150 毫升,趁温连渣服。隔日服 1 次,连服 5～6 日。

【功效】 适用于脾胃虚寒、胃及十二指肠溃疡、慢性胃炎者。

鲜牛蒡根汁

【组成】 鲜牛蒡根 500 克,蜂蜜适量。

【制法】 鲜牛蒡根捣烂绞汁。每日服 2～3 次,每次 2 汤匙,用蜂蜜调服。

【功效】 适用于痉挛性胃痛、慢性胃炎者。

蚌粉红糖饮

【组成】 蚌壳粉 15 克,红糖适量。

【制法】 蚌壳粉加红糖煎汤冲服,每日服 3 次,每次 5 克。

【功效】 适用于胃痛吐酸水者,连服有效。

葡萄酒甘蔗汁

【组成】 葡萄酒、甘蔗汁各 15 毫升。

【制法】 葡萄酒、甘蔗汁混匀 1 次服完,早晚各服 1 次。

【功效】 适用于慢性胃炎者。